Umschlaggestaltung: DSR Werbeagentur Rypka GmbH, 8143 Dobl/Graz, www.rypka.at
Titelbild: Mona Lorenz, Gmunden.
Umschlagrückseite: Archiv Eva Tragner.

Bildnachweis: Markus Beren: S. 32 Mitte, S. 43 rechts oben, Mitte oben, Mitte unten, 49 rechts, 51 rechts unten, 52 rechts oben, 54 links unten, 68 rechts 2. Bild von unten, 79 links Mitte, links unten, rechts oben, rechts unten, 86 rechts unten, 89 links unten, Mitte unten, 91 rechts oben, 92 rechts oben, 100 unten, 111 links unten, rechts unten, 131 ganz links oben, links oben, rechts oben, Mitte rechts, 153 links unten, 154 links oben, 158 links unten, rechts oben, 162 rechts unten, 165 Mitte oben, 177 oben, 178 Mitte, 179 oben, 181 Mitte unten, 183 unten, 184 Mitte und unten, 188 oben, 190, 192 oben, 193 oben, 195 Mitte und unten, 196 Mitte, 199 Mitte und unten, 201 oben. Alle übrigen Bilder wurden dem Verlag freundlicherweise von der Autorin zur Verfügung gestellt.

Bibliografische Information der Deutschen Nationalbibliothek
Die Deutsche Nationalbibliothek verzeichnet diese Publikation in der Deutschen Nationalbibliografie; detaillierte bibliografische Daten sind im Internet unter http://dnb.d-nb.de abrufbar.

Hinweis: Dieses Buch wurde auf chlorfrei gebleichtem Papier gedruckt. Die zum Schutz vor Verschmutzung verwendete Einschweißfolie ist aus Polyethylen chlor- und schwefelfrei hergestellt. Diese umweltfreundliche Folie verhält sich grundwasserneutral, ist voll recyclingfähig und verbrennt in Müllverbrennungsanlagen völlig ungiftig.

Auf Wunsch senden wir Ihnen gerne kostenlos unser Verlagsverzeichnis zu:
Leopold Stocker Verlag GmbH
Hofgasse 5/Postfach 438
A-8011 Graz
Tel.: +43 (0)316/82 16 36
Fax: +43 (0)316/83 56 12
E-Mail: stocker-verlag@stocker-verlag.com
www.stocker-verlag.com

ISBN 978-3-7020-1787-3

Layout und Repro: DSR Werbeagentur Rypka GmbH, 8143 Dobl/Graz
Druck und Bindung: Livonia Print SIA, Lettland

Inhalt

Inhalt

Inhalt

Inhalt

Inhalt

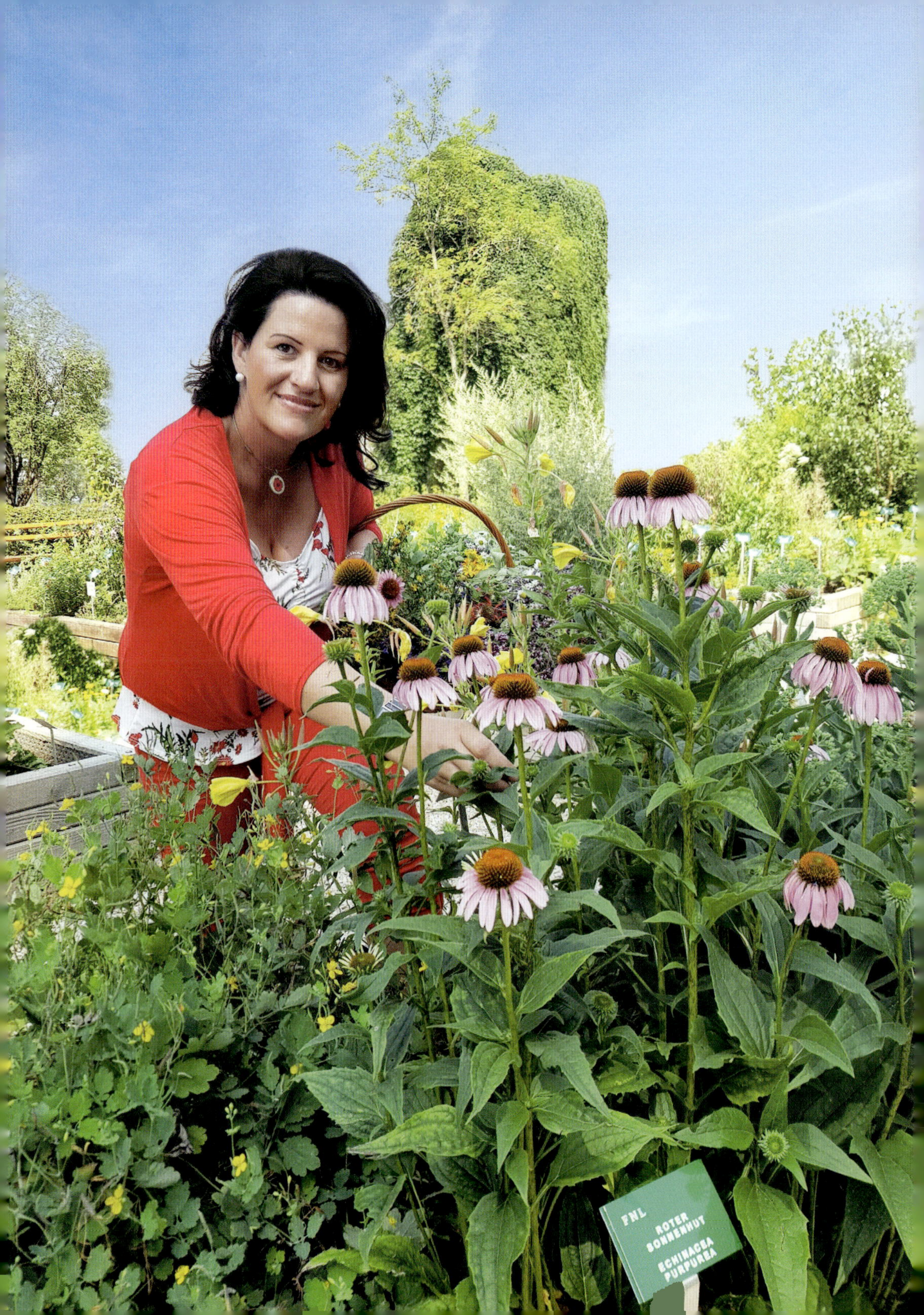
FNL
ROTER
SONNENHUT
ECHINACEA
PURPUREA

Vorwort

„Ich lebe meinen Traum – mein Leben mit Kräutern"

Meine ganz besondere Begeisterung gehört den Wildkräutern, „die Apotheke Gottes". Und das sind alles Pflanzen, die ohne unser Zutun, ohne Gießen, ohne Jäten, ohne Pflege wachsen, die jeden Tag, jede Woche, jedes Jahr immer zur richtigen Zeit am richtigen Ort stehen und nur darauf warten, dass wir ihre Talente, ihre Kräfte entdecken! Einen Spaziergang durch die Natur, die Wiesen und Wälder zu machen, den ganzen Reichtum um uns, alle diese Geschenke wahrzunehmen, sie zu sehen und dankbar dafür zu sein – das ist Wertschätzung für unsere Schöpfung. Ich bin glückselig, diese kleinen Wunder täglich rund um mich sehen zu dürfen.

Ich, Eva Tragner, bin aufgewachsen als Älteste von 4 Kindern auf einem Bio-Bauernhof am Fuße des Zirbitzkogels. Somit wurde mir die Liebe zur Natur in die Wiege gelegt. Ich bin verheiratet und habe 2 wunderbare Kinder und wir leben in dem idyllischen kleinen Dorf „Glein" in St. Margarethen bei Knittelfeld. Ich liebe die Natur mit all ihren wunderbaren Schätzen. Seit meiner Jugend beschäftige ich mich mit Kräutern und mit der Pflanzenheilkunde. Ich experimentiere täglich aufs Neue und kreiere neue Rezepte und Produkte. Ich versuche, dieses wertvolle alte Wissen unserer Vorfahren unseren heutigen Bedürfnissen anzupassen und zu optimieren. Ich halte Kräuter- und Naturseminare, bin in Natur- und Erwachsenenbildung tätig, organisiere regionale Kräutertreffs, mache Kräuterführungen, Almwanderungen und verschiedenste Workshops zum Thema Kräuter, Natur, altes Heilpflanzenwissen sowie Seminare zum Thema Grüne Kosmetik „natürlich schön".

www.eva-sonnengarten.at

Mein Wissen eignete ich mir durch verschiedene Kräuterausbildungen und meine täglichen Erfahrungen aus dem Leben mit Kräutern an.

- Diplomierte „FNL"-Kräuterexpertin
- Zertifizierte Kräuterpädagogin
- Zertifizierte Grüne-Kosmetik-Pädagogin

Sehr gerne teile ich mein Wissen und meine Begeisterung an der Natur und unseren heimischen Heilpflanzen mit meinen Mitmenschen. Ich sehe mich als Vermittler aus dem Reich der Mutter Erde, den Pflanzen, den Menschen und dem Wissen unserer Ahnen und Vorfahren.

Besonders wichtig erscheint mir der fließende Übergang unserer Heilmittel „nährend – pflegend – heilend".

Man kann es nicht voneinander getrennt sehen, dann werden sich auch unser Körper, unser Geist und unsere Seele im harmonischen Einklang befinden.

Ich zeige in diesem Buch Basisrezepte und die einfache Verarbeitung der heilenden Kräuter für uns und unsere Grüne Hausapotheke. Wir stellen in über 170 Rezepten heilende Salben, verschiedene Medizinalzubereitungen und Tinkturen her, ebenso alte Spezialrezepturen von natürlichen Antibiotika und Schmerzmitteln, Medizinalwein, Oxymel, Wald- und Wiesenfranzbranntwein, Hustensirups, Ausleitungsessige, Einreibungen und Gele. Es ist ein Streifzug entlang der Wegrandapotheke mit den wichtigsten Heilkräutern von Kopf bis Fuß. Dieses Buch soll ein Nachschlagewerk für jeden Haushalt, für „Jung und Alt“, für Kräuterkenner und Neueinsteiger zur einfachen Herstellung von Hausmitteln für die Hausapotheke ohne viel Materialaufwand und großen Einkaufsbedarf sein – zur Gesundheitserhaltung und Gesundheitsvorsorge.

Ich freue mich auf die gemeinsame Zeit, auf gemeinsame Kräuterstunden, auf die Entdeckungsreise voller Inspirationen entlang der heimischen Wegrandapotheke – der Apotheke Gottes.

Ihre Eva Tragner

„Lebe deinen Traum und träume nicht dein Leben.“

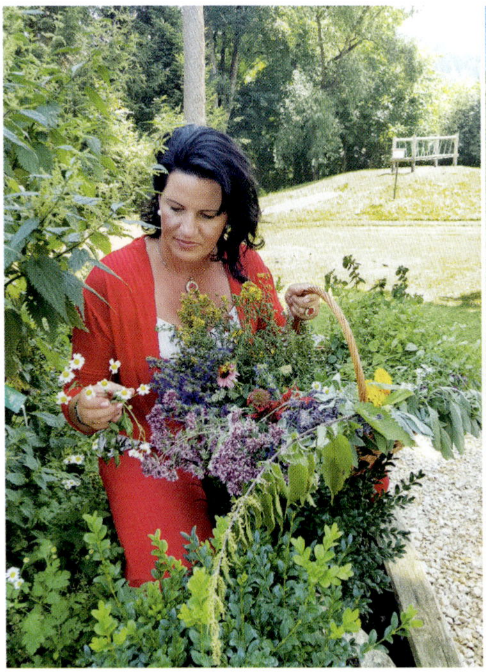

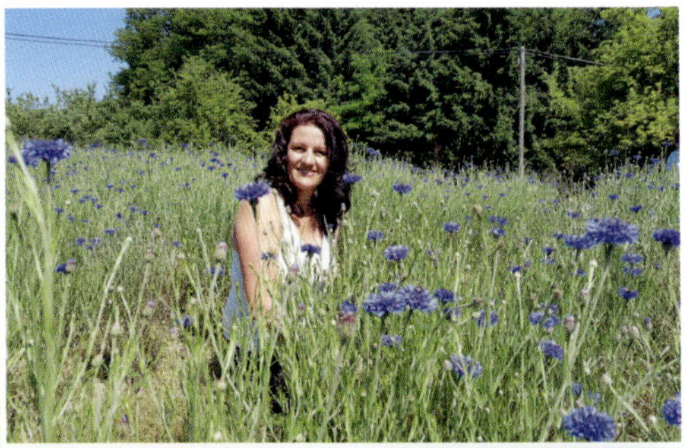

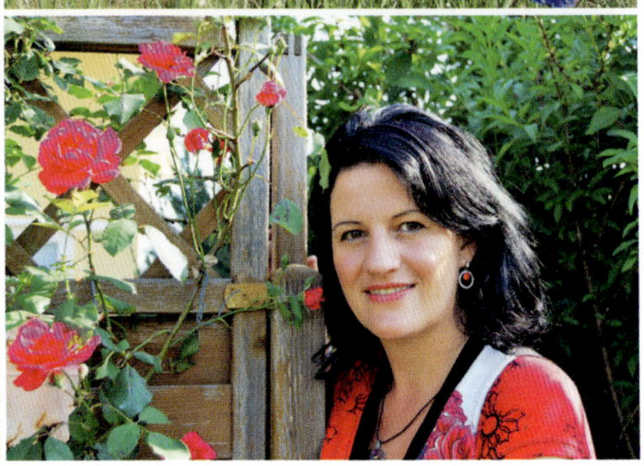

Allgemeines über Kräuter

Das Sammeln

Die richtigen Kräuter

Am besten mit wenigen oder gängigen Kräuter beginnen, die man gut kennt (z. B. Brennnessel, Löwenzahn, Gänseblümchen), und jedes Jahr drei neue Pflanzen dazulernen.

Oft wachsen unsere Heilkräuter ganz nahe in unserer Umgebung. Ein alter schamanischer Spruch lautet: „Zeig mir deinen Garten und ich sag dir, was dir fehlt." Das heißt, wir schauen mal ganz genau in unsere Umgebung oder unseren Garten. Welche Pflanze wächst im Überfluss? Welche Pflanze war im Vorjahr noch gar nicht zu sehen? Meist wird sie in unserem Umfeld von jemandem benötigt. Nach meiner Erfahrung stimmt das fast immer überein. Ein Beispiel möchte ich dazu kurz erwähnen: Bei einem Spaziergang entdeckten wir in einem Garten mitten im schönen Blumenbeet unzählige Pflänzchen Weidenröschen. Da die Besitzerin gerade um die Ecke blickte, kam ich mit ihr ins Gespräch und es stellte sich heraus, dass sie und Ihre vier Töchter mehrmals jährlich eine Blasenentzündung hatten. Sie staunten nicht schlecht, als ich ihnen sagte, dass genau dieses „Unkraut" ihnen helfen könnte. Ein anderes Mal war es der Hohlzahn bei Keuchhusten, der Giersch bei Rheuma oder die Käsepappel bei Magenproblemen usw.

Wichtig!

Nur Kräuter sammeln, die man genau kennt und bestimmen kann!

Der richtige Platz

Kräuter nicht an stark befahrenen Straßen, neben stark gedüngten Wiesen oder an einer beliebten Hunde-Gassi-Stelle sammeln, weil die Kräuter dort verschmutzt sind und folglich die Qualität schlechter ist.

Das richtige Verhalten

- Pflanzen nicht ausreißen, sondern mit einem Messer oder einer Schere abschneiden.
- Nicht alle Pflanzen auf einem Platz plündern.
- Nur so viele Pflanzen sammeln, wie Sie wirklich für den nächsten Winter benötigen. Man lässt sich oft dazu verleiten, auf die Quantität statt auf die Qualität zu setzen. Bei Kräutern passt das Motto „Weniger ist mehr".
- Keine Pflanzen sammeln, die unter Naturschutz stehen (lieber in der Apotheke besorgen oder im eigenen Garten pflanzen). Ein guter Kräutersammler hinterlässt keine Spuren.
- Eine gute Stimmung beim Sammeln und Verarbeiten bewirkt eine gute Information in den Pflanzen, so entstehen beste Heil-, Pflege- und Lebensmittel.

Die richtige Beförderung

Eine schöne alte Tradition ist es, die gesammelten Kräuter in einem Korb zu transportieren. Auch Stoff- oder Papiertaschen sind optimal.

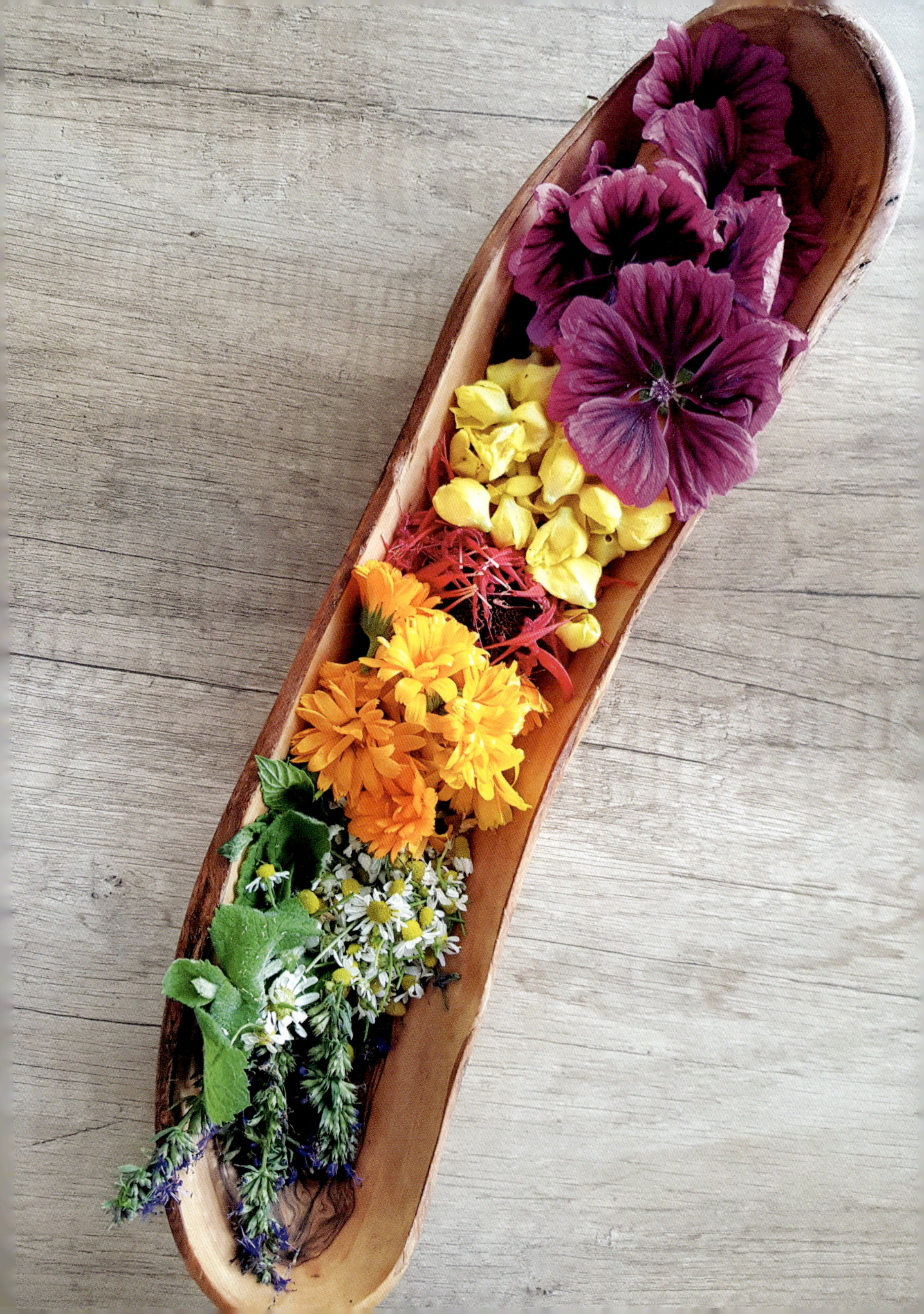

Trocknen

Die Kräuter werden an einem sonnigen Tag geerntet, nicht gewaschen (Gefahr von Schimmelbildung), luftig, vor direkter Sonne geschützt, auf einem Leinentuch oder in Kartons, die mit Butterpapier ausgelegt wurden (die lassen sich sehr gut stapeln, das ist für ein kleines Platzangebot optimal), getrocknet. Wenn die Kräuter rascheltrocken sind, in Papiersäckchen oder in großen Glasdosen aufbewahren, dunkel und trocken lagern. Beschriften nicht vergessen.

Der richtige Zeitpunkt

Die beste Tageszeit zum Sammeln von Kräutern ist der späte Vormittag gegen Mittag und bei Sonnenschein, vor allem bei Kräutern mit ätherischen Ölen. Ideal wäre die Ernte nach zwei sonnigen Schönwettertagen, damit sich Aroma und Inhaltsstoffe gut entwickeln können.

Darauf achten, zu welcher Jahreszeit die Pflanzen die gewünschten Inhaltsstoffe in welchem Pflanzenteil enthalten, wie z. B.:

- Die Knospe im Frühling vor dem Austrieb der Pflanze
- Die Rinde im Frühling vor dem Blattaustrieb
- Blätter und ganze Pflanzen vor Beginn der Blütezeit, wenn sich die Pflanze im Vollwachstumsstadium befindet. Als Wildgemüse sind sie in der ersten Jahreshälfte besonders zart und eiweißreich, im Hochsommer mineralstoffreicher, intensiv an Wirkstoffen.
- Früchte zur Vollreife
- Samen und Körner voll ausgereift
- Die Wurzeln haben die meiste Kraft im Herbst nach dem Einziehen der Blätter oder vor dem Austrieb im Frühjahr. Wurzeln von 2-jährigen Pflanzen im Herbst des ersten Jahres oder im Frühjahr vor der Blüte ernten (z. B. Karde, Engelwurz), da die Pflanzen nach der Blüte bzw. Samenbildung absterben und keine Wirkstoffe mehr in der Wurzel enthalten.

Auch dem Einfluss des Mondes und der Tierkreiszeichen wird eine starke Wirkung nachgesagt. Es gibt hierfür spezielle Ratgeber. Dennoch gibt es eine einfache Regel zur Anwendung: Alles, was dem Körper guttut, aufbaut und nährt, ist bei zunehmendem Mond zu verwenden, alles, was entgiftet, reinigt, ausleitet und vom Körper entfernt werden soll, bei abnehmendem Mond.

Hinweis

Diese Kräuterempfehlungen, Rezepte und Informationen beruhen zum Teil auf eigener Erfahrung und sind zum Teil Überlieferungen aus der Volksheilkunde.

Sie ersetzen keinen Arzt oder Apotheker! Gehen Sie daher bei gesundheitlichen Problemen immer zuerst zu einem Arzt!

Diese Hinweise, Rezepte, Empfehlungen bieten eine wertvolle Information zur Gesunderhaltung. Jeder sollte in Eigenverantwortung selbst handeln. Naturmittel und Heilkräuter sollen in erster Linie unser Wohlbefinden fördern.

Viel Freude mit der Natur und den Kräutern. Ich wünsche allen viel Spaß beim Nachschlagen, Schmökern, Lesen und ein gutes Gelingen beim Ausprobieren der eigenen Zubereitungen!

Alles Liebe,
herzlichst
Eva Tragner

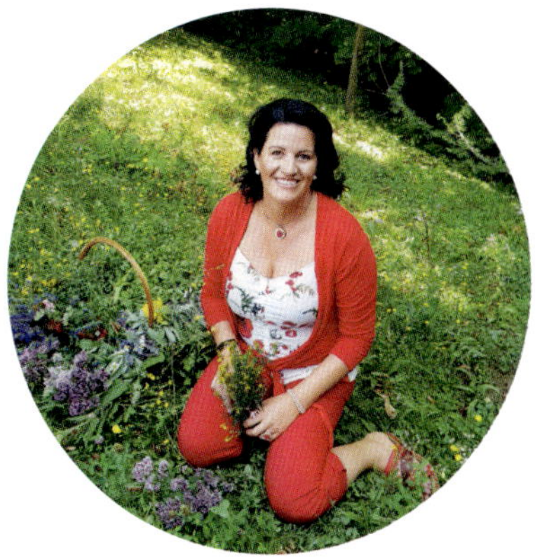

Gemmotherapie – die Knospenmedizin

Beinahe in Vergessenheit geraten ist die Verwendung von Knospen (*gemma* bedeutet Knospe). Sie gelten als Symbol der puren Lebenskraft und der Vitalität. Die Kräfte der Knospen sind schon sehr früh von Menschen, wie Galenos von Pergamon (129–201), Hildegard von Bingen (1098–1179), Leonhard Fuchs (1501–1566), Rudolf Steiner (1861–1892), entdeckt und als Naturarzneien eingesetzt worden. Ich durfte sie durch Gabriela Nedoma kennenlernen.

Die Gemmotherapie ist eine ganz besondere Form der Natur- und Kräuterheilkunde und wurde vom belgischen Arzt und Begründer Dr. Henry Pol (1918–1988) untersucht und erforscht.

Sie wird auch Knospenmedizin genannt und steht für Verjüngung, Erneuerung, Regeneration, Selbstheilung, Gesundheit und Vitalität. Die pflanzlichen Stammzellen (Meristeme) sowie die pflanzlichen Hormone (Gibberelline, Cytokinnine, Auxine) können die Pflanzen und Bäume in wenigen Stunden um ein Vielfaches wachsen lassen, sie können ihre Reparaturprogramme aktivieren und so auch unsere Selbstheilungskräfte anregen und unterstützen. Ein Baum kann, auch wenn er 300 Jahre alt ist, durch seine Triebspitzen, Knospen und jungen Blätter Jahr für Jahr wieder neue junge, gesunde Pflanzenteile hervorbringen.

Die häufigste und bekannteste medizinische Form der Knospenzubereitung ist das Gemmomazerat, das mit jeder gewünschten Knospe zubereitet werden kann.

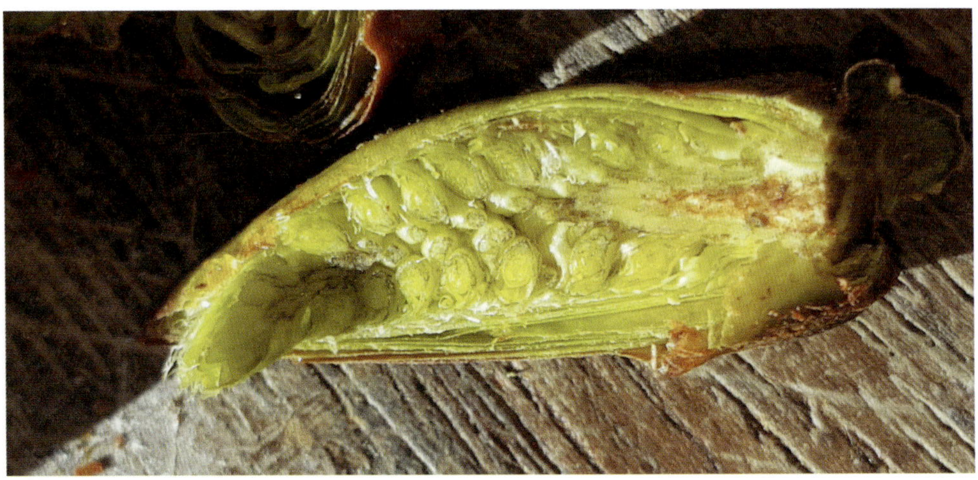

Basisrezept

1 Teil Knospen • 3 Teile Alkohol, 80–90 Vol.-% • 3 Teile pflanzliches Glycerin • 3 Teile Wasser
Oder
10 g Knospen • 30 g Alkohol, 80–90 Vol.-% • 30 g pflanzliches Glycerin • 30 g Wasser

Die frischen Knospen werden mit einem Messer klein geschnitten oder gemörsert, in ein Schraubglas gegeben und mit der Alkohol-Glycerin-Wasser-Mischung übergossen. Vor direktem Sonnenlicht geschützt nun täglich schütteln und nach 4 Wochen filtrieren, abfüllen, beschriften, kühl und dunkel lagern.

Dieses Muttermazerat kann für den privaten Gebrauch pur ohne Verdünnung verwendet werden.

Die Anwendung erfolgt mindestens ½ Stunde vor oder nach dem Essen. Mit einem Sprühaufsatz wird das Gemmomazerat bei Bedarf 2–3-mal täglich mit 1–3 Sprühstößen in den Mund gesprüht. Im Akutfall kann die Einnahme auf bis zu 10-mal am Tag oder alle 30 Minuten 1 Sprühstoß erhöht werden. Für Kinder reicht normalerweise 2-mal 1 Sprühstoß.

Die Wirkstoffe werden durch den Zerstäuber in Mund und Rachen feinst verteilt und über die Mundschleimhaut sehr gut aufgenommen. Auch aus einer Pipettenflasche anwendbar: 2-mal täglich 5–10 Tropfen in etwas Wasser tropfen und langsam trinken.

Auch eine Verdünnung als homöopathische Potenz D1 kann hergestellt werden.

Dazu wird 1 Teil dieses Muttermazerates mit 9 Teilen des Auszugsmittels (Alkohol, Wasser, Glycerin) weiterverdünnt, verschüttelt (30-mal in die Handfläche schlagen) und abgefüllt.

Verdünnung D1 des Gemmomazerats

10 ml Muttermazerat
30 ml Alkohol, 80–90 Vol.-%
30 ml pflanzliches Glycerin
30 ml Quellwasser

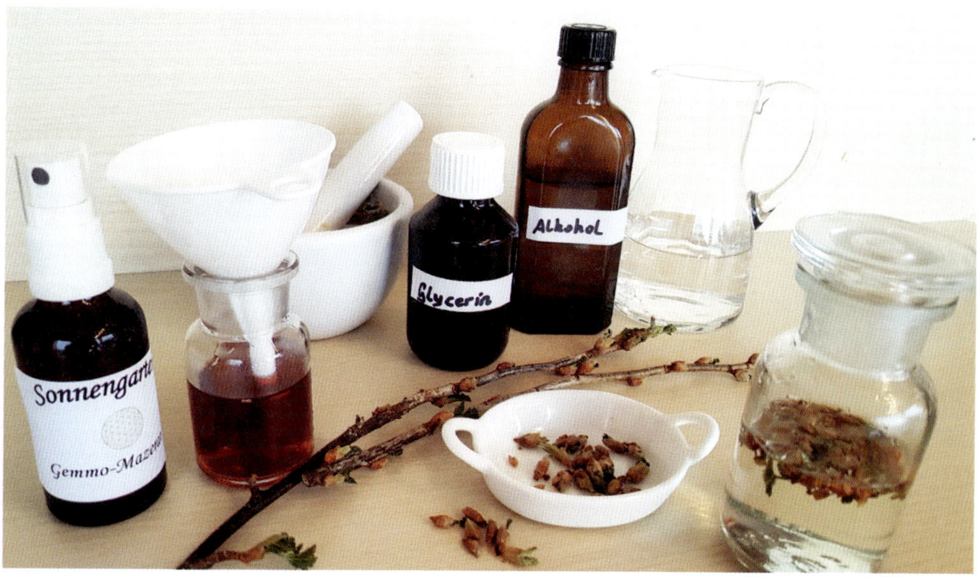

Übersicht über die wichtigsten heimischen Knospen

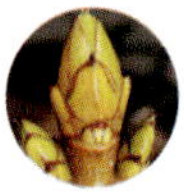
Ahorn
kühlend

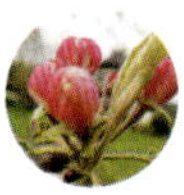
Apfel
vitalisierend

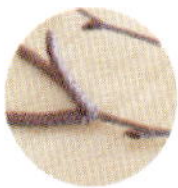
Birke
ausleitend

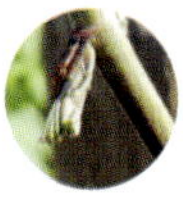
Brombeere
mineralisierend

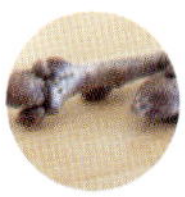
Eiche
stärkend

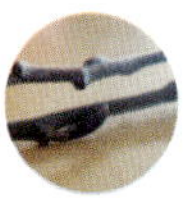
Erle
entgiftend

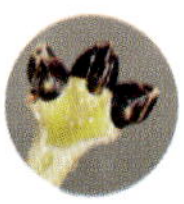
Esche
ausleitend

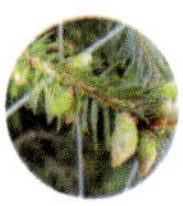
Fichte
durchblutungsfördernd

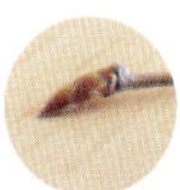
Hainbuche
entzündungshemmend

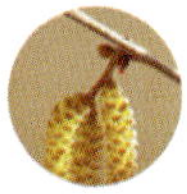
Hasel
lungenstärkend

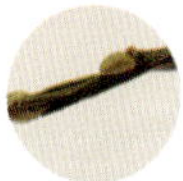
Heidelbeere
blutzuckerunterstützend

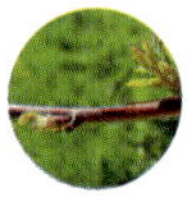
Himbeere
hormonausgleichend

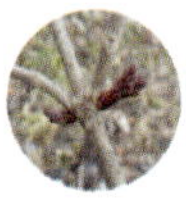
Holunder
stoffwechselanregend

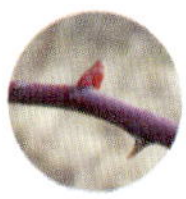
Hundsrose
immunstärkend

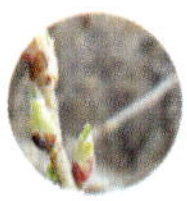
Johannisbeere
kortisonwirksam

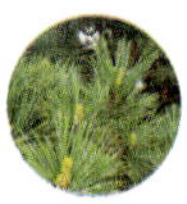
Kiefer
regenerierend

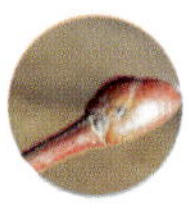
Linde
beruhigend

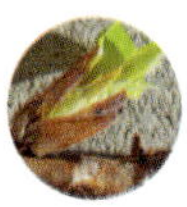
Pappel
schmerzstillend

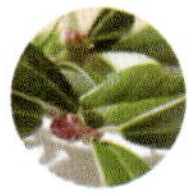
Preiselbeere
regenerierend

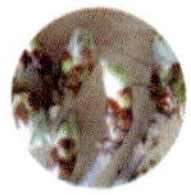
Rosskastanie
venenwirksam

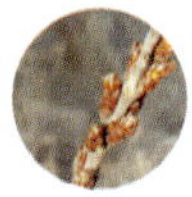
Sanddorn
vitalisierend

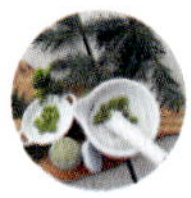
Tanne
knochenstärkend

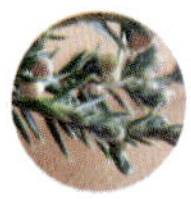
Wacholder
entgiftend, ausleitend

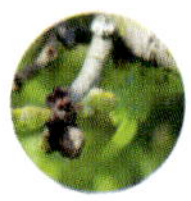
Walnuss
ausleitend

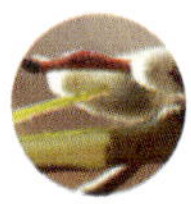
Weide
antirheumatisch

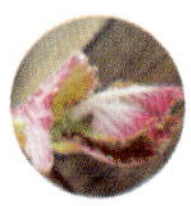
Weinrebe
gefäßstärkend

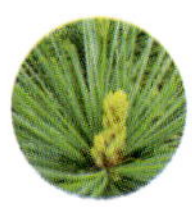
Zirbe
entschleunigend

Wichtige heimische Knospen und ihre Wirkung und Anwendung in der Knospenmedizin

Ahornknospen: kühlend, entzündungshemmend, fiebersenkend, zusammenziehend, bei trockener schuppiger Haut. Sie unterstützen den Haut- und Leberstoffwechsel und bei rheumatischen entzündlichen Beschwerden.

Apfelknospen: immunstärkend, aufbauend, vitalisierend, entgiftend und stoffwechselanregend, unterstützend bei Nikotinentzug, regulieren das Hormonsystem bei Mann und Frau, bei Wechseljahrsbeschwerden wie Hitzewallungen und sexueller Unlust, entspannen das ganze Nervensystem bei Stress und Anstrengung, magen-, darm- und milzstärkend.

Birkenknospen: entgiftend, reinigend, ausleitend, antibakteriell, antitoxisch, befreien den Körper von zurückgebliebenen Giftstoffen, wirken entsäuernd, gute leber-, blut- und nierenreinigende Funktion. Sie fördern das Knochenwachstum und helfen bei Gelenks- sowie Wachstumsschmerzen, unterstützen die Einlagerung und Aufnahme von Kalzium bei Osteoporose.

Brombeersprossen: regen den Knochenaufbau bei Alt und Jung an, regenerieren den Gelenksknorpel, unterstützen bei Knochenbrüchen, Osteoporose, Sehnenentzündungen, wirken unterstützend bei Diabetes Typ 2 und stärken das Lungengewebe.

Eichenknospen: für die Vitalität des Mannes, stärkend bei allgemeiner Schwäche, Potenzschwäche, regen die Produktion von Sexualhormonen an und erhöhen die Fruchtbarkeit.

Erlenknospen: stark immunregulierende entzündungshemmende Wirkung, regen die Bildung von Cortisol an, helfen bei Allergien in der Akutphase, bei akutem Hautausschlag, bei Magen-Darm-Entzündungen, für die Durchblutung der Herzkranzgefäße und zum Schutz der Gefäßwände.

Eschenknospen: entgiftend, kraftgebend und ausleitend, wirken schmerzstillend bei chronischen Schmerzzuständen, bei akuter und chronischer Gicht, Rheuma, erhöhter Harnsäure, erhöhtem Cholesterin, Kreuzschmerzen, Gelenkssteifigkeit, für die Elastizität der Bänder und Sehnen und wirken dort entzündungshemmend.

Fichtenknospen: bei Erkältung, Lungenbeschwerden, Bronchitis, durchblutungsfördernd und unterstützend für den Bewegungsapparat bei chronischem Rheumatismus, Hüft-, Kniegelenks- und Rückenwirbelarthrose (Schmerzen der großen Gelenke).

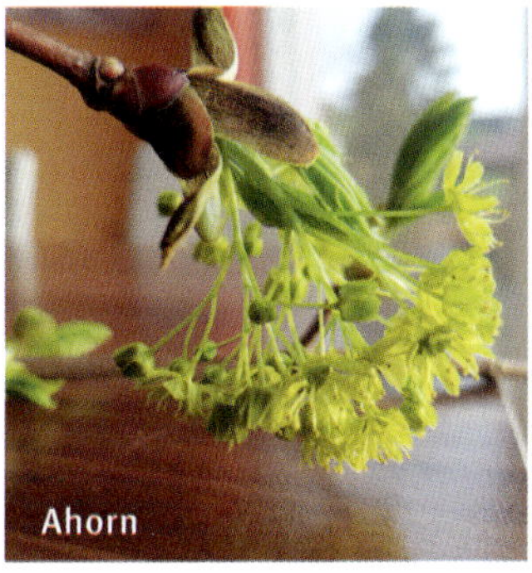
Ahorn

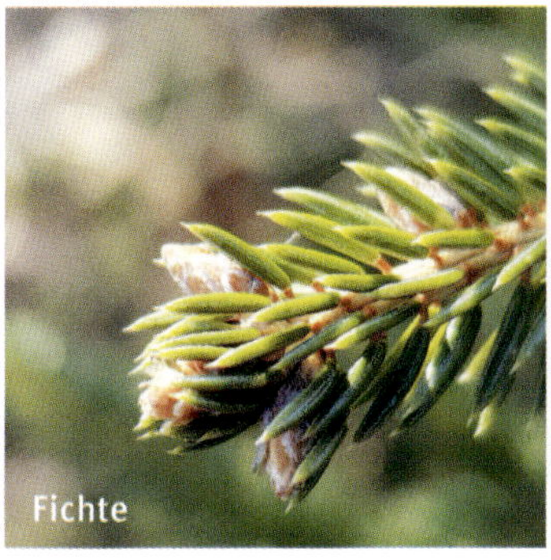
Fichte

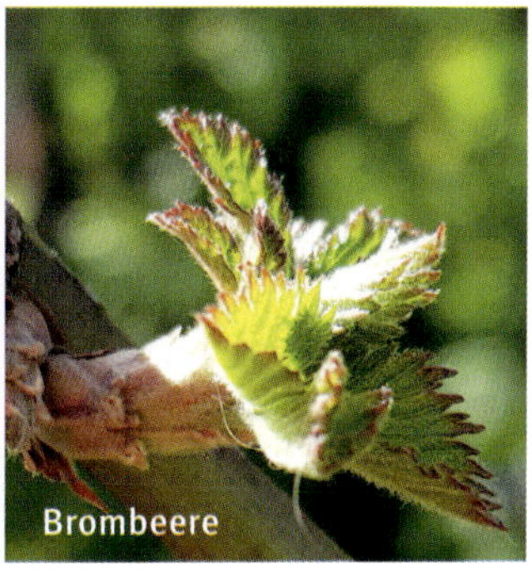
Brombeere

Hainbuchenknospen: antiallergisch bei akuten Entzündungen der Schleimhäute im HNO-Bereich, bei rinnender Nase, Schnupfen, bei Histaminunverträglichkeit, sie werden gerne mit anderen Allergiemitteln kombiniert.

Haselknospen: bei chronischen Lungenerkrankungen, Asthma, Bronchitis, Emphysem, COPD, Erkrankung der Luftwege, allgemein stoffwechselanregend, aktivieren Säuren aus Gewebe und scheiden diese über die Lungen aus, für mehr Gefäßelastizität und regulieren die Blutgerinnung.

Heidelbeer-Triebspitzen: haben eine stark zellschützende Wirkung, stärken den Blutzuckerstoffwechsel (Diabetes Typ 2) und deren Folgeerkrankungen, augenstärkend, bei Lichtempfindlichkeit, Netzhauterkrankungen, Nachtblindheit und Vorbeugung von Grauem und Grünem Star. Halten die Gefäßwände elastisch und sind ein ausgezeichnetes Mittel für Magen und Darm (bei Geschwüren, Entzündungen, Sodbrennen).

Himbeersprossen: regulieren Störungen im Hormonhaushalt von der Pupertät bis zu den Wechseljahren, schwangerschafts- und geburtsbegleitend, bei Menstruationsproblemen sowie bei allen Frauenleiden und Frauenthemen jeden Alters.

Holundersprossen: allgemein entgiftend, regen die Lymph- und Nierentätigkeit an, bei Hautproblemen, häufigem Schwitzen, bei Allergien, stärken das Immunsystem, bei Heuschnupfen, Nebenhöhlenentzündungen.

Hundsrosenknospen und -triebspitzen: stärken das Immunsystem und sind besonders für Kleinkinder, die immer kränkeln, empfehlenswert. Bei Schnupfen, Nebenhöhlenentzündungen, Mandeln-, Ohren- und Halsschmerzen und trockenem Hustenreiz. Sie wirken schmerzstillend und stark entzündungshemmend, aktivieren die Nebennierenrinde und erhöhen somit das körpereigene Cortisol. Gute Erfolge bei Neurodermitis, vor allem auch bei jugendlichen Hautproblemen, Spannungskopfschmerz, sie regen das Knochenwachstum und den Knochenaufbau wieder an.

Johannisbeerknospen: stärken die Abwehrfunktion und regulieren das Hormon- und

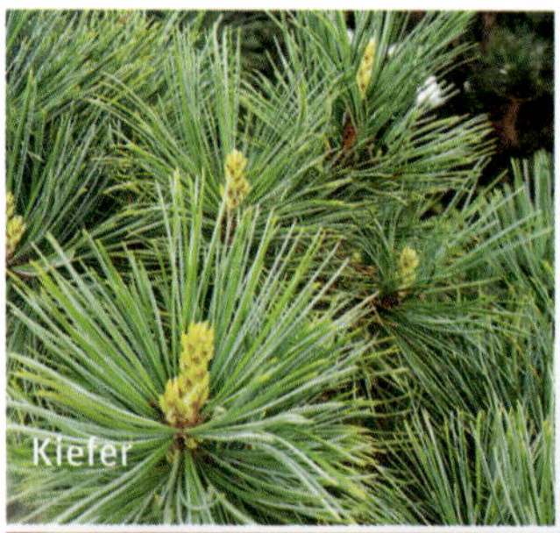
Kiefer

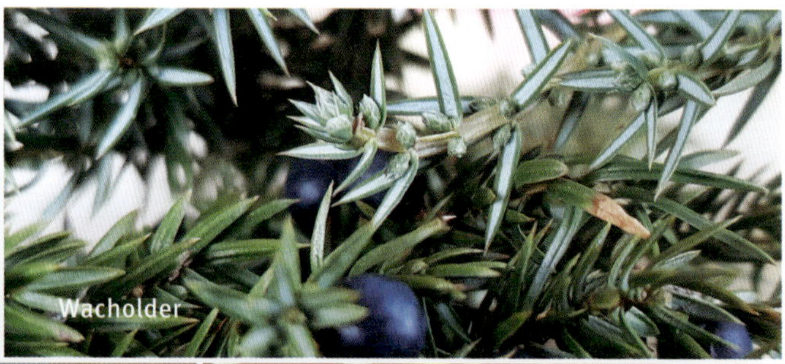
Wacholder

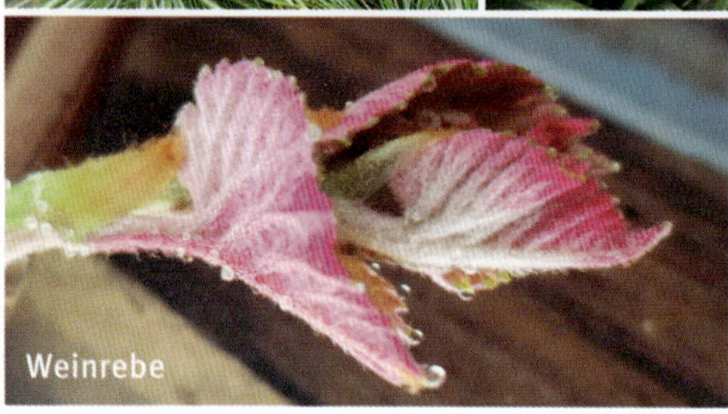
Weinrebe

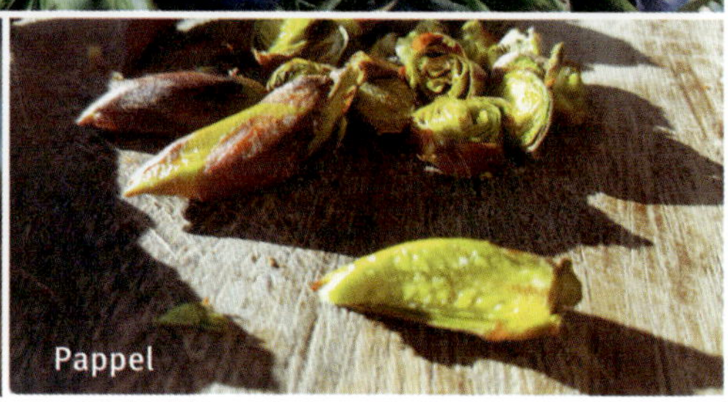
Pappel

Immunsystem, wirken abschwellend bei Nebenhöhlenproblemen, chronischem Schnupfen sowie auch bei Heuschnupfen. Wirken stark entzündungshemmend bei Arthrosen und Entzündungen der Sehnen, Bänder und Gelenke. Sie stärken und regen die Entgiftungsfunktion der Nieren an, lösen Stoffwechselendprodukte aus der Zelle und wirken ausleitend. Durch die Anregung der Nebennierenrinde erhöht sich das körpereigene Cortisol (= kortisonähnliche Wirkung), dadurch wirken sie immunstärkend, bei Allergien, allergischen Schüben und Reaktionen sowie auch bei Neurodermitis.

Kiefernknospen: bei immer wiederkehrenden Infekten der Bronchien, durchbluten den ganzen Bewegungsapparat, regen die Knochenbildung an, bei Arthrose, Arthritis, Rheuma, regenerieren das Knochen- und Knorpelgewebe, außerdem stoffwechselanregend und bei hohem Cholesterin wirksam.

Lindenknospen: bringen alles in Balance und beruhigen das Nervensystem, bei Herzbeschwerden, traumatischen Erfahrungen, gelten als Seelentröster bei Trauer, Traurigkeit und Liebeskummer, bei innerer Unruhe, Angst bei Kindern, Hyperaktivität und besonders bei Schlaflosigkeit, fördern die Geselligkeit, regen außerdem den Stoffwechsel bei Übersäuerung und hohem Cholesterin an.

In der Kosmetik wirken die Knospen feuchtigkeitsspendend und beruhigend bei irritierter und trockener Haut.

Pappelknospen: hochwertiges grünes „Propolis“, wundheilend, desinfizierend, entzündungshemmend, immunstärkend, antiviral und antibakteriell. Sie gelten als gutes Mittel für die Wundheilung und Arterien, besonders in den Beinen, verbessern die Durchblutung, bei Venenproblemen, Blasenentzündung, bestes Narben- und Hautpflegemittel, bei Verbrennungen, begleitend bei Borreliose, Gicht, regen den Stoffwechsel an und leiten Säuren über die Nieren aus.

Preiselbeerknospen: sind das Mittel für die Blase, stärken die Harnwege, haben eine starke Wirkung auf das Hormonsystem der reifen Frau, bei Wechseljahrsbeschwerden, fördern die Kalziumaufnahme und regulieren den Knochenstoffwechsel, scheiden überschüssige Säuren über die Nieren aus dem Körper aus, als zellschützendes und zellaktivierendes Mittel verzögern sie so den Alterungsprozess.

Rosskastanienknospen: werden bei allen Stauungen sämtlicher Körperflüssigkeiten eingesetzt, regen den Blut- und Lymphfluss an, sind venenwirksam, bei venösen Zirkulationsstörungen, reinigen und stärken die Gefäße, bei Krampfadern, Hämorrhoiden sowie bei müden Beinen und regen die Schleimhäute an, verflüssigen und lösen den festsitzenden Schleim bei einer Verkühlung.

Sanddornknospen: wirken als Jungbrunnen für unsere Zellen, stark antioxidativ, vitalisierend, verjüngend, mineralisierend, immunstärkend, entzündungshemmend, erhöhen die Stresstoleranz, wirken nervenstärkend bei allgemeiner Schwäche, Altersschwäche, Erschöpfung und Abgeschlagenheit, Frühjahrsmüdigkeit, nach längerer Krankheit aufbauend, bei nachlassender Sehkraft augen- und netzhautstärkend und gelten als wertvoller Vitamin-B-Lieferant.

Tannenknospen: vitalisierend, blutbildend, mineralisierend bei Osteoporose, wirken auf das gesamte Knochensystem aufbauend und knochenstärkend, bei Bandscheibenproblemen, bei Wachstumsschmerzen bei Kindern, bei Zahnkaries, unterstützen die Bronchien und wirken schleimlösend.

Wacholdersprossen: gelten als Ausleitungsmittel, wirken stark stoffwechselanregend mit entschlackender, reinigender Wirkung, unterstützen die Funktion und Regenerierung von Leber, Milz und Nieren und haben eine entzündungshemmende Wirkung bei rheumatischen Beschwerden und Gicht.

Walnussknospen: wichtiges Ausleitungsmittel, wirken entgiftend, allgemein für den Leberstoffwechsel und die Bauchspeicheldrüse anregend, unterstützen bei Diabetes Typ 2, bei Pankreasentzündung, Fettleber, bei chronischen Ekzemen und Hauterkrankungen sowie bei Akne, unterstützen das Lymphsystem, Toxine werden ausgeleitet und regulieren die Darmflora (nach Antibiotikakur), Bakterien oder Pilze im Magen-Darm-Trakt, bei Darmparasiten oder allgemein bei erhöhter Neigung zu Pilzinfektionen.

Weidenknospen: schmerzstillend und entzündungshemmend, bei rheumatischen Beschwerden wie Arthrose, Muskel- und Rückenschmerzen, Ischias-Beschwerden, stärken das Nervensystem und wirken beruhigend, fiebersenkend und kühlend, nehmen die innerliche Hitze, enthalten Salicin als pflanzliches Aspirin.

Weinrebenknospen: wirken entzündungshemmend, antioxidativ und immunstärkend, durchblutungs- und lymphflussfördernd, gefäßstärkend, antirheumatisch, bei Arthritis, Arthrosen sowie bei Schmerzen der kleinen Gelenke und Finger-Polyarthritis, verzögern Gelenksverformungen, regen außerdem den Leberstoffwechsel an. Als Zusatzpflege in der Kosmetik wirken sie verjüngend und gelten als Enzymnahrung für die Haut.

Weißdornknospen: herzstärkend, verbessern die Durchblutung der Herzkranzgefäße, schützen die Gefäßinnenwände, bei Arterienverkalkung (beugen der Verklumpung der Blutblättchen vor), stärkend und aufbauend nach einem Herzinfarkt, bei Unruhe, blutdruckausgleichend und bei Herz-Kreislauf-Schwäche.

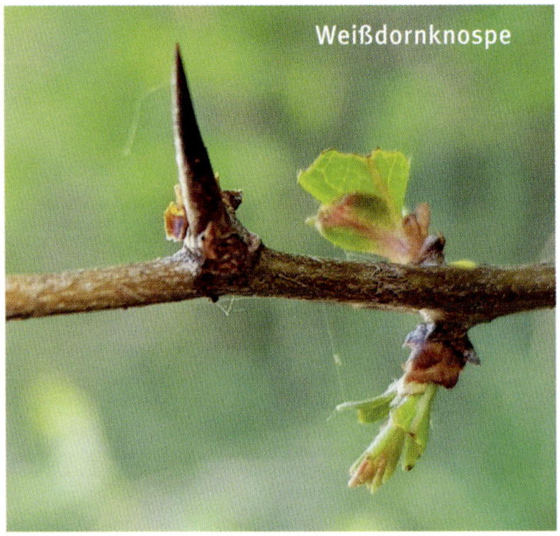

Weißdornknospe

Zirbenknospen: für mehr Ausdauer und bessere Anpassungsfähigkeit, Kraft und Erdung, bei Konzentrationsschwäche, bei innerer Unruhe, für mehr Gelassenheit, entschleunigen, stabilisieren den Kreislauf und senken die Herzfrequenz und den Puls, für besseres Durchschlafen, unterstützen die Bronchien und das Immunsystem, bei chronischen Beschwerden des Bewegungsapparates und der Muskeln.

Baumknospen: sind eine pure Energiequelle und man kann sie durchaus als heimisches Superfood bezeichnen. Sie sind geballte, mit höchster Energie geladene Kraftpakete. Die Knospe kennt keine Alterung, nur gesundes, junges, vitales Wachstum.

Ihre enthaltenen Embryonalzellen, Meristeme, Phytohormone und viele weitere wertvolle sekundäre Pflanzenstoffe sind jung, gesund, vital und auf eine gesunde Zellvermehrung ausgerichtet. Sie wirken allgemein verjüngend, immunstärkend, mineralisierend und vitalisierend.

Sammelhinweis

Richtiger Zeitpunkt zum Sammeln der Knospen ist ein trockener sonniger Vormittag (man sollte Knospen sofort verarbeiten), von Jänner bis März je nach Witterung, Höhenlage und Art.

Wir beobachten die Knospen, um dann den optimalen Zeitpunkt, in dem sie die höchste Konzentration an Meristemen enthalten, zu erkennen, sie zu ernten und zu verarbeiten. Das ist der Moment, in dem sich die Knospe von der schlafenden Winterknospe zu der sich öffnenden, lebendigen Frühlingsknospe wandelt. Man sieht und spürt sichtlich das beginnende Leben!

Nur ganz wenige Knospen pro Baum oder Strauch sammeln, man sagt, die Knospen sammelt man im Fingerhut, damit der Baum selbst noch genug Knospen zum Wachsen und Gedeihen hat.

Im Frühling kann man die Knospen auch von den gerade beim frischen Baumschnitt angefallenen Ästen verwenden.

Knospen, die aus einem gemeinsamen Umfeld – einem so genannten „gemeinsamen Pflanzenbiotop" – kommen, kann man auch miteinander kombinieren, da diese sich auch in der Natur oft ergänzen.

Wichtig

Bevor man auf Knospensuche geht, muss man ganz sicher sein, dass man den gewünschten Baum, Strauch oder die Pflanze zu 100 % erkennt. Am besten im eigenen Gartenareal beginnen oder im Sommer bereits Ausschau nach den gewünschten Bäumen halten und diese markieren. Bei mangelhaften Pflanzen- oder Baumkenntnissen kann es durchaus zu Verwechslungen kommen.

Beispiele, Methoden, Möglichkeiten und Varianten von Knospenzubereitungen

Gemmomazerat mit "Johannisbeerknospen" – „natürliches Kortison"

1 Teil Knospen (Schwarze Johannisbeere) • 3 Teile Alkohol, 80–90 Vol.-% • 3 Teile pflanzliches Bio-Glycerin • 3 Teile Wasser

Wasser, Alkohol und Glycerin vermischen und über die gut zerkleinerten Knospen gießen. 4 Wochen (eine Mondphase) dunkel ausziehen und immer wieder gut schütteln. Filtrieren, evtl. verdünnen und in eine dunkle Pipettenflasche oder in eine Sprayflasche einfüllen und beschriften.

Bei Bedarf 2–3-mal täglich 1–3 Sprühstöße in den Mund sprühen oder im Akutfall alle 30 Minuten einen Sprühstoß nehmen. Die Wirkstoffe werden über die Mundschleimhaut sehr gut aufgenommen.

Mit einer Pipettenflasche 2-mal 10 Tropfen in etwas Wasser langsam trinken.

Das Gemmomazerat hat eine kortisonähnliche Wirksamkeit, da im Körper die eigene Cortisol-Ausschüttung angeregt wird, man kann das Gemmomazerat gut als SOS-Spray verwenden, bei allergischen Reaktionen, es stärkt die Abwehrfunktion bei Infektionskrankheiten und wirkt allgemein immunstärkend. Bei chronischem Schnupfen, Allergien, Heuschnupfen, Asthma, Nebenhöhlenentzündungen (Sekrete können besser abfließen und das Druckgefühl lässt nach), es lässt die Schwellungen abklingen, hemmt Entzündungen der oberen Schleimhäute und des Atemsystems. Bei ersten Anzeichen von Mittelohrentzündungen oder Halsschmerzen, Hals und Lunge, bei schwerer Atmung mit Schleimbildung, Fieberblasen und Migräne. Es bringt Linderung bei Neurodermitis, Ekzemen, bei Hautjucken wirkt es juckreizmindernd. Durch die stoffwechselanregende Funktion ist es entgiftend und ausleitend, außerdem stärkt es die Blasen- und Nierenfunktion. Es gilt als wichtigstes Gemmopräparat und es verstärkt die Wirkung anderer Knospenzubereitungen.

Baum-Homöopathikum

Ich spreche hier von einer sehr einfachen und wirkungsvollen Anwendung: Einfach die Knospe vom Baum pflücken und direkt in den Mund nehmen, gut einspeicheln und langsam kauen, damit die Enzyme und deren Wirkung über die Mundschleimhaut aufgespalten werden und so wirken können.

Nicht alle Knospen sind für diesen rohen Verzehr bekömmlich (aufgrund der Harze und Gerbstoffe schmecken diese sehr eigen), sehr gut geeignet sind Knospen der Linde, Johannisbeere, Apfel, Sanddorn, Rose, Holunder, Lärche, Tanne, Ginkgo. Lindenknospen beispielsweise sind ein Balsam für die Schleimhäute, man kaut unterwegs einfach eine Knospe als Halswehzuckerl.

Als Dosierung des Baum-Homöopathikums reichen 2–3 Knospen am Tag.

Anfangs sollte man immer etwas Wasser in der Nähe haben, um notfalls einen kleinen Schluck trinken zu können.

Weidenrindentinktur
„das natürliche Schmerzmittel"

1 Teil Weidenrinde mit Knospen • 2 Teile Alkohol, 40 Vol.-%

Frische Rinde schälen und gut zerkleinern. Einige zerkleinerte Knospen in ein Glas geben (bis ca. zur Hälfte), das restliche Glas mit Alkohol auffüllen und eine Mondphase dunkel ausziehen lassen, währenddessen immer wieder schütteln. Anschließend filtrieren und in dunkle Flaschen abfüllen. Als natürliches Schmerzmittel bei Bedarf 2-mal täglich (um 9 und um 17 Uhr) ca. 5–30 Tropfen über einen längeren Zeitraum in etwas Wasser einnehmen.

Weidenrindentinktur ist fiebersenkend, kühlend, desinfizierend, schmerzstillend, entzündungshemmend und ausleitend. Mit Wasser verdünnt als Spülung bei Entzündungen im Mundraum, bei Zahnschmerzen, bei unreiner Gesichtshaut sowie bei Akne hilfreich. Innerlich und äußerlich als Schmerzmittel für den Bewegungsapparat, bei Ischiasproblemen, bei rheumatischen Beschwerden, Fieber und Migräne anzuwenden. Bei allen Entzündungen, wo Hitze ein Problem darstellt, auch verdünnt als Wickel anzuwenden. Aber auch bei Nieren-, Blasen- und Prostataentzündungen.

Knospenoxymel

3 Teile Honig • 1 Teil Essig • 1 Teil Knospen (siehe Tabelle, S. 16)

Knospen gut zerkleinern und ins Glas füllen. Honig und Essig verrühren und auf die Knospen gießen. Ca. 1 Monat kühl und dunkel ausziehen lassen, zwischendurch öfters schütteln. Abseihen und in dunklen Flaschen lagern.

1 TL verdünnt mit 250 ml Wasser als Medizin einnehmen (mind. 30 Minuten vor dem Essen) oder je nach Bedarf zwischendurch als isotonisches Getränk zum Stärken und Kräftigen trinken. Für eine optimale Haltbarkeit ist es besser, nur kleinere Mengen (Gläser) zuzubereiten. Manchmal lasse ich die Knospen auch im Glas und gebe sie zum Salat dazu.

Allgemein ist Knospenoxymel entgiftend, ausleitend, entschlackend, regenerierend, aufbauend, mineralisierend, wundheilend, verdauungsregulierend, basenbildend und immunsystemstärkend.

Die Hauptwirkung ergibt sich aus den jeweilig verwendeten Knospen!

Ich verwende gerne Kombinationen aus:
- Johannisbeer-, Sanddorn-, Hundsrosenknospen
- Birken-, Hasel-, Erlenknospen
- Apfel-, Himbeer-, Kirschknospen
- Fichten-, Tannen-, Zirbenknospen

Wacholder- und Walnussknospen immer einzeln verwenden, da sie sich in der Natur auch gerne einzeln behaupten.

Oxymel, als isotonisches Getränk mit Wasser verdünnt getrunken, unterstützt unseren Kreislauf und fördert ein ausgezeichnetes Wohlbefinden.

Apfelknospenöl

1 Fingerhutvoll Apfelblütenknospen • 100 ml Traubenkernöl

Die Knospen gut zerkleinern, vielleicht etwas mörsern, mit Öl bedecken und ca. 1 Woche ausziehen lassen. Anschließend filtern und in einer dunklen Flasche kühl aufbewahren.

Von diesem Knospenöl 1 Teelöfferl einnehmen oder kulinarisch verwenden, es stärkt so das Immunsystem, unterstützt den Verdauungstrakt und besonders Milz, Leber, Magen und Darm, aber es aktiviert auch sanft das Hormonsystem.

Das Apfelknospenöl ist zart pflegend und reinigend und für die empfindliche, trockene Haut bestens geeignet. Es wird auf die noch feuchte Haut aufgetragen, da es dann noch besser einzieht.

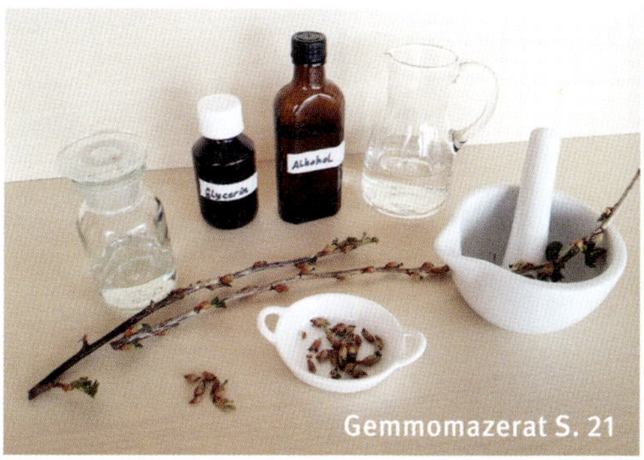
Gemmomazerat S. 21

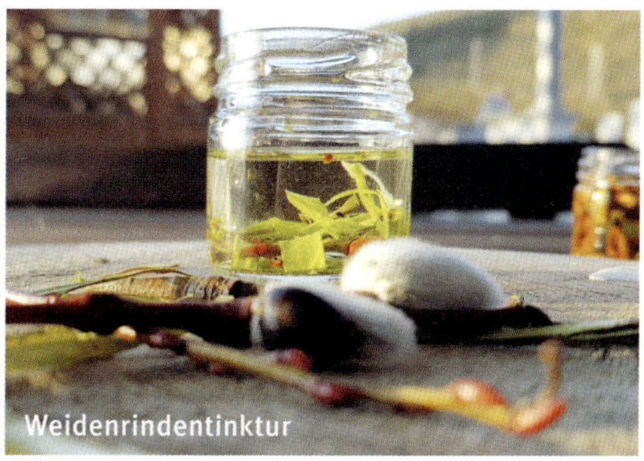
Weidenrindentinktur

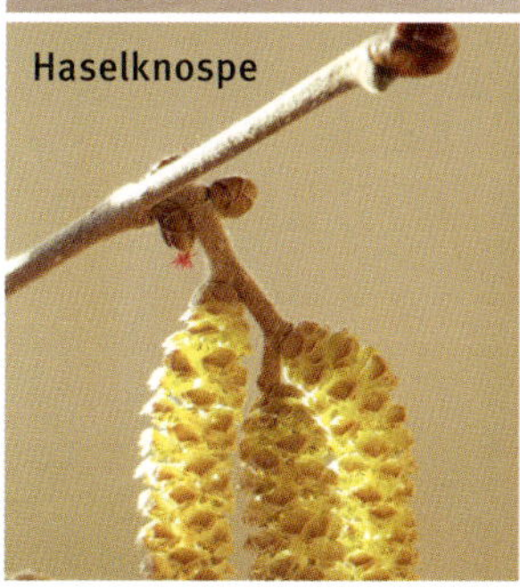
Haselknospe

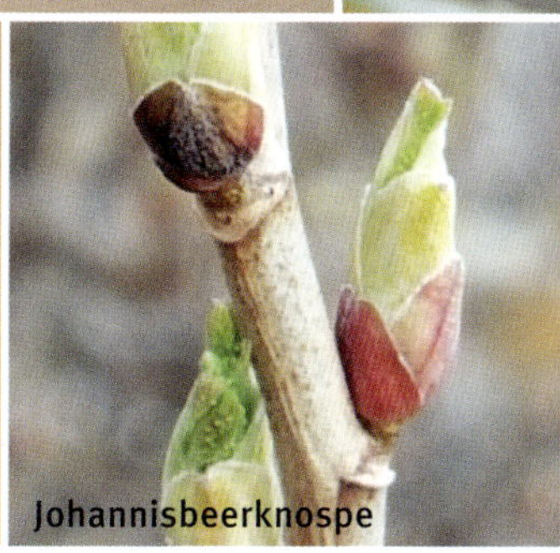
Johannisbeerknospe

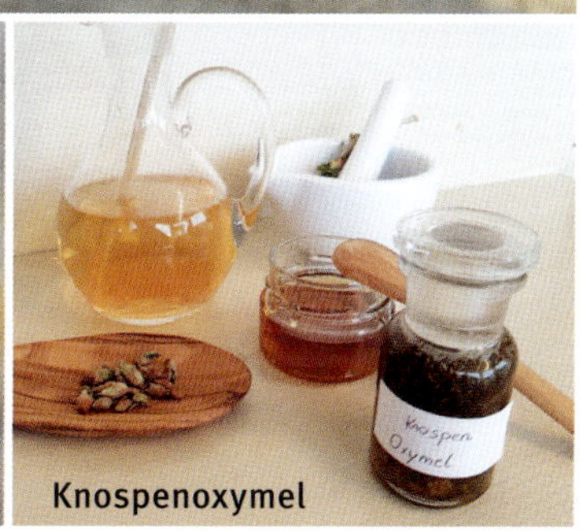
Knospenoxymel

Außerdem wurde es in der Volksheilkunde äußerlich bei Kopfweh empfohlen.

Als Pflegeserum „Deluxe" gebe ich gerne noch Knospen z. B. von Johannisbeere, Weinrebe und Linde hinzu, das nährt die Haut nach der trockenen Heizungsluft im Winter und bereitet sie auf die wunderbaren Frühlingsstunden vor. Durch die enthaltenen Schleimstoffe und Enzyme wirkt das Knospenöl aktivierend und zellerneuernd, antibakteriell, klärend, straffend und unterstützt die Regeneration der Haut.

Knospen-Salzverreibung

1 EL Tannenknospen • 1 EL Birkenknospen • 1 EL Brombeersprossen • ca. 50 g Natursalz

Die Knospen und das Salz in den Mörser geben. 10 min. verreiben, anschließend in ein Glas füllen und verschließen.

Täglich eine Prise dieser Salzverreibung in 500 ml Wasser trinken oder die Speisen damit würzen und mineralisieren.

Dieses Knospensalz wird als Würzsalz empfohlen, um unsere Speisen z. B. bei Osteoporose und Kalziummangel aufzuwerten. Es unterstützt die Knochenbildung und ist knochenstärkend, aufbauend für Gelenksknorpel und Bandscheiben, bei Wachstumsschmerzen von Kindern und bei Karies. Zur allgemeinen Stärkung und Vitalisierung sowie zur Kräftigung der Lunge, Atemwege und Bronchien.

Tipp

Verdünnt (1 : 10) mit etwas Quellwasser, eignet sich diese Knospensalzverreibung auch zum Zähneputzen, als Mundspülung, als Deo sowie als Fußbad.

Heilsalbe mit Pappelknospen

1 Fingerhutvoll Pappelknospen (Schwarz- oder Balsampappel) • 1 EL Vogelmiere, zerkleinert
1 Prise Salz • 100 ml Öl • 10 g Bienenwachs

Die Pappelknospen zerkleinern, mit der Vogelmiere, Salz und dem Öl einmal aufwallen lassen und ca. 1 Std. oder über Nacht ausziehen lassen. Nochmals erwärmen, den Ölauszug abseihen und das Bienenwachs im Öl schmelzen lassen. In saubere Gläser abfüllen und kühl lagern.

Diese Pappel-Heilsalbe wirkt desinfizierend, entzündungshemmend, wundheilend, schmerzstillend, antibiotisch, antibakteriell, abschwellend, zusammenziehend.

Bei Verbrennungen, Wunden, Akne, Geschwüren, Ausschlag, Ohrenschmerzen, Hämorrhoiden, venenstärkend, zur allgemeinen Schmerzlinderung, bei Halsweh, bei Infektionskrankheiten.

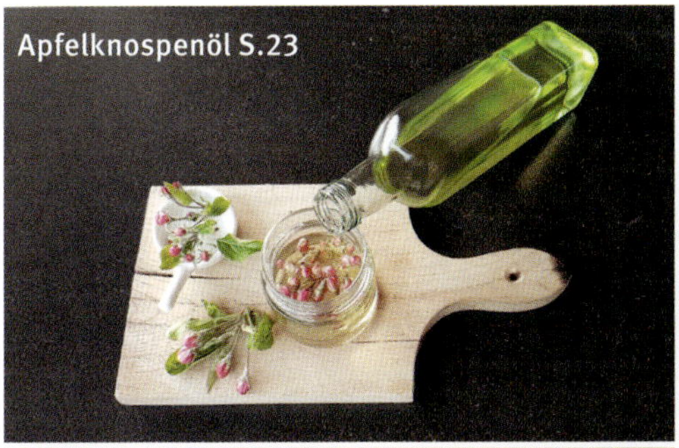
Apfelknospenöl S.23

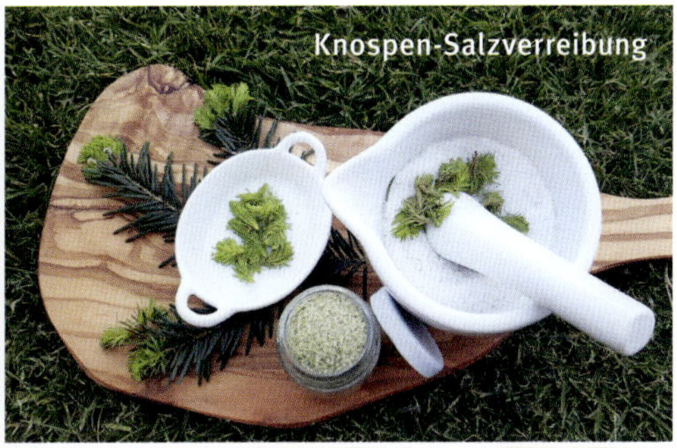
Knospen-Salzverreibung

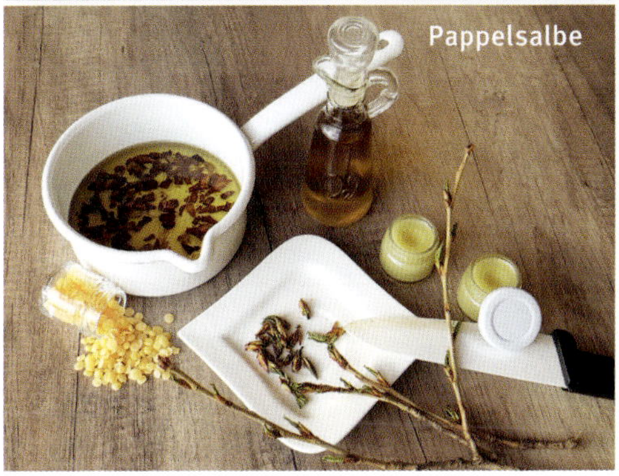
Pappelsalbe

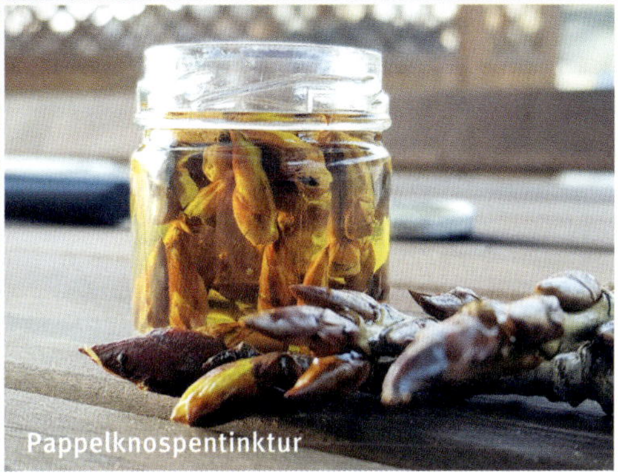
Pappelknospentinktur

Pappelknospentinktur
als „natürliches Propolis"

2 EL Balsam- oder Schwarzpappelknospen • 200 ml Alkohol, 90 Vol.-%

Die Knospen gut zerkleinern oder mit einem Teil Alkohol vermörsern, dann den restlichen Alkohol aufgießen. Dunkel und bei Zimmertemperatur ausziehen lassen, gelegentlich schütteln und nach ca. 4 Wochen filtrieren, abfüllen und beschriften.

Als Tinktur innerlich 2–3-mal täglich 10 Tropfen mit etwas Wasser einnehmen.

Diese Pappeltinktur ist besonders schmerzstillend, entzündungshemmend sowie immunstärkend und gilt als Propolisersatz.

Als natürliches Antibiotikum, als Schmerzmittel, bei Blasenentzündung und Erkältungen, weiters ist die Pappeltinktur venenwirksam, nervenberuhigend und harnsäurelösend. Verdünnt mit Wasser bei Entzündungen im Mund- oder im Halsbereich zu verwenden.

Äußerlich (mit Wasser verdünnt auf ein Leinentüchlein geben und als Kompresse auflegen) bei alten und neuen Narben, Wunden und Geschwüren, Gesichtsrosen und Akne, bei Rheuma und Gicht, Schwellungen sowie bei Schmerzen im Bewegungsapparat.

Tipp zur Nachhaltigkeit

Für uns und für unsere Nachkommen setzen wir so eine wunderbar duftende Pappel in unsere Nähe. Sie wird uns in Zukunft ein treuer Helfer und eine gute Apotheke sein.

Knospensole

1 EL Knospen (z. B. Sanddornknospen) • 100 ml Quellwasser • 50 g Salz

Die Knospen mit einem Keramikmesser gut zerkleinern, in ein Schraubglas geben und mit Salz und Wasser auffüllen. Oder die Knospen direkt mit dem Salz vermörsern und mit Wasser aufgießen, das Glas verschließen und immer wieder schütteln. Ein sicheres Zeichen für gute Haltbarkeit und Sättigung der Sole ist, wenn am Glasboden etwas unaufgelöstes Salz zu sehen ist.

Man kann sie bereits nach 3 Tagen verwenden oder aber nach ca. 1 Monat abseihen und abfüllen.

Als Heilsole mit Wasser verdünnt trinken oder zum Würzen in der Küche verwenden. Zum Zähneputzen oder verdünnt als Mundspülung verwende ich gerne die stark entzündungshemmende Pappel- oder Weidenknospensole. Ca. 1 Jahr haltbar.

Diese Knospensole dient zur Kreislaufbelebung, besseren Konzentration wirkt als Jungbrunnen für unsere Zellen, stark antioxidativ, vitalisierend, verjüngend, mineralisierend, immunstärkend, wirkt nervenstärkend bei Erschöpfung und Abgeschlagenheit, Frühjahrsmüdigkeit, nach längerer Krankheit aufbauend, bei nachlassender Sehkraft augen- und netzhautstärkend und gilt als wertvoller Vitamin-B-Lieferant.

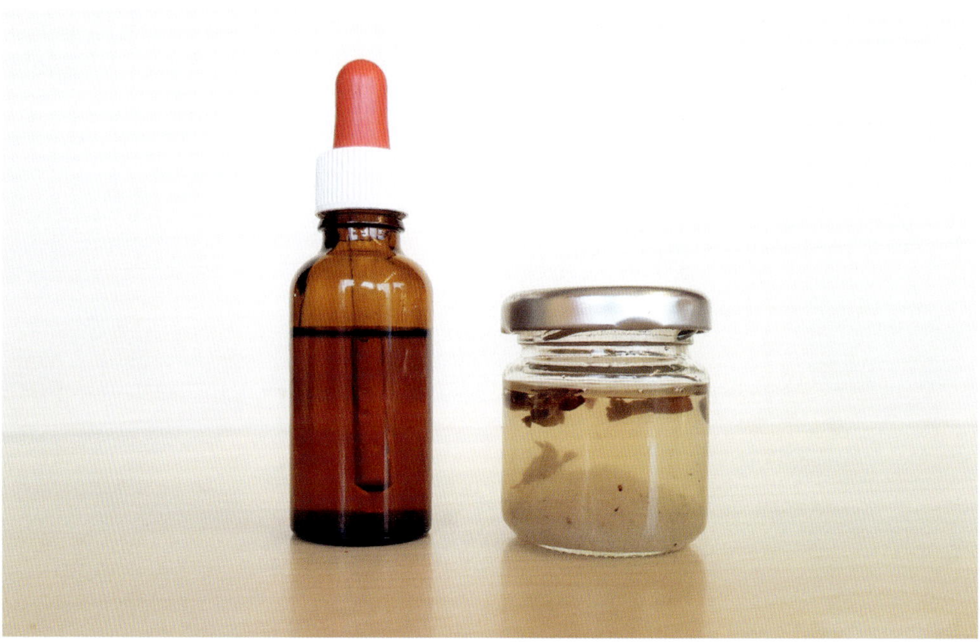

Mit Kräutern fit in den Frühling

Die Frühlingskur mit heimischen Wildkräutern

Wann immer uns etwas plagt, beginnen wir zuerst mit einer gründlichen Reinigungs- und Entgiftungskur, damit unser Körper wieder die nötige Energie bekommt um seine Selbstheilungskräfte zu aktivieren.

Tipp

Vielleicht sind wir träge, weil unser Körper voller Schlackenstoffe ist?

Oder sind wir voll von diesen Schlackenstoffen, weil unser Organismus nicht die nötige Kraft hat, diese Giftstoffe auszuleiten?

Die Frühlingskräuter helfen uns, mit vitaler kraftvoller Energie diesen Kreislauf zu durchbrechen.

Schon unsere Vorfahren genossen jedes Frühjahr, sobald der Schnee geschmolzen war und das erste Grün sich zeigte, Wildkräuter.

Mit jungem Brennnesselspinat, Löwenzahnsalat, einer grünen Kräutersuppe, einem Kräuteraufstrich oder Wildkräutersalat nähren und reinigen wir unseren Körper nach einem langen Winter.

Der Körper braucht nun vitale, frische, energiereiche und von neuem Leben strotzende Pflanzen, um sich von Stoffwechselendprodukten zu befreien und nun so wieder in seine ganze Kraft zu kommen.

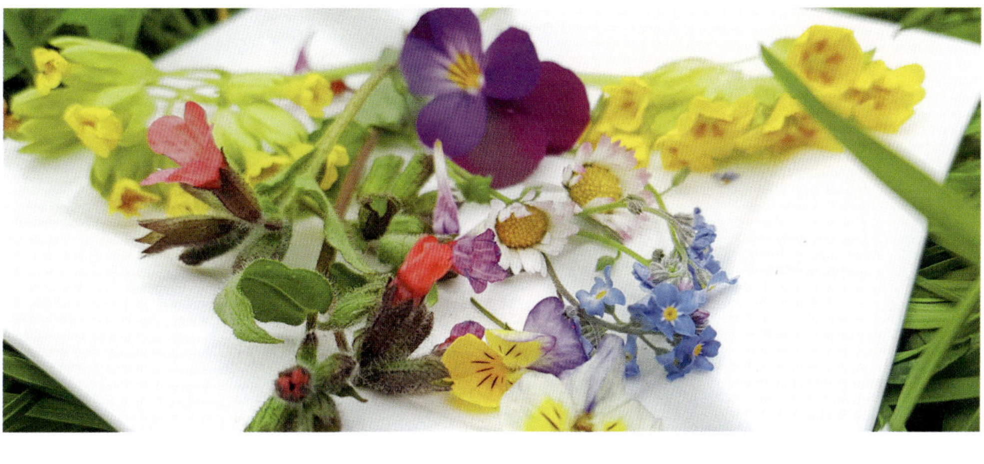

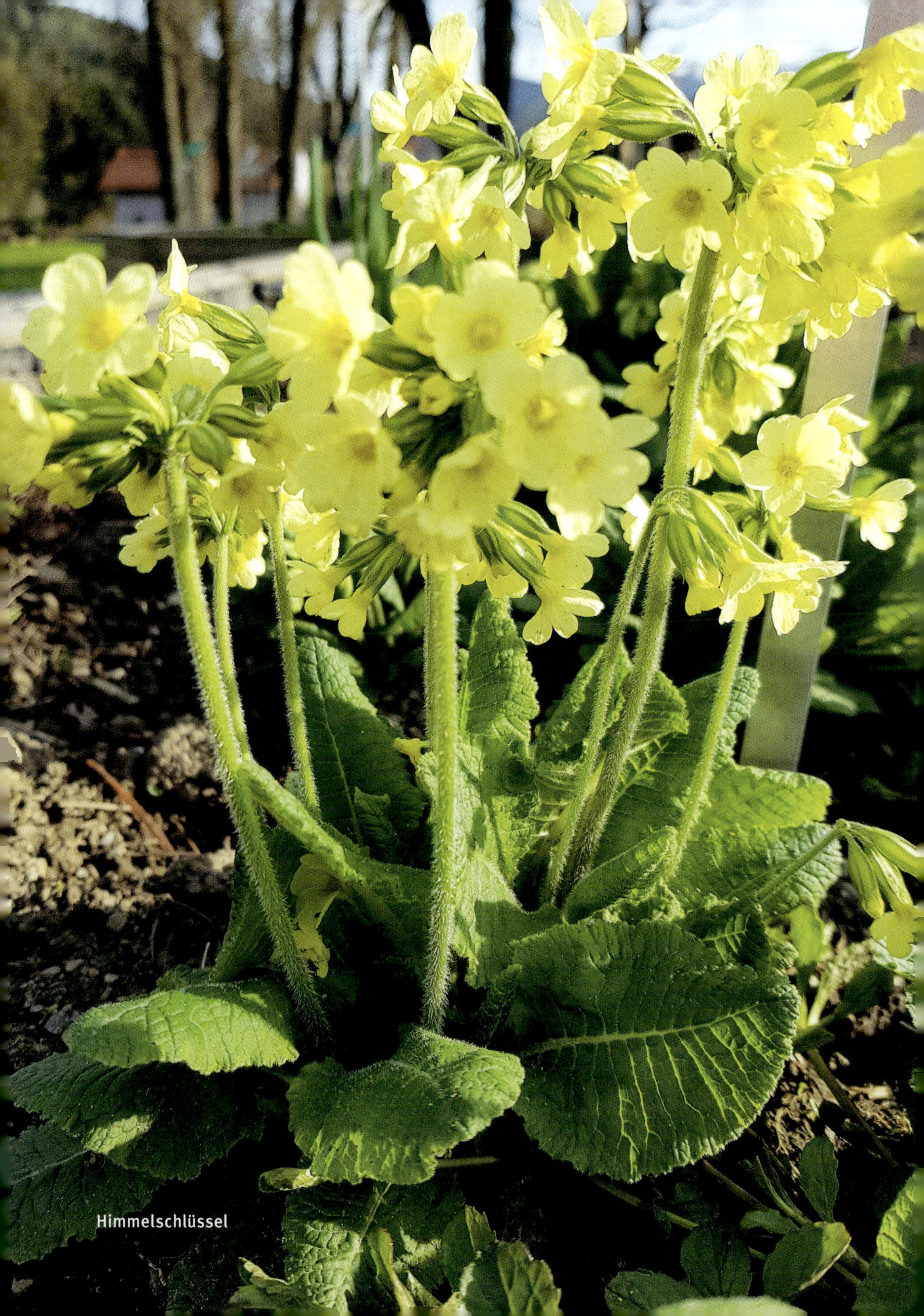

Himmelschlüssel

Übersicht über die wichtigsten Frühlingskräuter

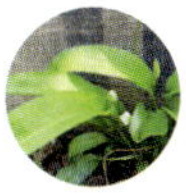
Bärlauch
gefäßreinigend

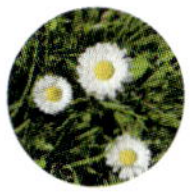
Gänseblümchen
blutreinigend

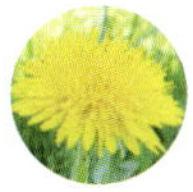
Löwenzahn
leberentgiftend

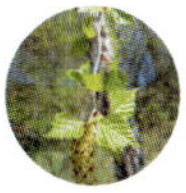
Birke
nierenanregend

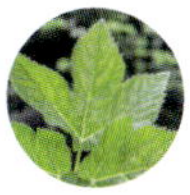
Giersch
harnsäure-ausleitend

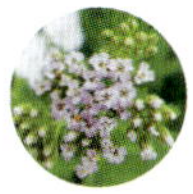
Schafgarbe
mineralisierend

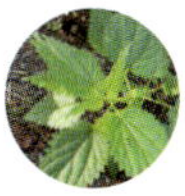
Brennnessel
blutbildend

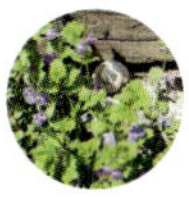
Gundelrebe
schwermetall-ausleitend

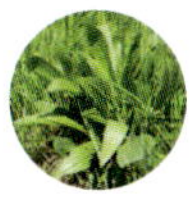
Spitzwegerich
lungenstärkend

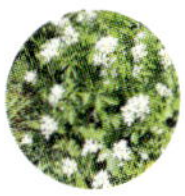
Brunnenkresse
stoffwechsel-aktivierend

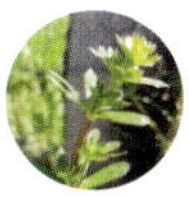
Labkraut
lymphanregend

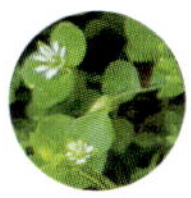
Vogelmiere
vitalisierend

Bärlauch

(lat. *Allium ursinum*)
Inhaltsstoffe: Vitamin C, Allicin, Aminosäuren, Flavonoide, Enzyme, Mineralstoffe, Magnesium, Eisen, Mangan, Senfglykoside, Schwefel, Chlorophyll.

Wirkung: Der Bärlauch ist ein naher Verwandter des Knoblauchs mit der gleichen Wirkung gegen die Verkalkung, er erweitert die Blutgefäße, besonders die der Beine und des Gehirns. Bärlauch regt Leber, Galle und die ganze Verdauung an, desinfiziert und reinigt Magen und Darm. Besonders bei hohem Blutdruck und bei zu hohem Cholesterin ist er zu empfehlen. Er ist als Ausleitungspflanze bei Schwermetallbelastung sehr gut geeignet.

Achtung!

Es besteht die Verwechslungsmöglichkeit mit Herbstzeitlose und Maiglöckchen!

Birke

(lat. *Betula pendula)*
Inhaltsstoffe: Flavonoide, Gerbstoffe, Saponine, Mineralstoffe, wie Kalzium und Eisen, ätherische Öle, Salicylsäure-Verbindungen.

Wirkung: Die Birke regt Niere und Blase an, ohne Sie zu reizen, vermehrt den Harnfluss, um schädliche Stoffe aus dem Körper zu treiben (Vorsicht bei eingeschränkter Herz- und Nierentätigkeit), durch das Lösen von Harnsäure wird der Steinbildung vorgebeugt. Die Ausscheidung von Giftstoffen ist auch wichtig bei Rheuma, Gicht und Arthritis, ebenso bei Harnsäure und Hautproblemen. Die Birke reguliert außerdem den Kalziumhaushalt und mineralisiert, was wiederum für unsere Knochen und bei Osteoperose hilfreich ist. Auch das Birkenwasser ist sehr zu empfehlen. Aus der Birkenrinde (Betulinsäure) wird eine Spezialsalbe bei weißem Hautkrebs hergestellt.

Brennnessel

(lat. *Urtica dioica*)
Inhaltsstoffe: Chlorophyll, Vitamin C, Ameisensäure, Mineralstoffe, Kieselsäure, Histamin, Serotonin, Carotinoide usw.

Wirkung: Die Brennnessel regt den ganzen Körperstoffwechsel an, ist durchblutungsfördernd (äußerlich als Reiztherapie), ein wichtiges Heilkraut für den arteriellen Blutkreislauf, regt die Blutbildung an (hoher bioverfügbarer Eisengehalt). Die Brennnessel als Tee ist ein typisches Entwässerungskraut, sie ist harnsäureausleitend und reinigend bei rheumatischen Beschwerden oder Gicht, aber auch als ein Detox-Entgiftungsfußbad ist sie empfehlenswert, da man über die Fußreflexzonen sehr gut die Entgiftung anregen kann. Brennnesselkuren gelten als bestes Basenmittel (der Körper ist weniger sauer) und dienen zur allgemeinen Anregung des Stoffwechsels. Die Brennnessel gilt als vitalisierend und aktivierend für Leber, Bauchspeicheldrüse, Magen, Darm und Galle. Die Wurzel ist stärkend und kraftgebend, aber auch für die Kopfhaut und das Haarwachstum wirkt sie sehr anregend. Außerdem unterstützt sie bei Prostataproblemen. Die Brennnesselsamen sind sehr mineralstoffreich, energie- und kraftspendend sowie vitalisierend und gut fürs Hormonsystem.

Brunnenkresse

(lat. *Nasturtium officinale*)
Inhaltsstoffe: Senfglykoside, Vitamine A, C, D, Jod, Mineralien, wie Mangan und Zink, Bitterstoffe und Chlorophyll.

Wirkung: die Brunnenkresse als Vitamin- und Mineralstoffspender im Frühling bringt als klassischer Reiniger den gesamten Stoffwechsel in Schwung. Zur Entgiftung bei rheumatischen Beschwerden und unreiner Haut, bei träger Verdauung, zur Aktivierung des gesamten Drüsensystems und speziell unterstützend bei Schilddrüsenunterfunktion. Wie andere Kreuzblütler (Kohl, Brokkoli ...) sagt man ihr eine gute unterstützende Wirkung als Krebsprophylaxe nach.

Achtung!

Bei Magen-Darm-Geschwüren wirken zu große Mengen reizend.

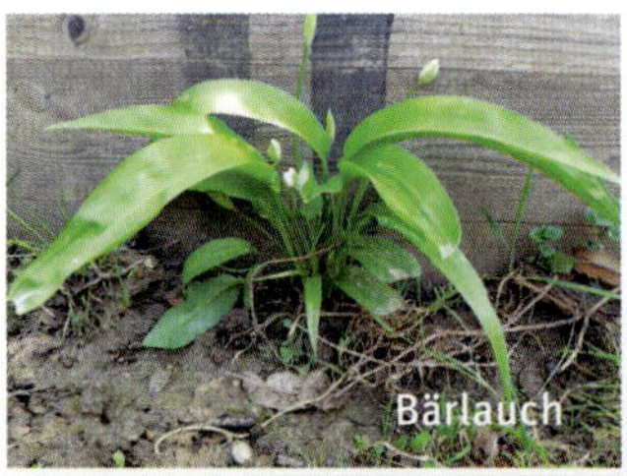
Bärlauch

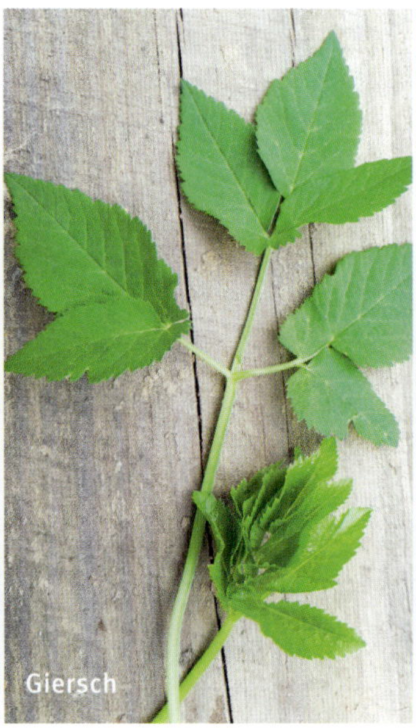
Giersch

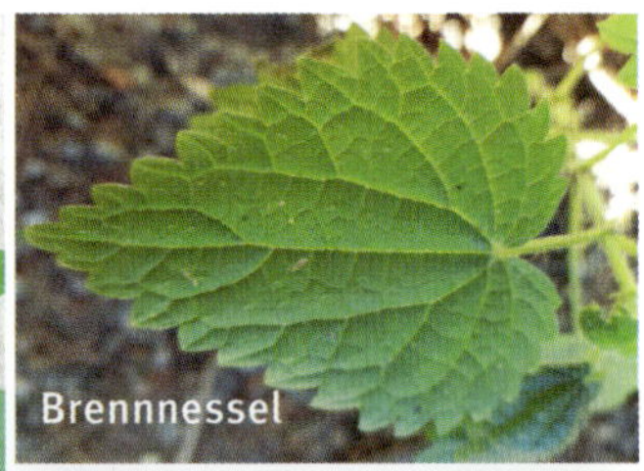
Brennnessel

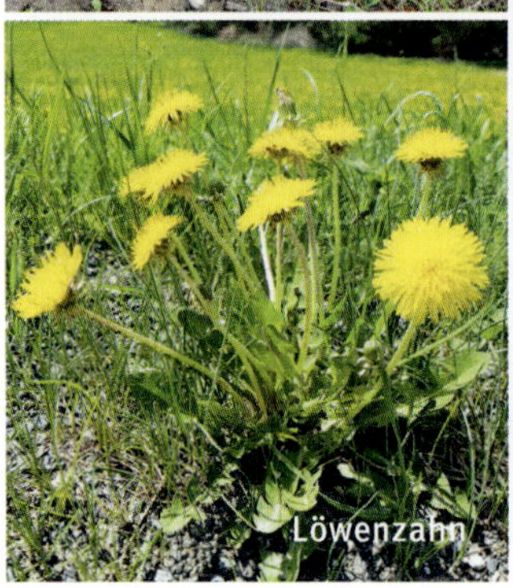
Löwenzahn

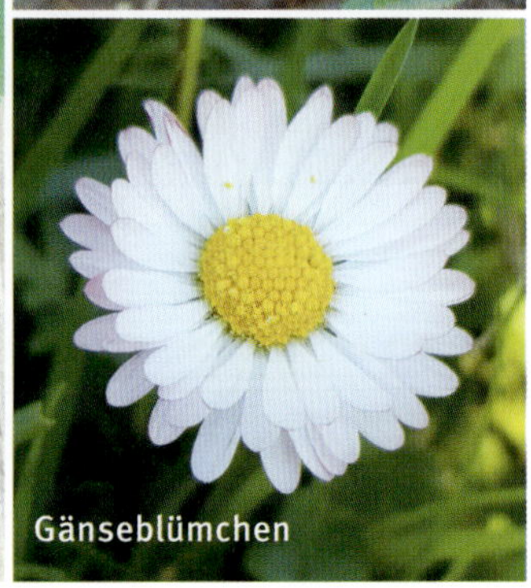
Gänseblümchen

Gänseblümchen

(lat. *Bellis perennis)*
Inhaltsstoffe: Saponine Einfachzucker, Flavonoide, Bitterstoffe, Mineralstoffe, ätherisches Öl, Inulin.

Wirkung: Das Gänseblümchen regt den Stoffwechsel an, ist blutreinigend, unterstützt die Bronchien beim Abtransport von Rückständen (sanfter als andere Lungenkräuter), wirkt gut bei Erkältung und Hautproblemen, auch sagt man ihm eine Linderung bei Kopfschmerzen, die von einer schlecht arbeitenden Leber kommen, nach. Man nennt das Gänseblümchen auch Arnika der Gebärmutter oder Wiesenarnika. Man soll jeden Tag ein Gänseblümchen essen, denn die enthaltenen Saponine ermöglichen eine bessere Nährstoffaufnahme im Körper.

Giersch

(lat. *aegopodium podagraria)*
Inhaltsstoffe: Vitamin C, Magnesium, Kalium, Kalzium, Phosphor, Silicium, Chlorophyll, organische Säuren.

Wirkung: Giersch gilt als wertvoller Vitaminspender, der den Körper reinigt, entsäuert und entgiftet. Als Gicht- und Rheumapflanze ist der Giersch, auch Erdholler genannt, bekannt. Bei Gichtknoten (*podagra* = Gicht) kann man ihn walken und auflegen oder aber ein Fußbad oder einen Wickel damit machen. Ich finde, die Wurzel und Stängelübergänge sehen wie verformte Gichtknoten aus. Wer viel von ihm in seinem Garten hat, der sollte täglich davon essen. Er wirkt säureausleitend und besonders basenbildend. Der frische junge Giersch schmeckt herrlich nach Petersilie. Man kann ihn roh in Smoothie oder Salat, aber auch zu Grüner Suppe, Kräuterlasagne und in Palatschinkenteig verarbeiten.

Gundelrebe

(lat. *Glechoma hederacea)*
Inhaltsstoffe: ätherische Öle, Gerbstoffe, Bitterstoffe, Mineralstoffe, wie Kalium, Saponine, Chlorophyll, verschiedene organische Säuren.

Wirkung: Die Gundelrebe wird bei langwierigen Stoffwechselkrankheiten und zur Frühlingsreinigung für Magen und Darm, Lunge und Bronchien, Harnblase, Nieren, Galle und Leber verwendet. „Gund" ist eine alt germanische Bezeichnung für Eiter, somit ist sie hilfreich bei allen schlecht heilenden, eiternden Wunden sowohl innerlich als auch äußerlich angewandt. Die Gundelrebe wurde schon seit ihren ersten Aufzeichnungen zur Ausleitung von Schwermetallen und Blei verwendet (so schrieben es Maler und Büchsenmacher in ihren Tagebüchern), dazu hat man einen Zweig Gundelrebe in der Suppe oder in Milch gekocht und täglich getrunken.

Löwenzahn

(lat. *Taraxacum officinale)*
Inhaltsstoffe: verschiedene Bitterstoffe, wie Taraxin, Cholin, Inulin, Schleimstoffe, Gerbstoffe, Vitamin C, Carotinoide, Flavonoide, Chlorophyll, viele Spurenelemente und Mineralstoffe, wie Eisen und Kalium usw.

Wirkung: Der Löwenzahn ist eines der besten heimischen Leberkräuter. Er gilt als ein gutes Blutreinigungsmittel und reinigt unseren ganzen Organismus. Der Löwenzahn (Blatt, Wurzel, Blüte) unterstützt die Fettverdauung, aktiviert Galle und Leber, damit sie Giftstoffe besser lösen kann, und erleichtert die Arbeit der Bauchspeicheldrüse, unterstützt die Milz und verbessert die Nierentätigkeit. Fördert den Schlackenabtransport aus Haut und dem Bindegewebe, wie bei Cellullite. Im Frühjahr besonders empfehlenswert ist die Löwenzahnkur: 3 Wochen täglich Löwenzahn in Form von Löwenzahnsalat, Blättersmoothie etc. zu sich nehmen, auch Blätter und Wurzeln in der Suppe mitkochen, Tee trinken, Löwenzahnessig oder Löwenzahnpulver wären eine Möglichkeit.

Labkraut

(lat. *Galium mollugo)*
Inhaltsstoffe: Flavonoide, Saponine, Kieselsäure, Gerbstoffe, Cumarine, Chlorophyll, ätherisches Öl, Mineralstoffe, Aucubin.

Wirkung: Labkraut ist ein ganz wunderbares Reinigungsmittel für unseren ganzen Körper. Es aktiviert das Lymphsystem und unterstützt den Abtransport von Gift-, Stoffwechsel- und Schlackenstoffen in unserem Körper. Bei Stauungen, Wasseransammlungen und geschwollenen Lymphknoten hilft ein Tee, eine Tinktur, ein Umschlag, ein Frischpflanzensaft. Das Labkraut regt die Drüsentätigkeit in unserem Körper an, wie z. B. die Schilddrüse, Bauchspeicheldrüse, Lymphdrüse, Hirnanhangdrüse. Und gilt als stark zellschützend und krebsfeindlich. Labkraut frisch in der Hautpflege wirkt zellerneuernd, regenerierend und somit Hautalterung und Altersflecken entgegen.

Schafgarbe

(lat. *Achillea millefolium)*
Inhaltsstoffe: Flavonoide, Bitterstoffe, Gerbstoffe, Cumarine, Chlorophyll, ätherisches Öl, viele Mineralstoffe, besonders Kalium.

Wirkung: Die Schafgarbe, unser Mineralstoffspender (sie enthält fast alle Schüsslermineralsalze), wächst bereits im Frühling, sobald der Schnee geschmolzen ist. Man kann zur optimalen Mineralisierung täglich 1 Blatt kauen oder ein Nährstoffpulver oder Kräutersalz aus den Schafgarbenblättern bereiten. Sie ist bei allen Frauenleiden ein guter Unterstützer und leistet seit Generationen bei Frauen mit Menstruationsschmerzen und Unterleibsproblemen gute Dienste. Die Schafgarbe wirkt kräftigend, krampflösend, entzündungshemmend und unterstützt das venöse Gefäßsystem. Durch die enthaltenen Bitterstoffe aktiviert sie die Bauchspeicheldrüsen- sowie Leberfunktion, fördert den Gallenfluss und ist wohltuend für den Magen und die gesamte Verdauung.

Spitzwegerich

(lat. *Plantago lanceolata)*
Inhaltsstoffe: Schleimstoffe, Flavonoide, Gerbstoffe, Kieselsäure, Aucubin, Mineralstoffe, Chlorophyll ...

Wirkung: Der Spitzwegerich ist ein wichtiges Husten- und Lungenheilmittel, die Kieselsäure kräftigt, festigt und stärkt das Lungengewebe. Besonders empfehlenswert für Menschen und vor allem Kinder, die häufig unter Bronchialkatarrhen leiden oder viel husten, aber auch für Raucher ein wichtiges lungenstärkendes Kraut. Aufgrund seiner antibiotischen, antibakteriellen sowie entzündungshemmenden Wirkstoffe sehr gut für Blutreinigungskuren geeignet. Im Frühling, so oft es geht, frisch konsumieren, denn nur im frischen Zustand enthält der Spitzwegerich seine antibiotische Wirkung.

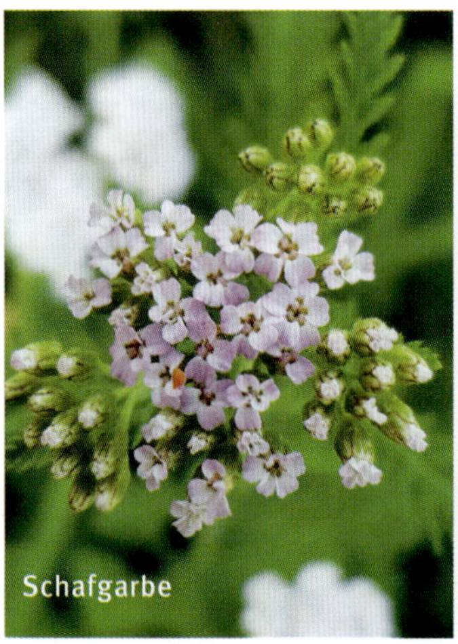
Schafgarbe

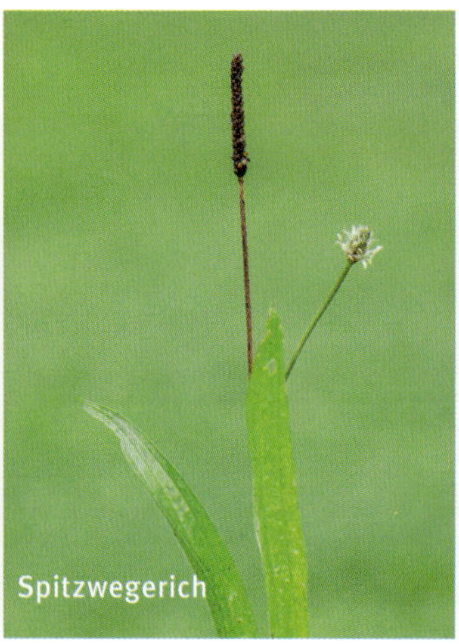
Spitzwegerich

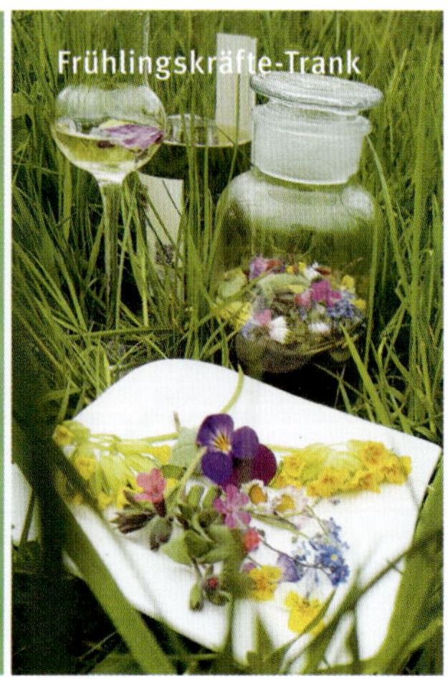
Frühlingskräfte-Trank

Zubereitungsmöglichkeit z. B. als grünes Getränk, Smoothie, kleingehackt im Salat, als Topfenaufstrich oder als Pesto. Als Wiesenpflaster nach einem Insektenstich das Blatt frisch zerquetschen und auflegen.

Vogelmiere

(lat. *Stellaria media)*
Inhaltsstoffe: Vitamin C, Rutin, viele Mineralstoffe, wie Eisen, Kalium, Magnesium usw.

Wirkung: Die Vogelmiere ist ein wunderbarer Vitamin- und Mineralstoffspender. Sie ist sehr stark blutreinigend und das darin enthaltene Chlorophyll aktiviert müde Lebensgeister, bringt neue Energie in unseren Körper und in unsere Zellen, wirkt somit antioxidativ. Das enthaltene Rutin stärkt bei vermehrter Kapillarbrüchigkeit und bei Venenproblemen. Vogelmiere erinnert im Geschmack an junge Erbsen und schmeckt wunderbar als Smoothie, Kräuteraufstrich, Kräutersuppe und als Pesto. Äußerlich macht man aus der Vogelmiere eine sehr gute hautpflegende Salbe, die besonders bei unreiner, juckender Haut und Neurodermitis angewendet wird.

Blutreinigungstee

je 1 Handvoll frische Frühlingskräuter (Löwenzahn, Brennnessel, Birke, Gundelrebe ...) miteinander vermischen und zum Bevorraten trocknen lassen.

Täglich 1 EL dieser Teemischung mit 1 Liter Wasser aufgießen, 5–8 Minuten ziehen lassen und ca. 2 Wochen lang über den Tag verteilt trinken. Optimal wäre eine Kur bei abnehmendem Mond.

Frühlingskräfte-Trank

1 Handvoll frische Frühlingskräuter (Löwenzahn, Brennnessel, Birke, Gundelrebe ...) • 1 l Weißwein • 2 Gewürznelken • 1 Zimtrinde

Für Kräutertee-„Muffel" ist dieser Heilwein eine gute Alternative.

Die frischen Frühlingskräuter im Weißwein mit Gewürznelken und Zimtrinde ansetzen. 2 Wochen bei Zimmertemperatur ziehen lassen, dann filtrieren, im Kühlschrank lagern und täglich 2 Likörgläschen davon trinken.

Dieser Trank aktiviert, reinigt und entgiftet den Körper von Stoffwechselendprodukten, die sich über den Winter angesammelt haben, und unterstützt den Körper bei der Ausscheidung.

Birkenwasser

Im Frühjahr, bevor die Birke ihre Blätter austreibt, kann man den Stamm anbohren. Dabei wird ein feines Loch am unteren Teil des Stammes bis unter die Rinde gebohrt und ein Strohhalm hineingesteckt. Ans andere Ende des Strohhalmes wird eine Glasflasche gehängt, dabei immer wieder kontrollieren, ob die Flasche voll ist. Das kann in einer Stunde sein oder in ein bis zwei Tagen, je nachdem, wie viel Wasser der Baum geben kann. Wir bedanken uns und schließen das Loch mit einem feinen Ästchen. Im Kühlschrank aufbewahren und täglich 1–2 Stamperl davon trinken. Der frische Birkensaft kann Schlackenstoffe und angesammelte Gifte aus dem Körper leiten. Weiters ist er blutbildend, entgiftend, entsäuernd, mineralisierend, vitalisierend, entzündungshemmend und abschwellend bei Gicht und Rheuma, hilft bei Knochenabbauprozessen, Gelenksbeschwerden, hat eine klärende, entgiftende Anti-Age-Wirkung für die Haut. Wirkt haarstärkend: Als Haartonikum in die Haarwurzeln einmassieren, aktiviert die Kopfhaut und reduziert so Haarausfall. Als Haarspülung macht Birkenwasser mit etwas Essig ein fülliges glänzendes Haar.

Um Birkenwasser haltbar zu machen, gibt man es in Eiswürfelformen zum Einfrieren oder man kann ein Birkenelixier daraus zubereiten (siehe unten).

Heilendes Birkenelixier

150 ml Birkenwasser • 150 ml Alkohol, 40 Vol.-% • 1 Handvoll junge Birkenblätter und Birkenkätzchen • 1 EL weiße Birkenrinde

Alle Zutaten gemeinsam in eine Flasche geben und kühl und dunkel stellen und öfters schütteln. Nach 4 Wochen kann filtriert werden. Als Kur täglich 10 Tropfen in gutem Quellwasser genießen.

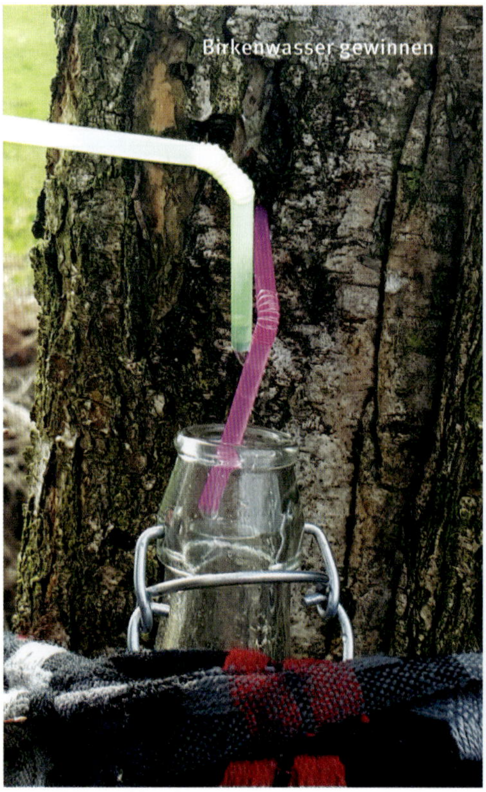
Birkenwasser gewinnen

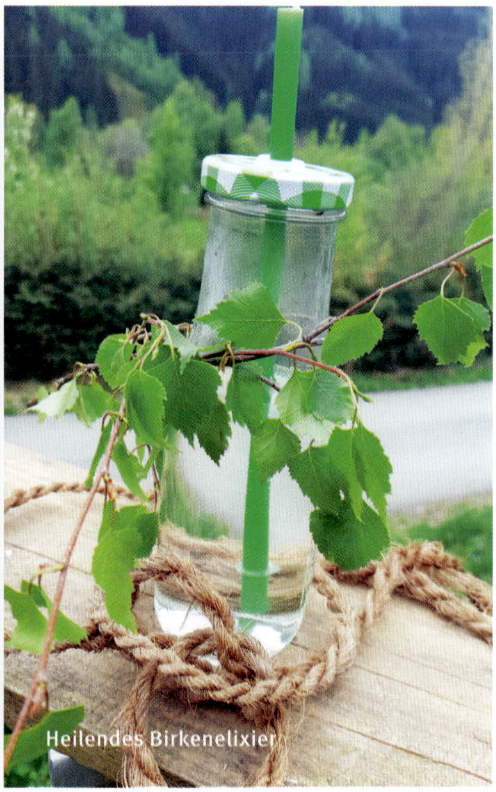
Heilendes Birkenelixier

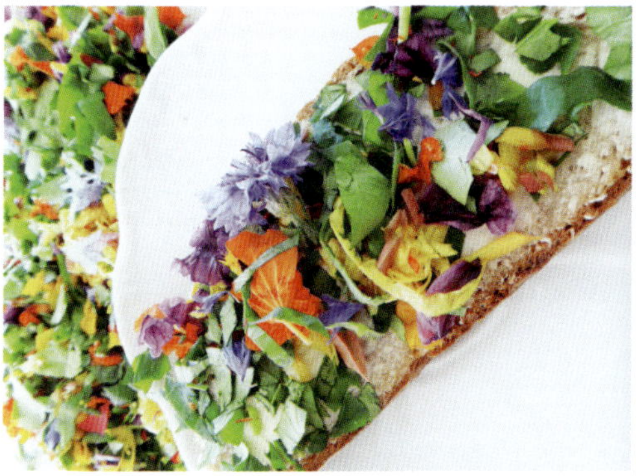

Natürliches Antibiotikum: Kapuzinerkressebrot mit Blüten

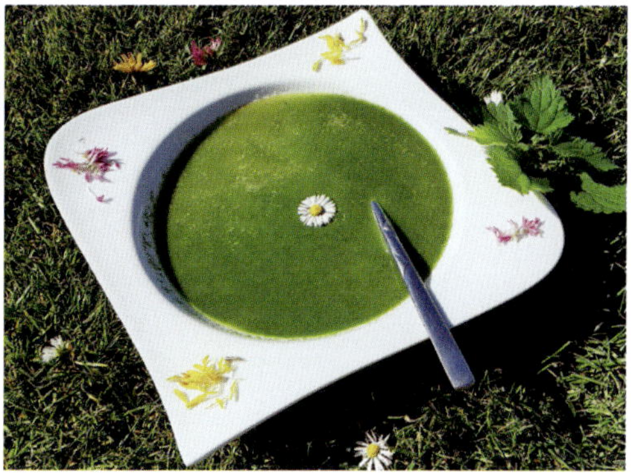

Grüne-Basen-Vitalsuppe

Wildes Kräutermenü

Eine der besten Möglichkeiten, Kräuter und Heilkräuter zu konsumieren, ist, diese frisch zu sich zu nehmen oder sie in den Speiseplan einzubauen.

Grüne-Basen-Vitalsuppe

1 Zwiebel, klein geschnitten • 2 Kartoffeln, klein geschnitten • 1 EL Öl • 1 l Gemüsebrühe • 1–2 Handvoll Kräuter, zerkleinert (z. B. Giersch, Wegerich, Brennnessel, Gänseblümchen, Vogelmiere, Schafgarbe, Löwenzahnblätter, Labkraut, Brunnenkresse)

Die Zwiebel in etwas Öl anschwitzen, die Kartoffel mitdünsten, mit der Gemüsebrühe aufgießen, die klein geschnittenen Kräuter dazugeben, 10 Minuten mitdünsten lassen und mit dem Mixstab kurz mixen (bei Wunsch kann man die Suppe noch durchpassieren). Fertig! Diese wunderbar schmeckende Basensuppe, mit einigen Frühlingsblüten garniert, servieren. Mahlzeit!

Diese Grüne-Basen-Vitalsuppe eignet sich als stärkende Mahlzeit oder als entschlackende Fastensuppe im Frühling, um den Körper von alten Schlacken zu reinigen.

Im Frühling wurde schon immer eine Kräutersuppe (meist aus 9 Kräutern, je nachdem, welche man gerade findet) gekocht, um den Körper mit Vitalität und neuer frischer Lebensenergie zu versorgen. Eine weitere Variante ist die Klare Kräutersuppe (siehe S. 36).

Klare Kräutersuppe

1 Handvoll Kräuter, wie Spitzwegerich, Löwenzahn mit Wurzel, Brennnessel, Gundelrebe, Giersch, Liebstöckel • 1 Handvoll kleingeschnittenes Wurzelgemüse, wie Sellerie, Karotte und Petersilienwurzel • 1 l Wasser

Das Wurzelgemüse etwas anrösten, mit dem Wasser aufgießen und kochen lassen. Die Kräuter hinzugeben, ca. 5 Minuten mitkochen lassen und alles abseihen, abschmecken und als klare Suppe oder mit einer Suppeneinlage nach Wahl und mit frischem Schnittlauch servieren.

So hat die ganze Familie (anstatt eines Kräutertees) die guten Wirkstoffe in der Suppe, was vor allem dann hilfreich ist, wenn heikle Personen am Mittagstisch sitzen, die kein Kräutlein sehen möchten. Diese klare Suppe kann man nun auch zum Kochen von Reis verwenden.

Tipp! Kräuterbutter

Kräuterbutter ist im Frühling eine wohlschmeckende Zubereitung und erfreut alle Sinne.

Die kalte Butter zwischen zwei Frischhaltefolien legen und ausrollen. Mit gehackten Kräutern und Blüten (evtl. Kräutersalz) der Saison bestreuen und einrollen. Anschließend kühlstellen und in Scheiben schneiden.

Oder Kräuter, Butter, Salz und evtl. Knoblauch mit dem Mixstab mixen, mit einem Spritzsack portionieren und bis zum Verwenden tiefkühlen.

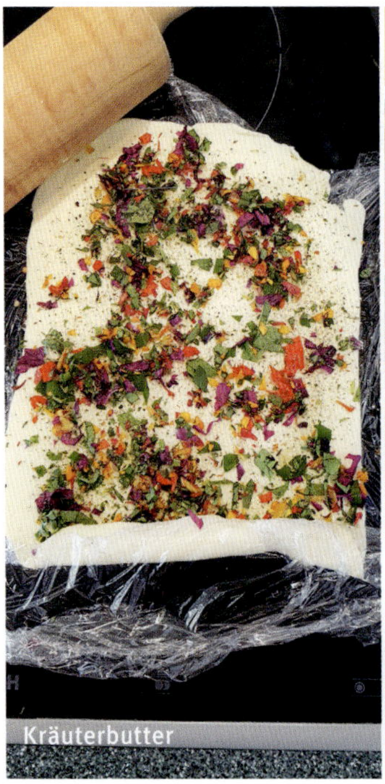

Kräuterbutter

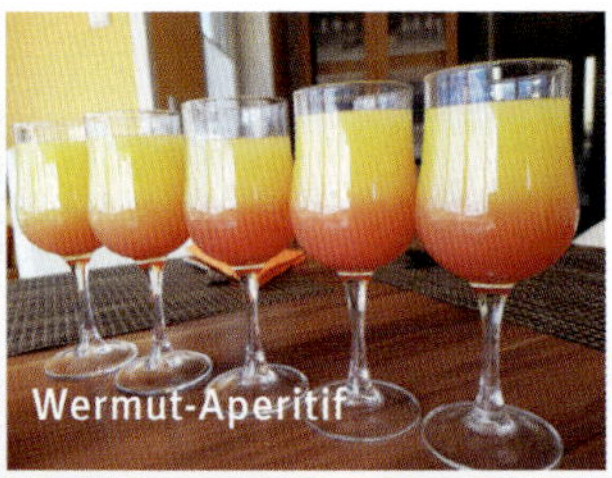

Wermut-Aperitif

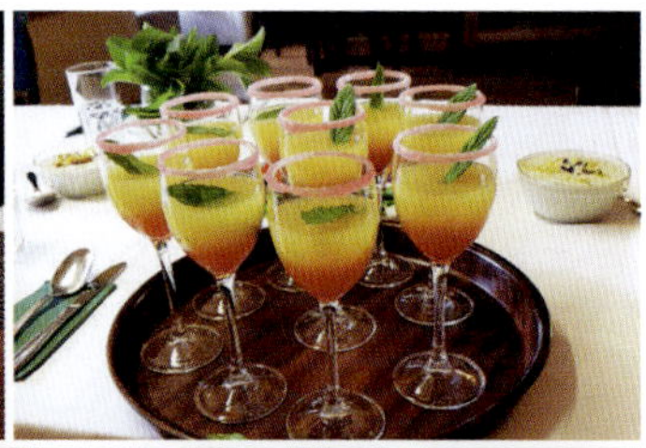

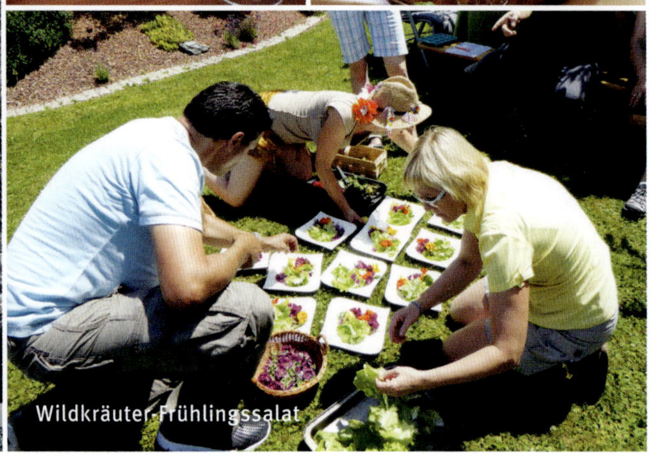

Wildkräuter-Frühlingssalat

Wermut-Aperitif

100 ml gekühlter Wermuttee • 10 ml Himbeersirup • 100 ml gekühlter Orangensaft

Für den Wermuttee 1 TL Wermut mit 250 ml kochendem Wasser aufgießen, 10 Minuten ziehen lassen, abseihen.

Als Bitter-Aperitif Wermuttee und Orangensaft in ein Glas geben, vorsichtig den Himbeersirup dazu gießen, damit der Farbeffekt erhalten bleibt, mit einem Blatt Minze verfeinern und vor dem Essen genießen. Dies hat eine sehr anregende und verdauungsunterstützende Wirkung.

Wildkräuter-Frühlingssalat

1 Handvoll junge Blätter von Löwenzahn, Giersch, Schafgarbe • 1 Handvoll junge Baumblätter von Birke, Weißdorn, Linde • 1 Handvoll Frühlingblüten, wie Himmelschlüssel, Veilchen, Gänseblümchen • 1 Apfel, kleinwürfelig geschnitten • 1 Orange, kleinwürfelig geschnitten • 1 EL Zitronensaft oder Apfelessig • 1 EL Leinöl • ½ TL Honig • 1 Prise Salz • 1 EL Walnüsse, gehackt

Kräuter und Baumblätter waschen, abtropfen lassen. Für die Marinade Essig oder Zitronensaft mit dem Öl, Honig und Salz in einer Glasschüssel verrühren. Die kleinwürfelig geschnittenen Äpfel und Orangenstücke zur Marinade geben, die Blätter hinzufügen und gut durchrühren. Nun den Salat auf die vorbereiteten Teller anrichten, mit den Blüten dekorieren und die gehackten Nüsse darüberstreuen.

Dieser leichte Frühlingssalat schmeckt so wunderbar und ist ein wahrer Genuss für die Sinne. Er kann als Vorspeise oder als leichte Mahlzeit genossen werden.

Wildkräutertoast

1 Zwiebel • 1 EL ÖL • 1 Handvoll Kräuter (Brennnessel, Giersch, Löwenzahn, Bärenklau) • 4 Stück Toastbrot • 2 Tomaten oder 2 EL Tomatensauce • 2 EL Sauerrahm • 2 EL Käse, gerieben (Bergkäse, Mozzarella, Schafkäse)

Die Zwiebel klein schneiden, in etwas Öl anrösten. Brennnessel, Giersch, Löwenzahn und Bärenklau klein schneiden und mitrösten. Den Sauerrahm dazugeben, würzen. Den Vollkorntoast mit etwas Tomaten belegen oder mit Tomatensauce bestreichen, die Kräutermischung daraufgeben und mit Käse bestreuen. Im Rohr goldbraun backen.

Baumsushi

8 Lindenblätter • 1 Scheibe Lachs, in Streifen geschnitten • 2 EL Oberskren

Die Lindenblätter mit dem Oberskren bestreichen, mit den Lachsstreifen belegen. Die Blätter einrollen, den Teller dekorieren und servieren.

Brennnessel-Laibchen

2 Eier • 1 Prise Salz • 1 Zwiebel • 4 Champignons • etwas Öl • 8 Handvoll Brennnesseln
1 Handvoll Semmelwürfel • Semmelbrösel zum Wenden

Die Brennnesseln kurz blanchieren, in kaltem Wasser abschrecken, abtropfen lassen, mit Küchenrolle abtrocknen und feinst schneiden. Zwiebel und Champignons fein schneiden, in Öl anbraten. Die Brennnesseln dazugeben, mitrösten, würzen und abkühlen lassen. Semmelwürfel und Eier dazugeben und Laibchen formen. Die Laibchen in den Bröseln wenden und in der Pfanne mit Öl knusprig braten.

Sauerrahmdip

1 Becher Sauerrahm oder Crème fraîche • 1 Handvoll Kräuter der Saison • Kräutersalz nach Geschmack • Knoblauch nach Geschmack

Alle Kräuter, wie Melise, Giersch, Petersilie uvm., kleinhacken und mit den weiteren Zutaten verrühren. Etwas ziehen lassen und zu den Brennnessel-Laibchen dazu servieren.

Gebackene Himmelschlüssel

2 Eier • ca. 1/8 l Milch (Mineralwasser, Bier nach Bedarf) • 100 g Mehl • Salz nach Geschmack • Öl zum Herausbacken • 8 große Himmelschlüsselblätter (alternativ: Brennnesselblätter) • Zimt und Zucker zum Bestreuen

Aus den Zutaten einen dickflüssigen Backteig bereiten, die Himmelschlüsselblätter durchziehen und in dem heißen Öl kurz anbraten. Als Süßspeise mit Zimt und Zucker bestreuen und genießen.

Schafgarbeneis

1 Handvoll Kräuter (Schafgarbe, Minze) • 1 Becher Sahne oder Joghurt • 1 EL Zucker oder Ahornsirup • 1 Becher tiefgekühlte Früchte (Erdbeeren oder Himbeeren)

Die Kräuter fein hacken und die Früchte tiefgekühlt dazugeben. In einem guten Mixer oder einer Moulinette (das Gerät muss dafür geeignet sein!) gemeinsam mixen. Die Sahne oder das Joghurt dazugeben und mit Zucker oder Ahornsirup süßen. Nochmals gut durchrühren oder mixen. Bis zum Servieren kühl stellen. Evtl. mit Rosenblüten und Minzeblättern, in Schokolade getunkt, garnieren.

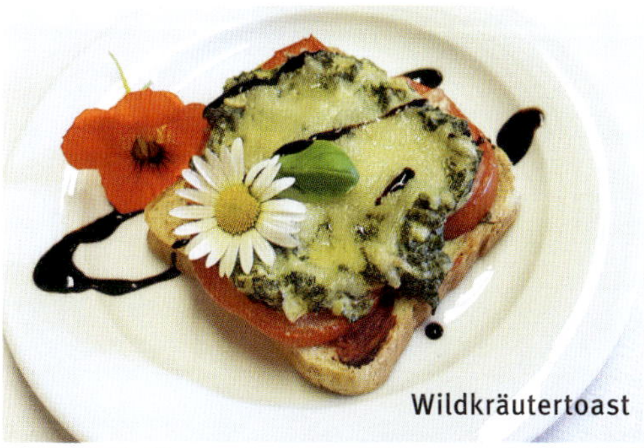
Wildkräutertoast

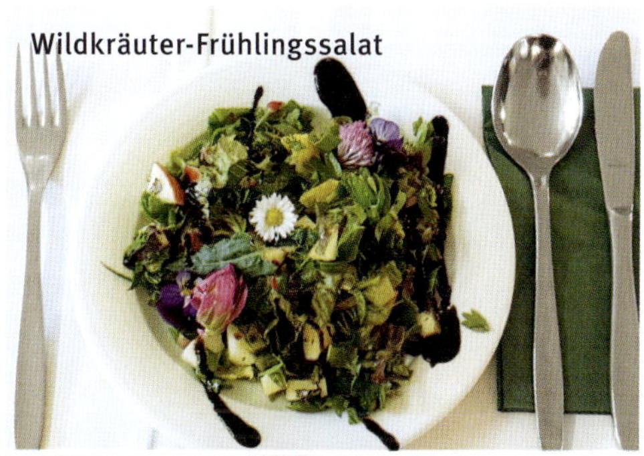
Wildkräuter-Frühlingssalat

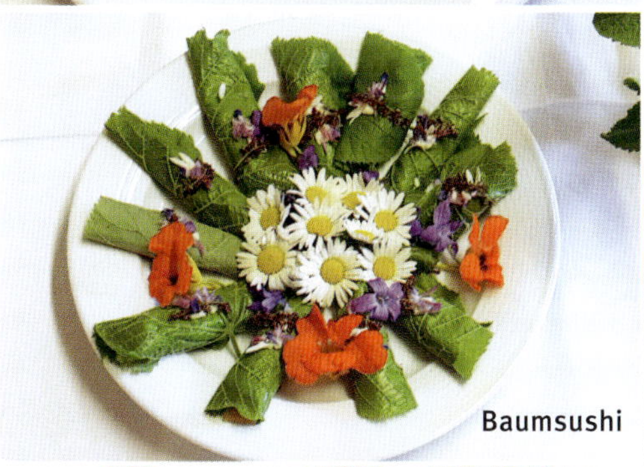
Baumsushi

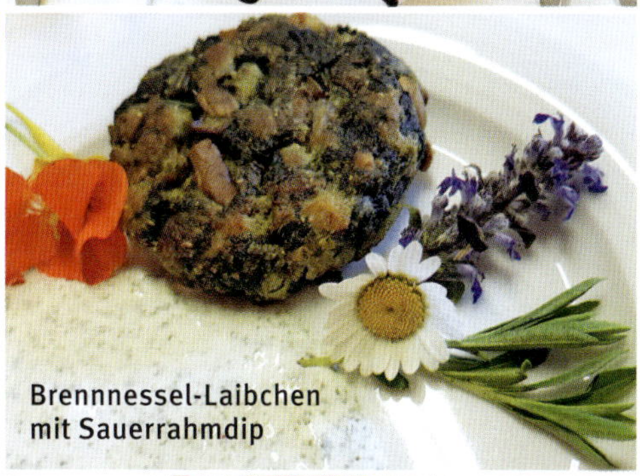
Brennnessel-Laibchen mit Sauerrahmdip

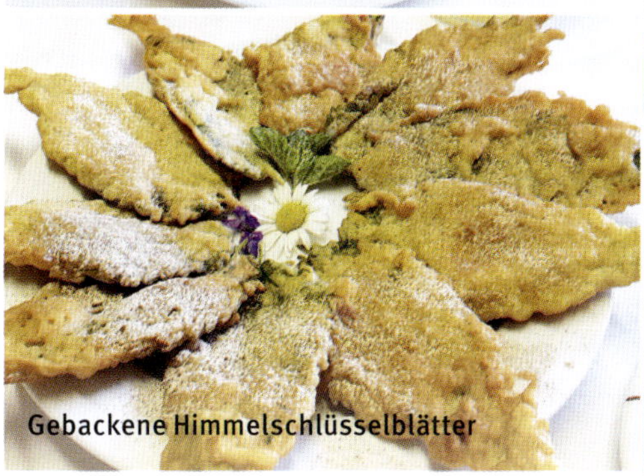
Gebackene Himmelschlüsselblätter

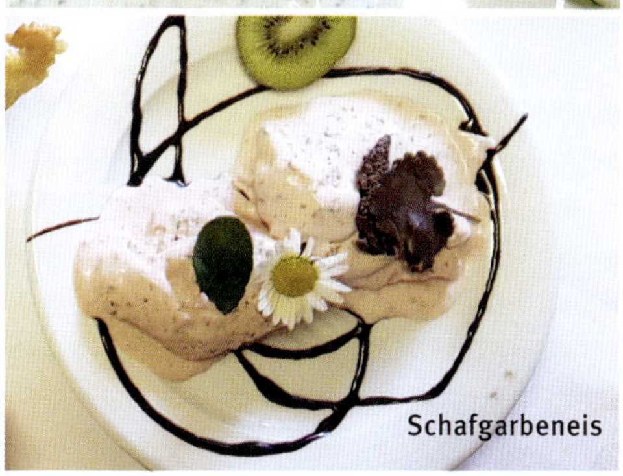
Schafgarbeneis

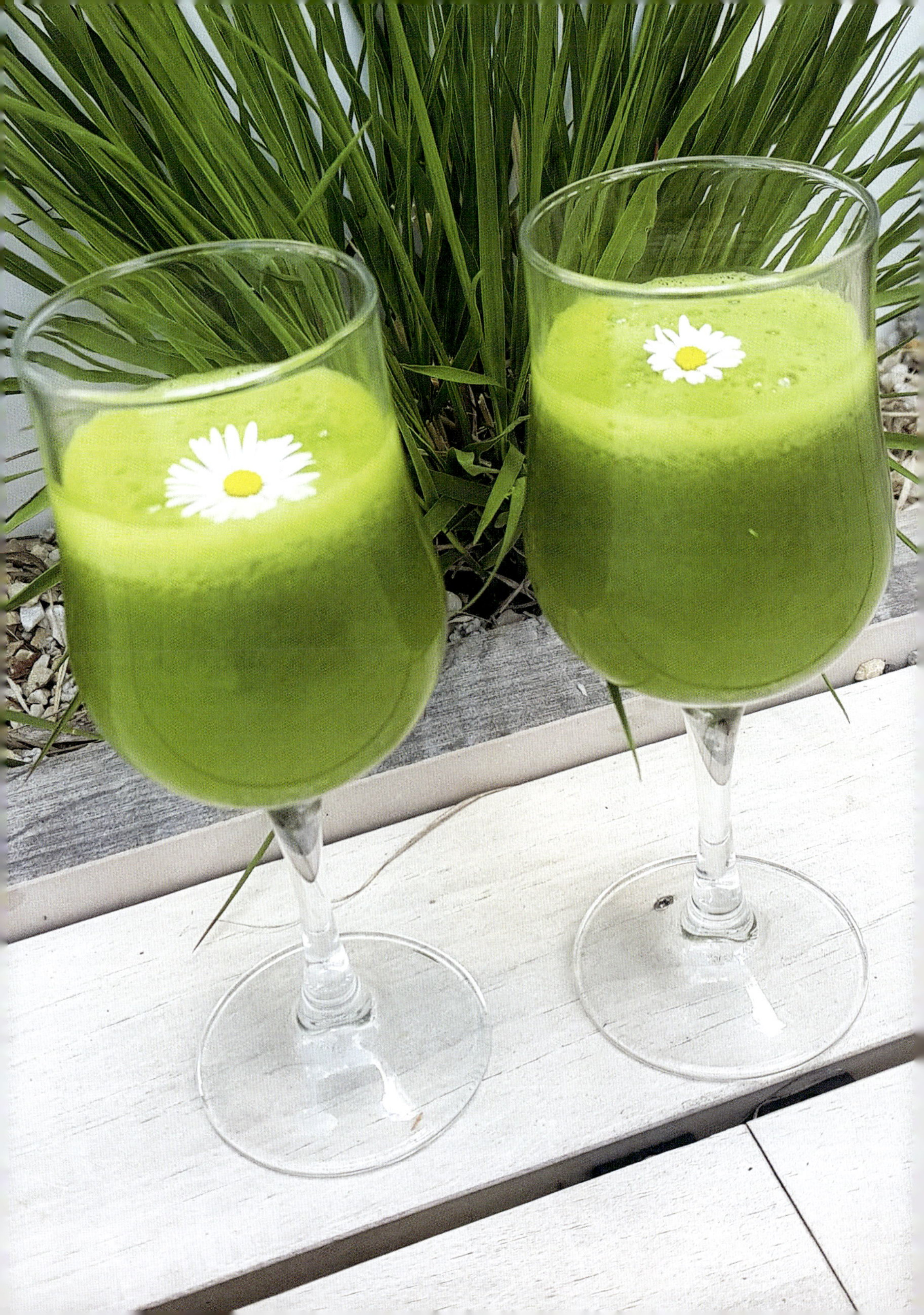

Smoothie – das grüne Kraftgetränk

CHLOROPHYLL als LICHTNAHRUNG

- Chlorophyll ist die grüne Powernahrung für uns Menschen.
- Chlorophyll führt Licht und Sauerstoff in die Zellen, wirkt lebensfördernd, erhöht die Lebendigkeit und Ordnung.
- Chlorophyll ist sehr wertvoll, es wirkt entgiftend, regenerierend, vitalisierend, antibakteriell und zellgewebserneuernd auf den menschlichen Körper.

Der rote Blutfarbstoff Hämoglobin und der grüne Pflanzenfarbstoff Chlorophyll sind in ihren Strukturen verwandt und bis auf eine chemische Verbindung gleich aufgebaut. Hämoglobin enthält Eisen (= Rot) und das Chlorophyll eine Magnesiumverbindung (= Grün) deshalb kann unser Körper auch die Wirkstoffe der Pflanzen so gut aufnehmen.

Smoothie-Grundrezept

1 Handvoll Kräuter • 1 Handvoll Obst • 1 l Wasser, Buttermilch, Mandel- oder Haferdrink, je nach Geschmack

Alle Zutaten in ein Mix-Glas geben, mixen, auf Wunsch filtrieren und Schluck für Schluck genießen. Die Rückstände gleich in der Küche weiterverarbeiten.

Alle essbaren Wildkräuter sind geeignet, wie z. B. Brennnessel, Giersch, Melde, Minze, Vogelmiere, Löwenzahn, Lindenblätter, Melisse usw.

Als Obst oder Gemüse eignen sich z. B. Apfel, Birne, Orange, Himbeeren, Bananen, Ananas, Stangensellerie, Rote-Beete-Blätter, Kohlrabiblätter.

Im Winter bieten sich z. B. Brombeerblätter, Kohlblätter, Vogerlsalat usw. an.

Zinnello

1 Handvoll frisches Zinnkraut • ½ Zitrone, ausgepresst • 500 ml Wasser • 1 TL Honig

Alle Zutaten im Mixglas mixen, filtern und in Gläser anrichten und trinken.

Zinnkraut enthält Kieselsäure, die sehr wichtig für Nägel, Haare, Bindegewebe, Knochen und Zähne ist und zu mehr Spannkraft der Haut beiträgt. Deshalb gleich eine kleine Portion als Gesichtstonic beiseite stellen und täglich verwenden.

Für einen Aperitif oder als Cocktail mit Freunden serviert man den Zinnello mit etwas Holunderblütensaft und Prosecco.

Antibiotischer Turbomix

5 Blätter Spitzwegerich • 1 Glas Orangensaft • 1 TL Honig

Den Spitzwegerich mit dem Apfelsaft mixen und öfters am Tag ein kleines Gläschen trinken. Er wirkt lungenstärkend, hilft bei Husten, Halsweh und bei einer Erkältung im Sommer. Besonders Kinder lieben ihn. Als Erfrischungsgetränk mit etwas Mineralwasser aufgießen.

Grüne Power

5–10 Blätter Brennnesseln • 250 ml Wasser • eventuell etwas Zitrone • 1 TL Honig

Die Zutaten gemeinsam in einem Mixglas oder mit einem Stabmixer mixen. Diesen Powerdrink für mehr Energie und Kraft zwischendurch trinken.

Die Brennnessel aktiviert unseren Stoffwechsel, füllt unseren Eisenspeicher auf und macht aktiv.

Zur Abwechslung auch andere Pflanzen verwenden, wie Löwenzahn, Kohldistel, Petersilie, Kohlblätter, Melisse, Melde, Labkraut, Zinnkraut, Johannisbeerblätter usw.

Gelassenheit

1 Handvoll Melisse • 1 Handvoll Lindenblätter • 2 EL Haferflocken • 1 Liter Wasser (oder 1 Liter Haferdrink) • 1 Banane • 1 Dattel • 1 Prise dunkler Kakao

Alles gemeinsam mixen, anrichten, mit Kakao bestreuen und schluckweise trinken. Oder aber als Dessert oder Zwischenmahlzeit löffeln.

Stärkt die Nerven und wirkt bei Unruhe, Nervosität und Schlaflosigkeit beruhigend.

Löwenkraft

3–5 Blätter Löwenzahn • 250 ml Wasser • 1 Apfel

Alle Zutaten mixen und täglich schluckweise zur Aktivierung des Stoffwechsels, der Verdauung und Leberfunktion trinken.

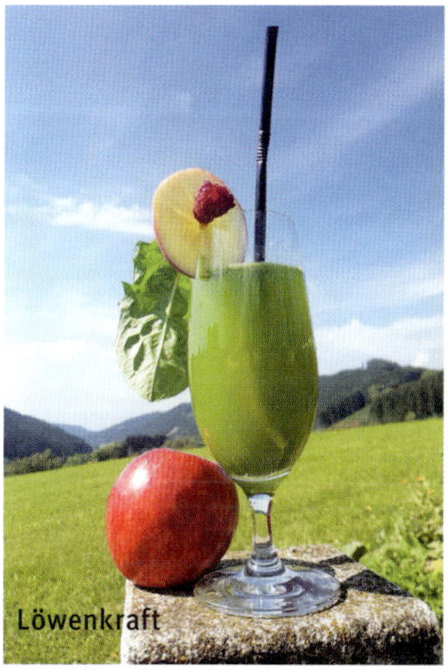
Löwenkraft

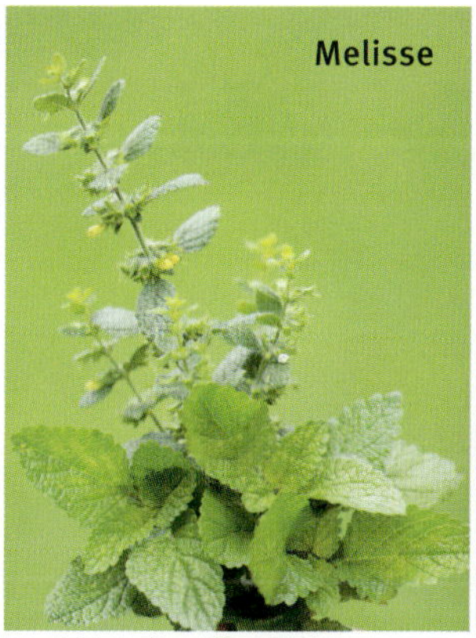
Melisse

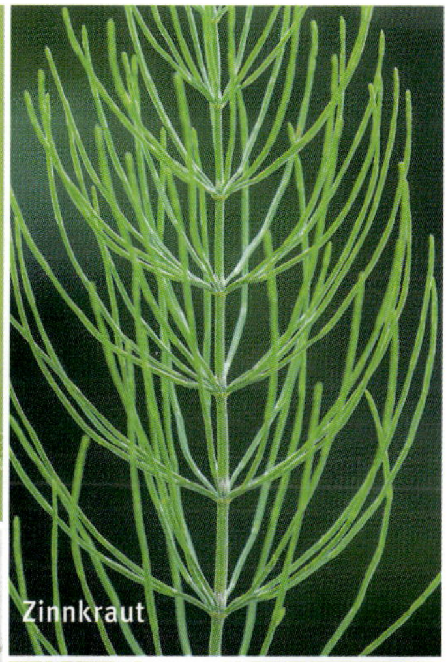
Zinnkraut

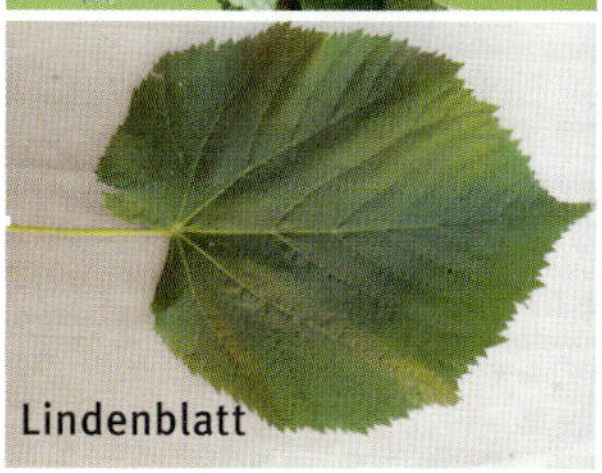
Lindenblatt

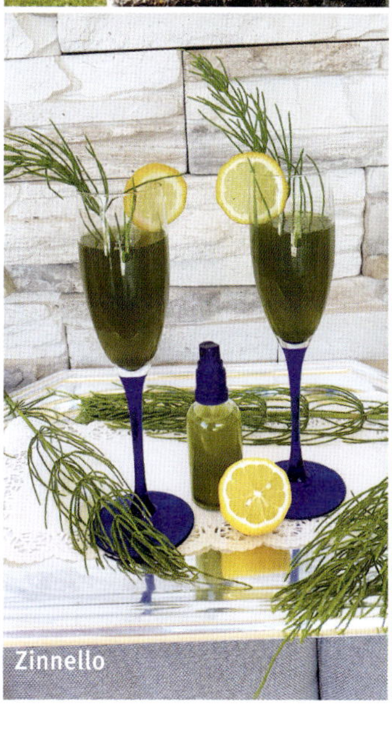
Zinnello

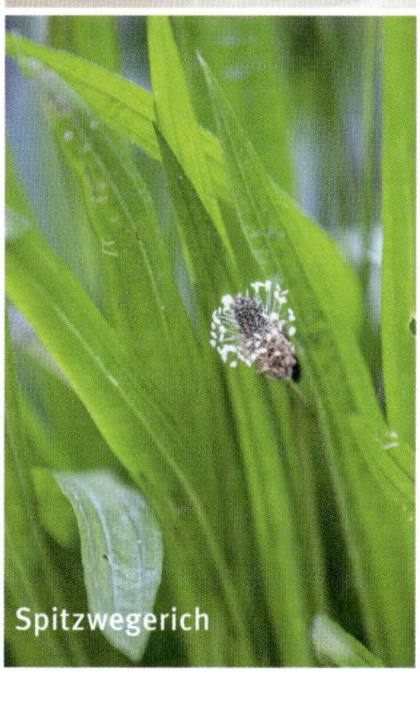
Spitzwegerich

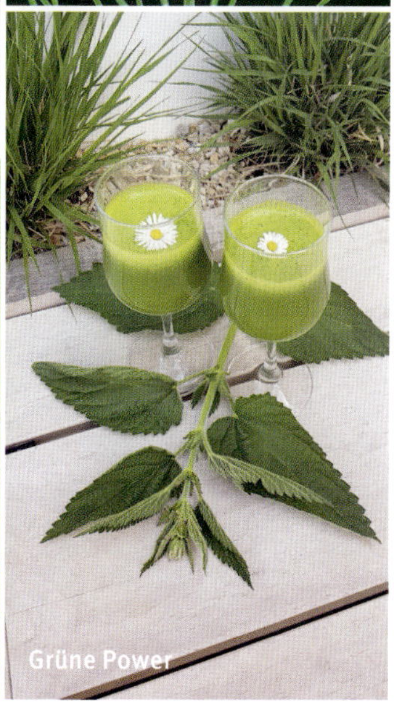
Grüne Power

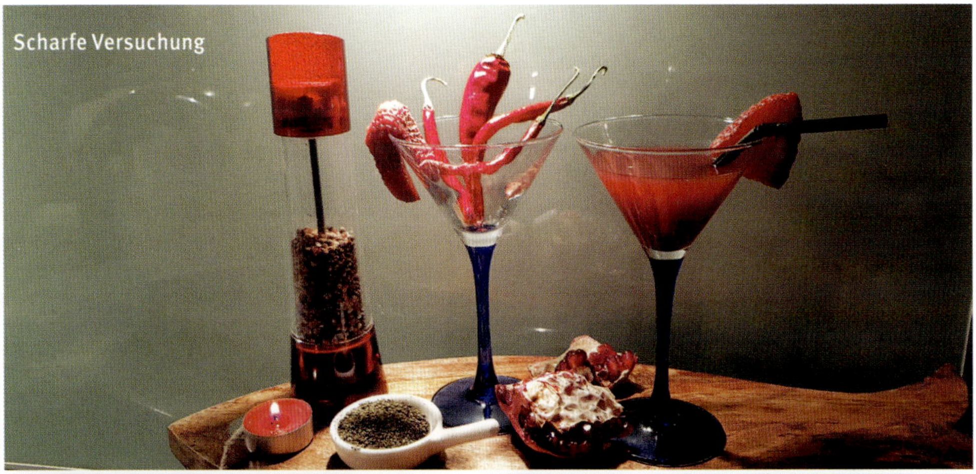

Scharfe Versuchung

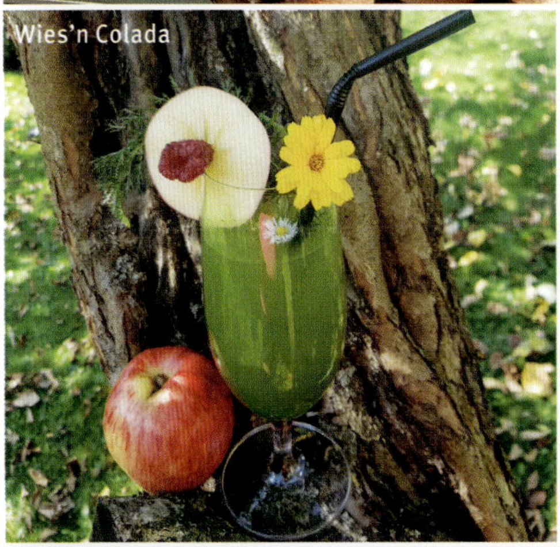

Wies'n Colada

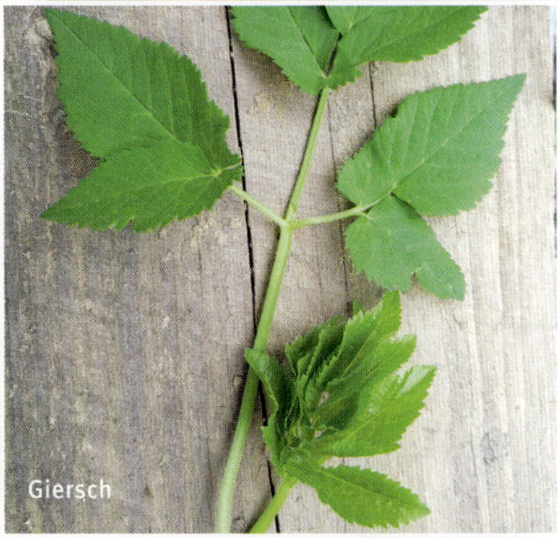

Giersch

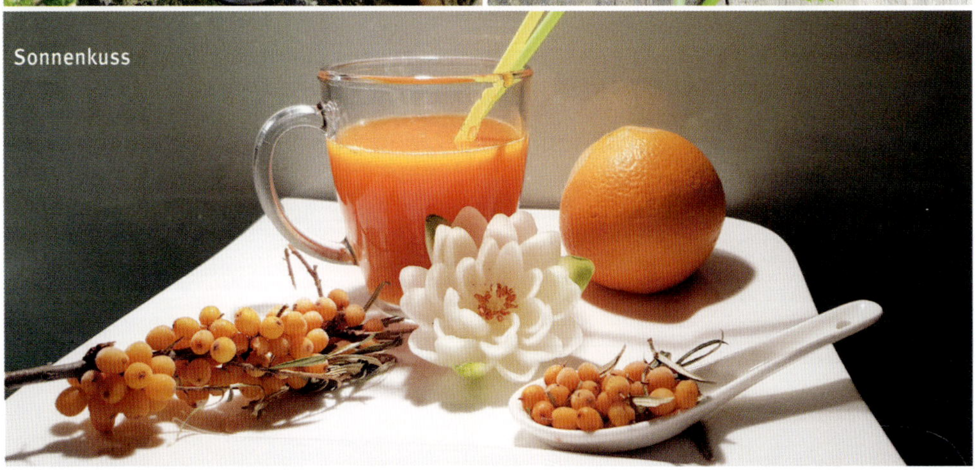

Sonnenkuss

Basencocktail

5 Blätter Giersch • 5 Stängel Petersilie • 1 Liter Wasser • ½ Zitrone

Alle Zutaten miteinander vermixen und trinken. Macht basisch, mineralisiert, leitet Säuren aus, entgiftet und hilft beim Abnehmen.

Sonnenkuss

3 EL frische Sanddornbeeren (oder als Direktsaft aus dem Reformhaus) • 1 Karotte • 1 Orange
3 Ringelblumenköpfchen • 2–3 Datteln • 1 TL Leinöl • 1 Liter Wasser

Alles gemeinsam vermixen und schluckweise genießen.

Der Sonnenkuss ist zellschützend, antioxidativ, regenerierend, vitalisierend, aktivierend, von innen sonnenschützend, immunstärkend, hautschützend, augenstärkend, wundheilend und er schmeckt so herrlich erfrischend.

Wies'n Colada

100 ml Ananassaft • 100 ml Orangensaft • 1 Handvoll Kräuter (Schafgarbenblätter, Melde, Minze, Colakraut = Eberraute)

Alles gemeinsam mixen, evtl. filtrieren und trinken. Dieser Smoothie ist stark nährend, mineralisierend, verdauungsfördernd, erfrischend, krampflösend und kreislaufunterstützend.

Scharfe Versuchung

300 ml Granatapfelsaft • 6 Erdbeeren • 6 Himbeeren • etwas Vanille, Chili, Pfeffer, Rosmarin
1 EL Brennnesselsamen • 1 EL Honig

Alles gemeinsam mixen, auf Wunsch abseihen und als anregenden und vitalisierenden Cocktail zu zweit genießen. Man kann ihn auch mit etwas Prosecco oder Wodka und Eis servieren. Er wärmt den Unterleib und das gesamte Becken, durchblutet, macht Feuer, aktiviert Energie und Sinnlichkeit.

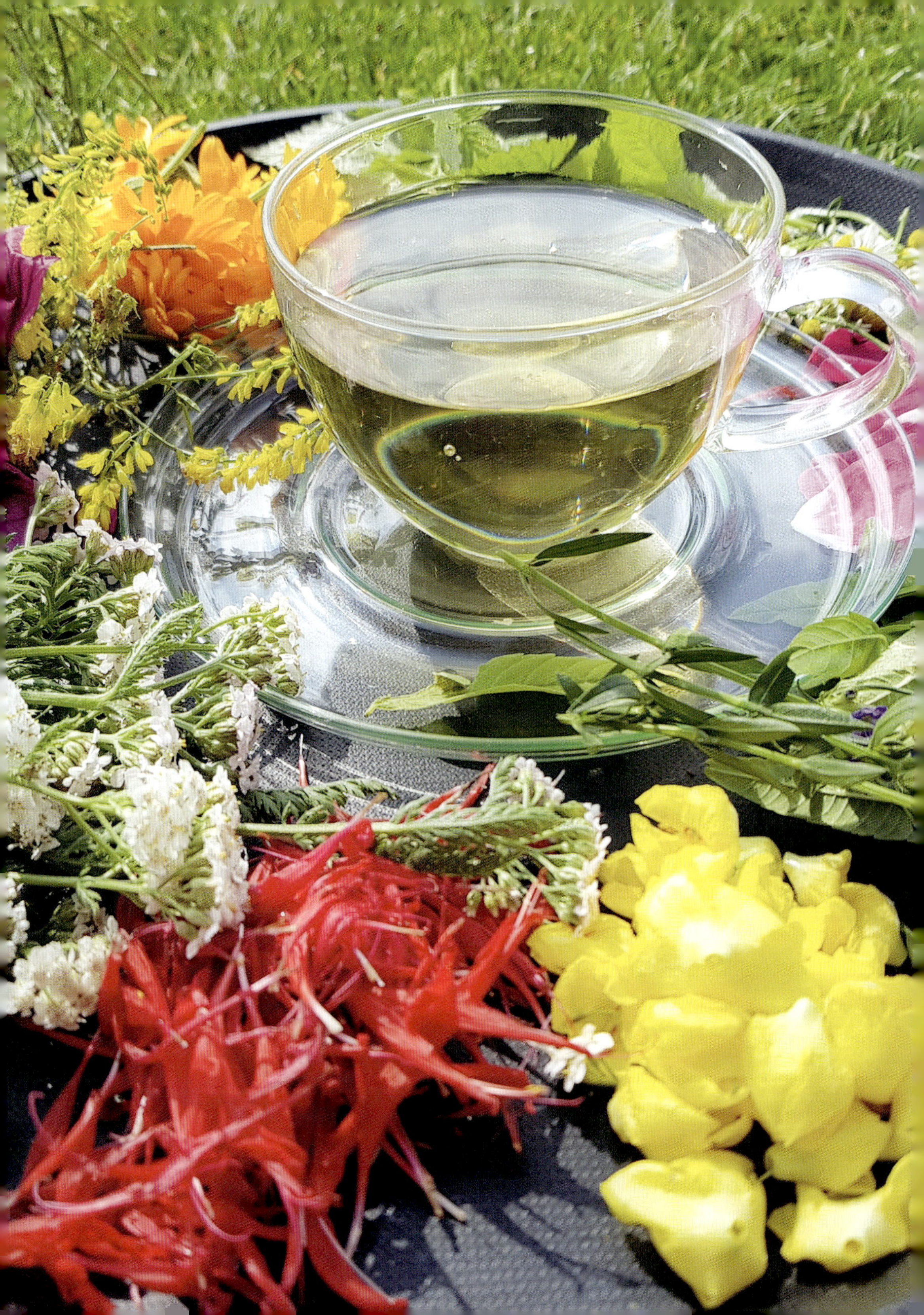

Tee

Familien-Jahres-Haustee-Mischung – der Tee mit Persönlichkeit

Der Haustee ist ein gesunder Kräutertee für die ganze Familie und jeder kann ihn nach seinem Wissen und seinen Pflanzenkenntnissen zusammenstellen. Es werden keine hochdosierten Einzelkräuter verwendet, sondern er ist eine individuelle bunte Mischung aus guten gesunden Kräutern aus Garten, Wald und Wiese.

- Himbeerblätter, Brombeerblätter, Erdbeerblätter, Johannisbeerblätter
- aus dem Garten z. B. Melisse, Malve, Ringelblume, Kamille, Thymian, Salbei
- von der Wiese Gänseblümchen, Spitzwegerich, Schafgarbe, Löwenzahn, Brennnessel
- von den Bäumen Holler-, Lindenblüten, Birkenblätter usw.

Es werden die Kräuter im Jahreskreislauf verwendet, die man gut kennt und zur Verfügung hat. Von jedem Spaziergang eine Handvoll Kräuter mitbringen, diese trocknen und zur Jahresmischung dazugeben. Dies wird ein herrlicher Tee für die Winterzeit und er hat mit jeder Tasse viel einzigartige Persönlichkeit.

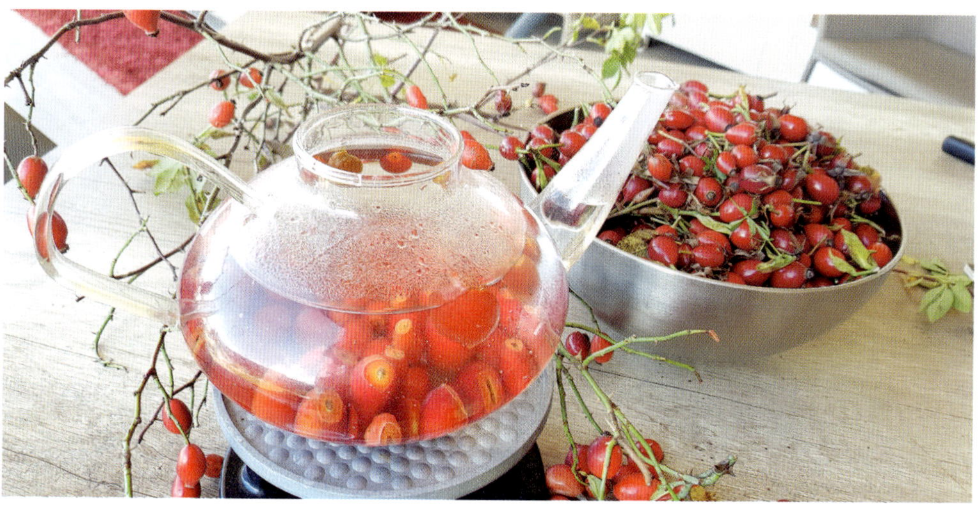

Kräutertee

Kräutertee wird getrunken, um eine bestimmte Wirkung, eine bestimmte Reaktion im Körper zu erzielen oder Funktionen zu beeinflussen. Diesen Tee trinken wir nicht täglich. Er wird für eine Kur über ca. 3 Wochen konsumiert. Ein solcher Heiltee besteht aus maximal 5 verschiedenen Heilkräutern, die miteinander harmonieren, einander unterstützen, ergänzen oder die Wirkung verstärken.

- Hauptkraut: bestimmt die Hauptwirkung
- Begleitkraut: unterstützt bzw. verstärkt die Wirkung
- Geschmacksträger: ein Kraut, das zu dieser Mischung passt und deren Geschmack abrundet, oft sind das Pflanzen mit ätherischen Ölen oder Fülldrogen, wie Melisse, Erdbeerblätter, Himbeerblätter, Johannisbeerblätter
- Schmuckdroge: sind Blüten, die die Mischung ergänzen, wie Königskerze, Goldmelisse, Kornblume, Rose

Es gibt unterschiedliche Zubereitungsarten – je nach Pflanze unterscheidet man:

- *Aufguss:* Ist die häufigste Form der Teezubereitung, die sich vor allem für Blüten und Blätter eignet. Überbrühen Sie die Kräuter mit heißem Wasser und lassen Sie sie bei geschlossenem Deckel ziehen, je nach Pflanze 3–10 Minuten, damit die leicht flüchtigen ätherischen Öle nicht „verduften". Anschließend abseihen und genussvoll Schluck für Schluck genießen.
- *Kaltansatz:* Schleimhaltige Drogen, wie Malve, Eibisch oder Kalmus, bereitet man mit einem Kaltwasserauszug zu, weil die enthaltenen Schleimstoffe beim Kochen verringert werden können. (Bei der Mistel beispielsweise würde das giftige Vicotoxin durch Kochen freigesetzt werden.) Für den Kaltansatz 1 TL zerkleinerte Pflanzen mit ca. 200 ml kaltem Wasser aufgießen, mind. 1 Stunde oder über Nacht stehen lassen, leicht anwärmen, abseihen und trinken.

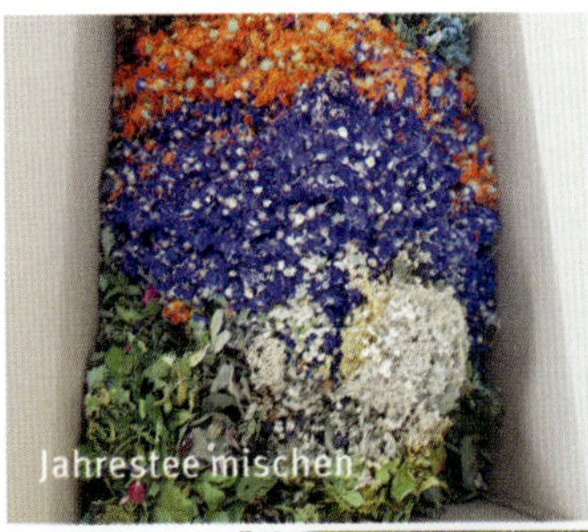
Jahrestee mischen

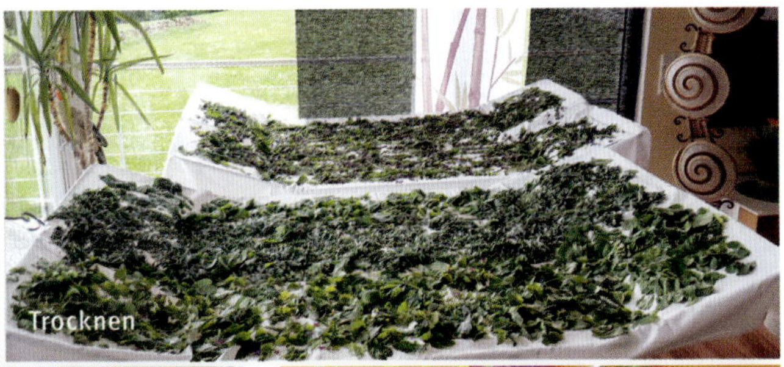
Trocknen

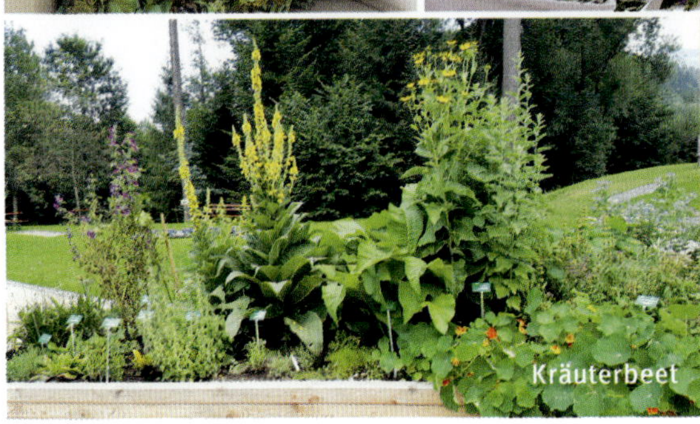
Kräuterbeet

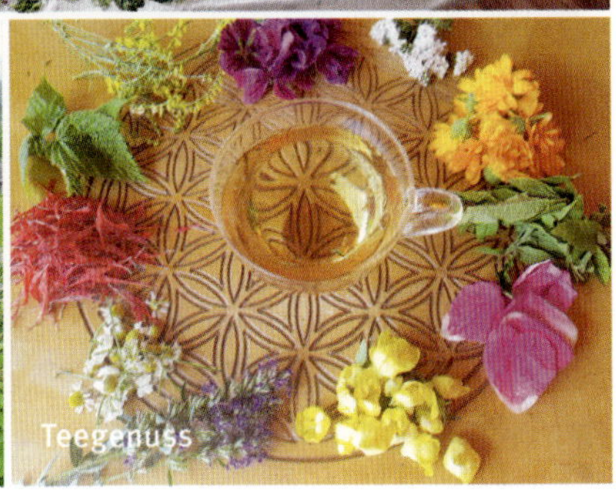
Teegenuss

- *Abkochung*: Wurzeln und Rinden oder feste Pflanzenteile enthalten Inhaltsstoffe, die sich oft schwer lösen. Diese gut zerkleinern, ins kalte Wasser geben und 10–15 Minuten kochen lassen. Die Kieselsäure im Zinnkraut beispielsweise besitzt so robuste Zellwände, die erst durch 20–30 Minuten langes Kochen verfügbar wird.

Hier finden Sie einige Kräutertee-Mischungen zum Ausprobieren. Dafür werden die Kräuter gesammelt, getrocknet und je nach Rezept gut durchgemischt, in Gläser abgefüllt und dunkel gelagert. Je nach Bedarf werden ca. 1–2 EL dieser Teemischung mit 1 Liter Wasser aufgegossen und schluckweise getrunken.

Frauentee

2 Teile Schafgarbe • 2 Teile Frauenmantel • 2 Teile Himbeerblätter • 1 Teil Taubnessel • 1 Teil Gänseblümchen

Der Frauentee wird kurmäßig zur allgemeinen Stärkung, bei Frauenleiden oder bei Menstruationsbeschwerden (eine Woche vor der Periode beginnend) als Aufguss getrunken.

Während der Wechseljahre fügt man dem Tee noch zwei Teile Salbei hinzu.

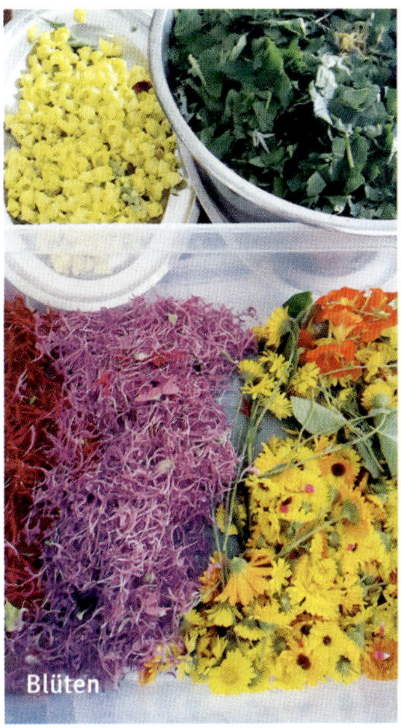
Blüten

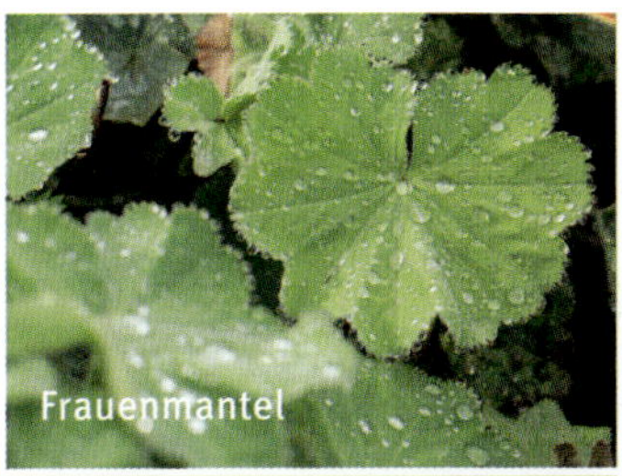
Frauenmantel

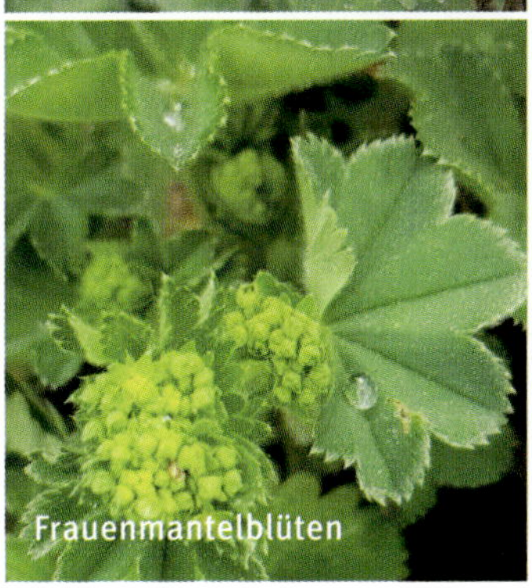
Frauenmantelblüten

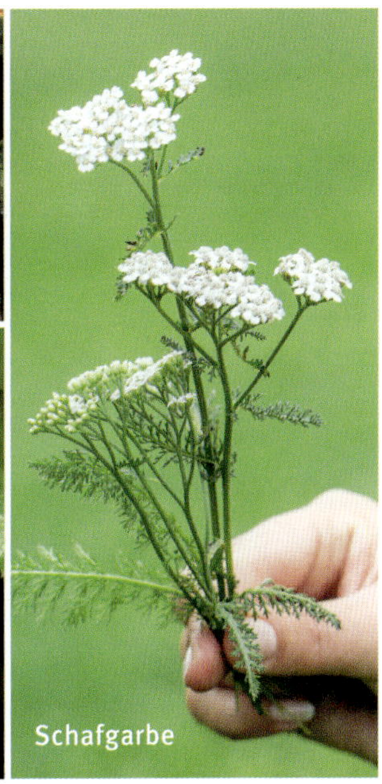
Schafgarbe

Ausgleichender Entspannungstee

3 Teile Melisse • 2 Teile Johanniskraut • 1 Teil Grüner Hafer • 1 Teil Hopfenblüte
½ Teil Lavendelblüten

Das ist ein guter ausgleichender, entspannender Tee, den man gerne abends vor dem Schlafengehen oder auch tagsüber, wenn man nervös ist oder einfach nicht zur Ruhe kommt, trinkt. Er wird mit etwas Honig als Aufguss getrunken.

Entschlackungs-, Nieren-, Blutreinigungstee

3 Teile Brennnessel • 2 Teile Zinnkraut • 2 Teile Birkenblätter • 2 Teile Löwenzahn
1 Teil Gundelrebe

Am besten wird täglich 1 Liter Entschlackungstee kurmäßig bei abnehmendem Mond als Aufguss getrunken. Man könnte noch etwas Zitronensaft hinzufügen, um die Wirkung zu unterstützen. Dieser Tee wirkt stoffwechselanregend, entgiftend und ausleitend.

Hustentee

3 Teile Lungenkraut • 2 Teile Spitzwegerich • 2 Teile Thymian • 1 Teil Königskerze
½ Teil Fenchel • ½ Teil Schlüsselblume

1–2 EL dieser Mischung ins kalte Wasser geben, 1 Stunde stehen lassen, dann kurz aufkochen lassen und 5 Minuten ziehen lassen. Bei Bedarf trinkt man schluckweise über den Tag verteilt eine Tasse des Hustentees, mit Honig gesüßt.

Männertee

3 Teile Weidenröschen • 2 Teile Johannisbeerblätter • 1 Teil Brennnesselwurzel und -samen
1 Teil Bärenklauwurzel

Dieser Männertee wird als Kur zur allgemeinen Kräftigung für mehr Energie und zur Prostatastärkung als Aufguss getrunken.

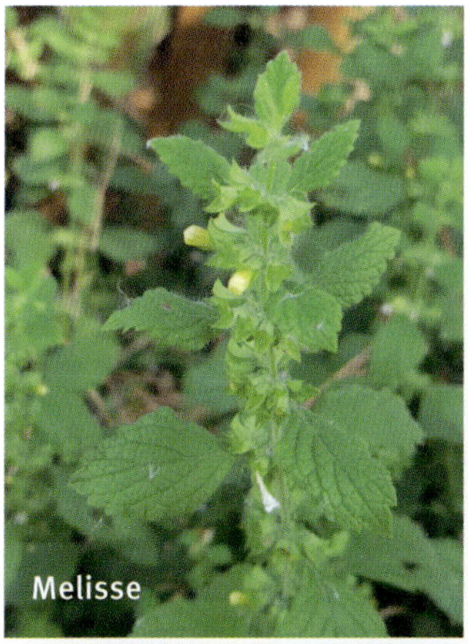
Melisse

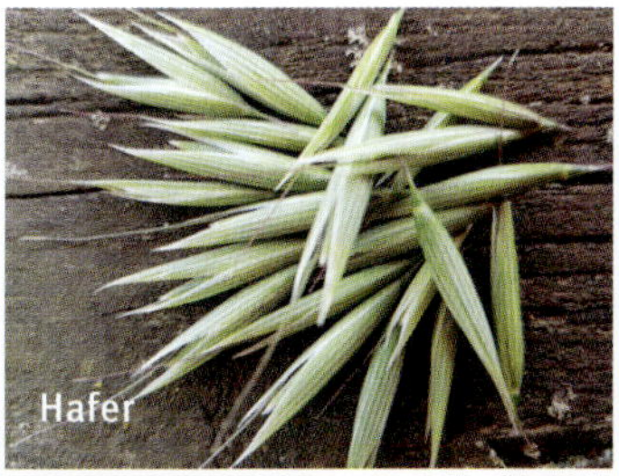
Hafer

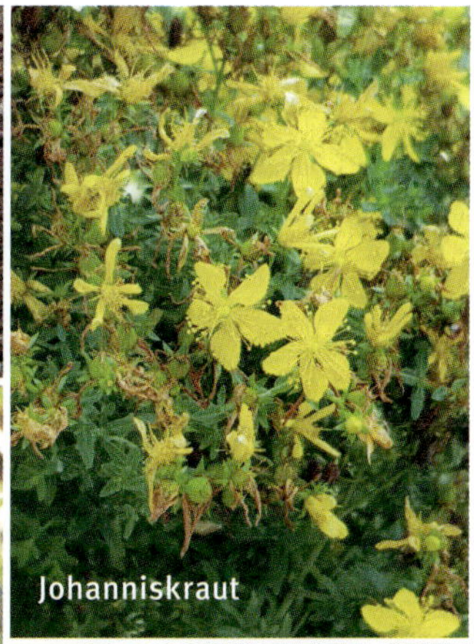
Johanniskraut

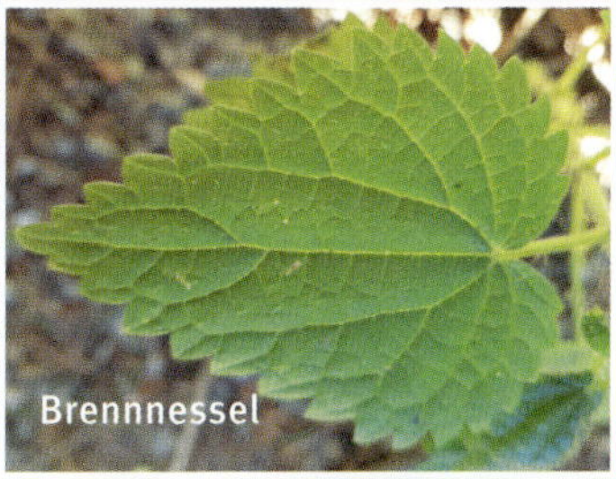
Brennnessel

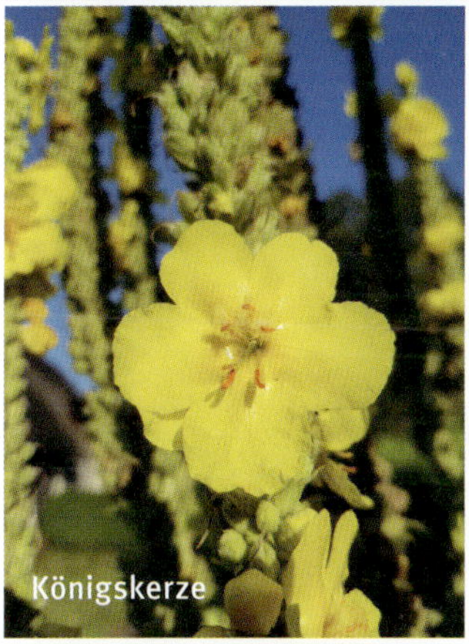
Königskerze

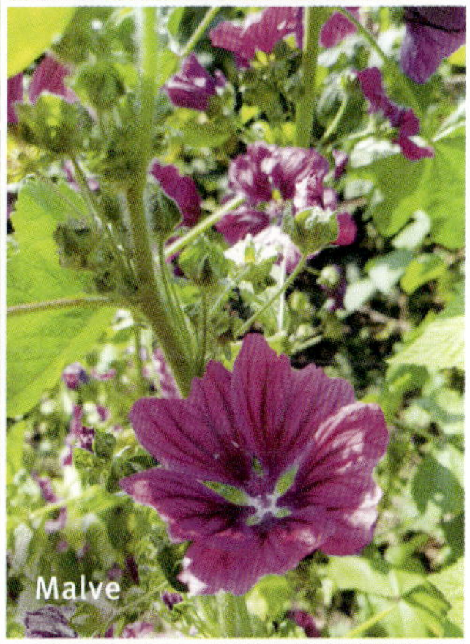
Malve

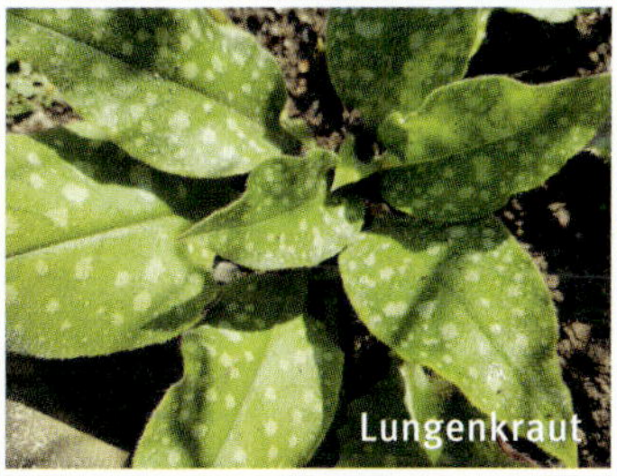
Lungenkraut

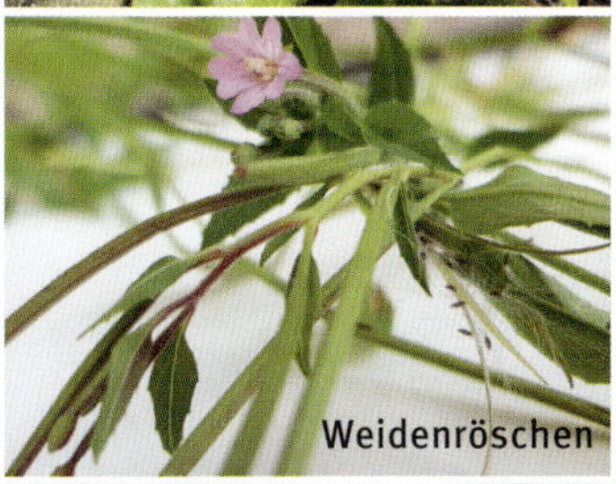
Weidenröschen

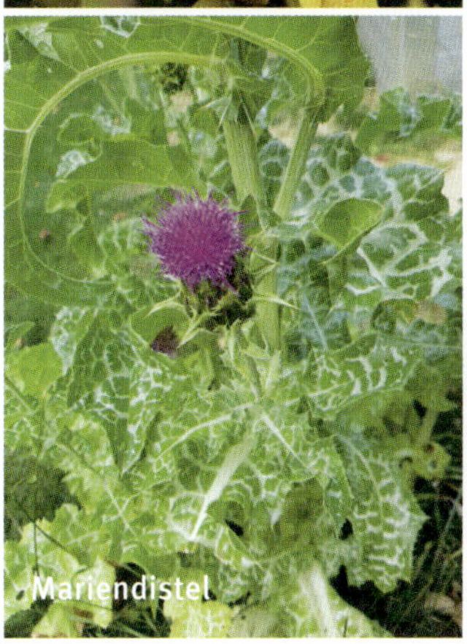
Mariendistel

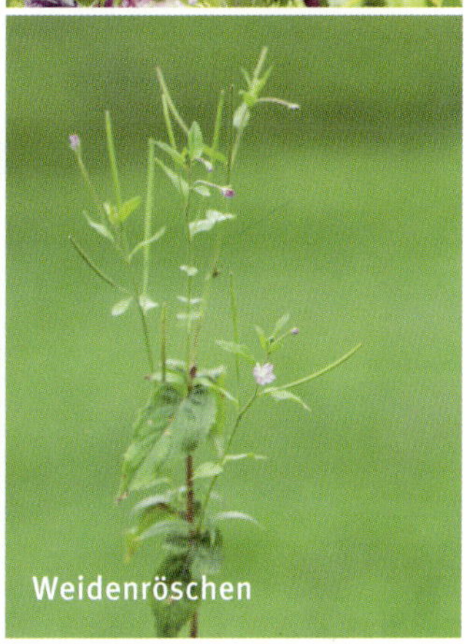
Weidenröschen

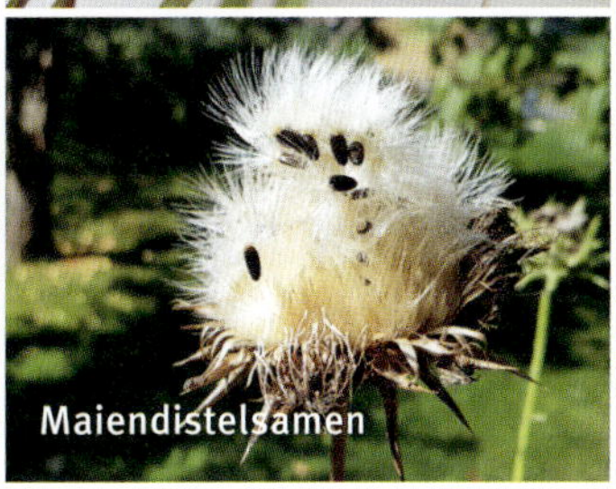
Maiendistelsamen

Lebertee

3 Teile Löwenzahnblatt und -wurzel • 2 Teile Schafgarbe • 1 Teil Pfefferminze
½ Teil Mariendistelsamen, gemörsert

Als Aufguss wird eine Tasse vom Lebertee bereits vor dem Essen oder zwischen den Mahlzeiten getrunken.

Zur Unterstützung einer Entgiftungskur empfiehlt es sich, den Tee bei abnehmendem Mond ungesüßt zu trinken.

Grippe- und Erkältungstee

2 Teile Lindenblüten • 2 Teile Holunderblüten • 1 Teil Mädesüßblüten

Als Aufguss wird der Grippetee bei einer Erkältung oder einem grippalen Infekt mit etwas Honig und Zitrone über den Tag verteilt getrunken.

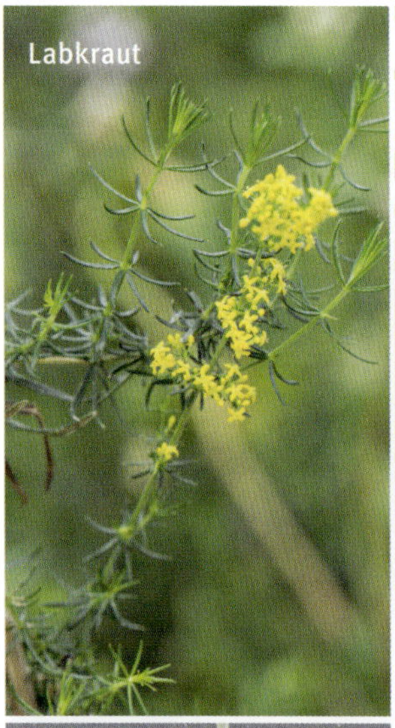

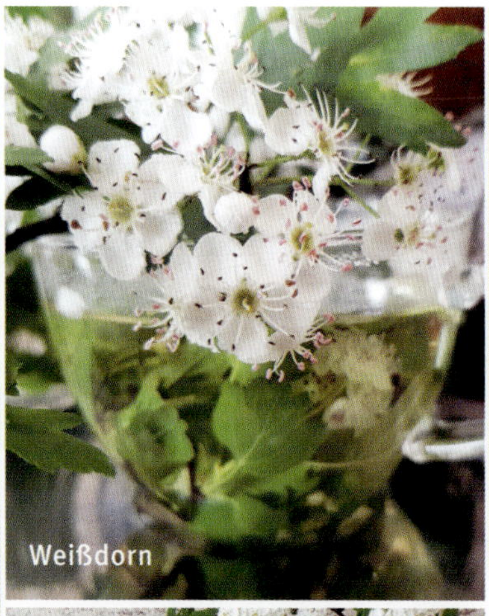

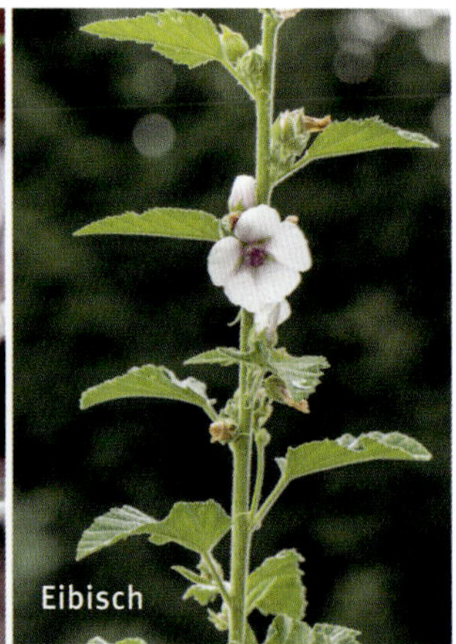

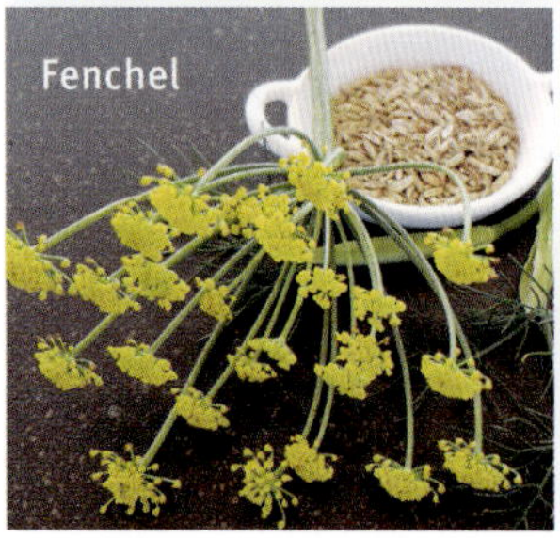

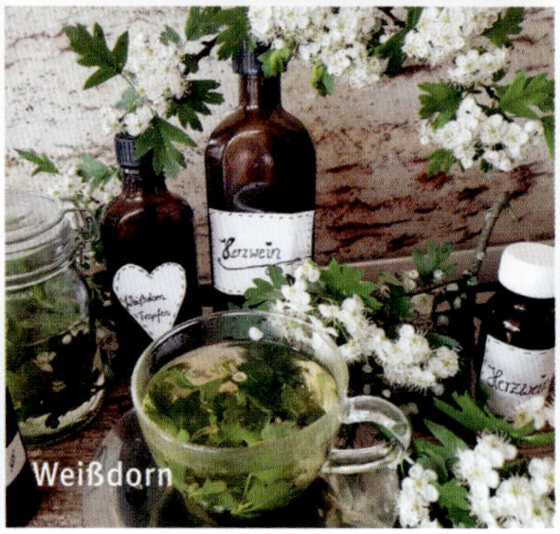

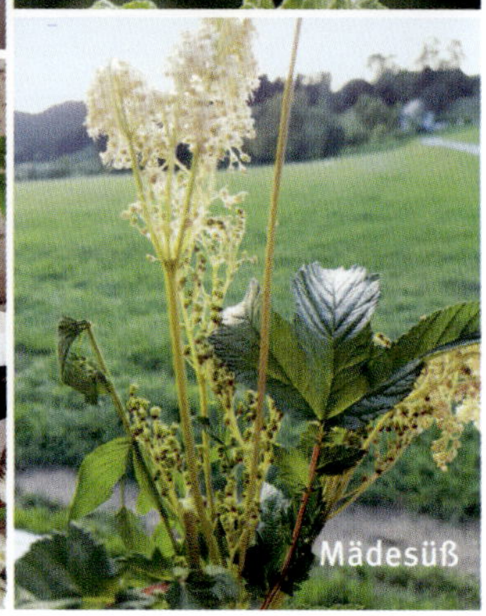

Lymphtee

3 Teile Walnussblätter • 2 Teile Labkraut • 1 Teil Steinkleeblüten
1 Teil Ringelblumenblüten

Zur Anregung des Lymphsystems wird eine kurmäßige Anwendung als Aufguss empfohlen.

Herz-Stärkungstee

2 Teile Weißdorn • 2 Teile Melisse • 1 Teil Herzgespann • ½ Teil Nelkenwurz
½ Teil Lavendel

Als Aufguss trinkt man eine Tasse dieses Herztees bei Unruhe, Panikgefühl, Herzklopfen, hohem Blutdruck oder aber zur allgemeinen Herzstärkung. Bei niedrigem Blutdruck ersetzt man das Herzgespann durch ½ Teil Rosmarin.

Tee gegen Halsweh und Heiserkeit

2 Teile Eibischblatt und -wurzel • 2 Teile Malve • 1 Teil Salbei • 1 Teil Odermennig
½ Teil Bibernellwurzel, gemahlen

2 EL der Kräutermischung mit 0,5 Liter Wasser kalt ansetzen, aufkochen, 3 Minuten ziehen lassen, gurgeln oder schluckweise warm trinken. Er pflegt die empfindlichen Stimmbänder (Sänger) und unterstützt die gereizten Schleimhäute sowie bei Hals- und Rachenentzündung.

Magen-Darm-Tee

2 Teile Kalmuswurzel • 1 Teil Engelwurz • 1 Teil Meisterwurz • 1 Teil Fenchel, gemörsert
½ Teil Tausendgüldenkraut

Die Wurzeln ins kalte Wasser geben, aufkochen lassen, die restlichen Kräuter dazugeben und ca. 5 Minuten ziehen lassen. Ungesüßt schluckweise eine Tasse zwischen den Mahlzeiten trinken. Bei Magen-Darm-Problemen, zur Verdauungsunterstützung und bei Blähungen schluckweise trinken.

Diabetestee

2 Teile Heidelbeerblätter • 2 Teile Brombeerblätter • 1 Teil Grüne Bohnenschalen
1 Teil Gänsefingerkraut

Als Aufguss schluckweise ½ Stunde vor den Mahlzeiten trinken, dies wirkt unterstützend bei Diabetes Typ 2.

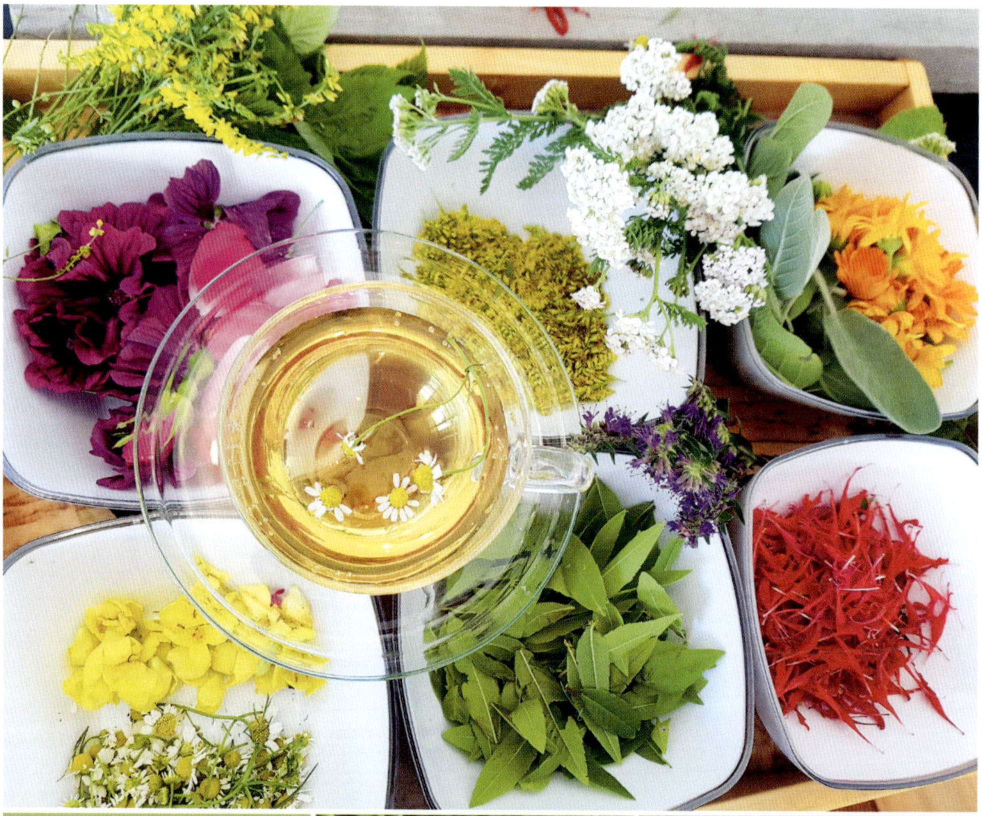

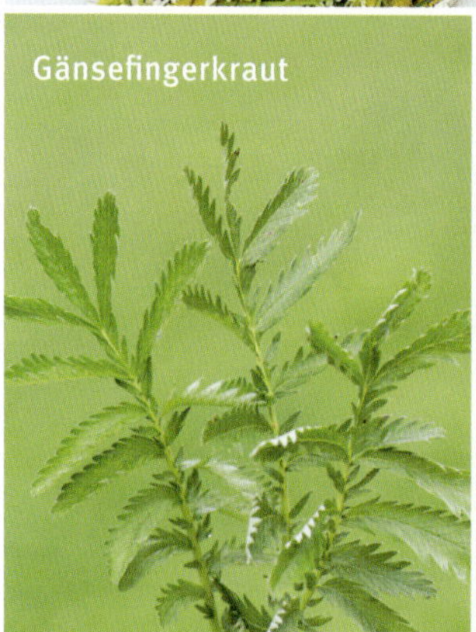

Gänsefingerkraut

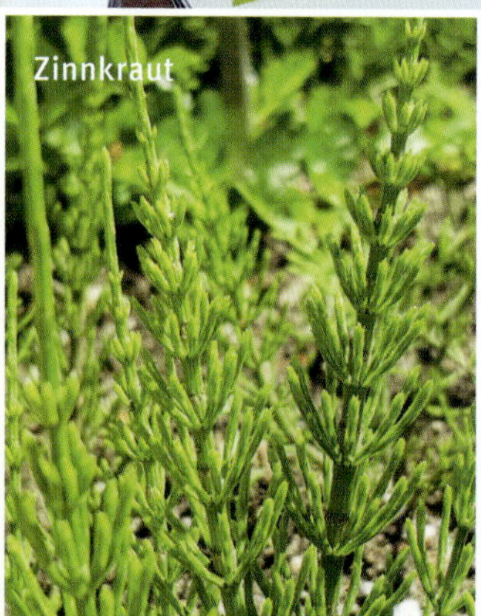

Zinnkraut

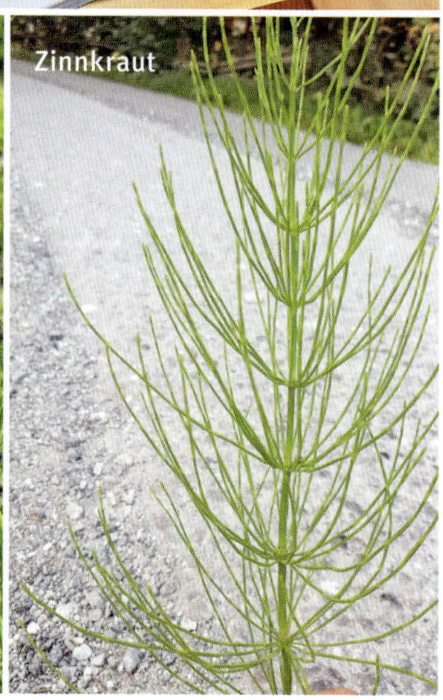

Zinnkraut

Einzelkräutertee

Sehr gerne verwende ich im Sommer zwischendurch mal puren Einzelkräutertee.

Je nach Bedarf und Lust nehme ich nur eine Pflanze und genieße sie in reiner unverfälschter Form, beobachte, wie es mir dabei geht, wie es sich anfühlt, wie sie schmeckt.

Ich bereite mir 4 Teehäferl vor, gehe durch den Garten und je nachdem, welches Kräuterl mich „heute" gerade anspricht, nehme ich es mit. Ich gebe jede Pflanze in eine eigene Tasse und gieße dann alle Tassen mit heißem Wasser auf, ziehe nach ca. 10 Minuten die Blätter oder Stängel heraus und trinke diese schluckweise über den Tag verteilt. Man kann dabei so richtig unverfälscht in die Pflanze und sich selbst hineinspüren.

Da ich diese Art, Kräuter zu schmecken, sehr liebe, möchte ich diese Art, Tee zu trinken, gerne mit Ihnen teilen.

Zinnkrauttee

2 EL Zinnkraut, frisch oder getrocknet • ½ l kaltes Wasser

Zinnkraut in dem kalten Wasser über Nacht ansetzen, am nächsten Tag aufkochen, mindestens 20 Minuten köcheln lassen und dann schluckweise über den Tag verteilt trinken. Zur Straffung und Kräftigung von Haut, Bindegewebe, Knochen und Zähnen. Er wird gerne bei schlecht heilenden Wunden und zur besseren Regeneration nach Knochenbrüchen getrunken.

Tipp

Bei einer Kur kann man den Tee:

- **trinken**
- **ins Bad gießen**
- **zum Reis- bzw. Nudelkochen verwenden**
- **in die Suppe geben**
- **mit Apfelsaft verdünnt trinken**
- **als Gesichtstonic anwenden**
- **als Pflanzendünger verwenden usw.**

Heilkleidung mit Hilfe von Kräutern selbst herstellen

Über die Haut können wir viele Wirkstoffe aufnehmen. So habe ich versucht, T-Shirts, Unterwäsche, Strümpfe usw. mit den heilenden Wirkstoffen der Kräuter anzureichern. Beim Tragen werden die Wirkstoffe durch die Körperwärme aktiviert und wir können sie optimal über die Haut aufnehmen. Es ist auf alle Fälle eine interessante Erfahrung. Es lohnt sich, so etwas einmal auszuprobieren und mal bewusst in sich hineinzuspüren, wie es sich damit anfühlt.

1 Kübel heißes Wasser mit 2 Handvoll Kräutern übergießen, ziehen lassen, abseihen und nun die Wäsche aus Naturmaterialen darin einweichen. Nach 1 Stunde die Kleidung sanft ausdrücken, trocknen lassen und anziehen.

Detox-Socken

Baumwoll- oder Wollsocken in Brennnesseltee einweichen, auswringen und trocknen lassen. Beim Tragen von den Heil-Socken werden die Wirkstoffe über die Fußreflexzonen aufgenommen.

Um Verfärbungen zu vermeiden, wird besser dunkle Wäsche verwendet, man kann auch einen Tropfen ätherisches Öl verwenden.
Beispiele:

- hautschützend: Kamille- oder Ringelblumentee
- entgiftend: Brennnessel- oder Gundelrebentee
- aktiviert die Energiebahnen: Beifußtee
- lymphanregend: Labkrauttee
- lichtspeichernd: Johanniskrauttee
- beruhigend: Lavendeltee
- anregend, aktiviert, bei Kreislaufschwäche: Rosmarintee
- schlaffördernd: Hopfentee
- gegen innere Kälte, kalte Füße: Wacholder, Ingwer- oder Zimttee
- schützend: Engelwurztee
- ausgleichend: Melissentee
- bei Wirbelsäulenproblemen: Zinnkraut oder Farnkraut
- venenstärkend: Rosskastanie oder Steinklee
- sinnlich: Kirschblüten mit Vanille, duftende Rose

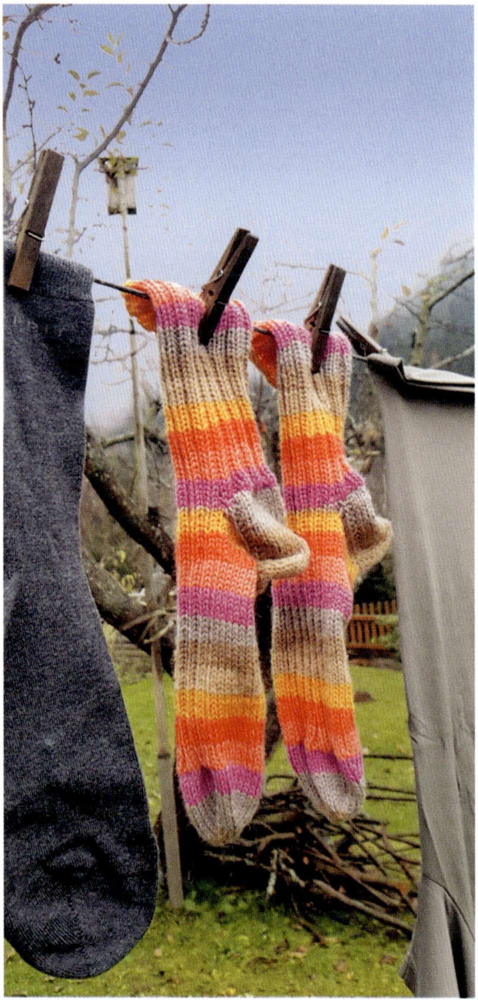

Milch-Auszug

Kräuter und Gewürze wurden gerne in Milch oder Molke gekocht. In Ayurveda werden traditionelle Heilmittel und Tees mit Milch verabreicht (z. B. Chai-Tee), um die Bioverfügbarkeit der Wirkstoffe zu erhöhen, da in Milch die fett- und wasserlöslichen Wirkstoffe der Kräuter gut ausgezogen werden.

Bei uns ist Tee mit Milch oder Sahne als Genusstee bekannt. Wie wir aber sehen, ist das nicht nur eine Geschmacksfrage, sondern durch die Milch wird auch die Wirksamkeit mancher Kräuter optimiert.

Milch selbst ist reich an Vitaminen, wie Vitamin B, Mineralstoffen, Spurenelementen, Enzymen, Aminosäuren uvm. Als pflanzliche Alternative zu Kuh-, Schaf- und Ziegenmilch wären Reis-, Mandel- oder Haferdrink zu empfehlen. Ebenfalls kann man diese Kräutermilch bzw. -drinks für die Kosmetik nutzen oder aber diese als Zusatz ins Badewasser geben, so wie es bereits unsere Vorfahren zu tun pflegten.

Basisrezept

250 ml Milch • 2–3 EL frische Kräuter oder 1 EL getrocknete Kräuter • 1 TL Honig

Die Milch und die zerkleinerten Kräuter gemeinsam aufkochen, einige Minuten ziehen lassen und abseihen. Bei Bedarf mit 1 Löffel Honig oder mit Ahornsirup süßen und schluckweise trinken.

Lindenmilch

250 ml Milch oder Haferdrink • 3 EL Lindenblüten und -blätter • 1 TL Honig

Diese Milch ist äußerst nährend und mineralisierend, schleimhautschützend, immunstärkend bei Erkältung, zur allgemeinen Beruhigung bei Stress, Unruhe, Ängsten, Schlaflosigkeit sowie tröstend bei Liebeskummer, Trauma und Trauer.

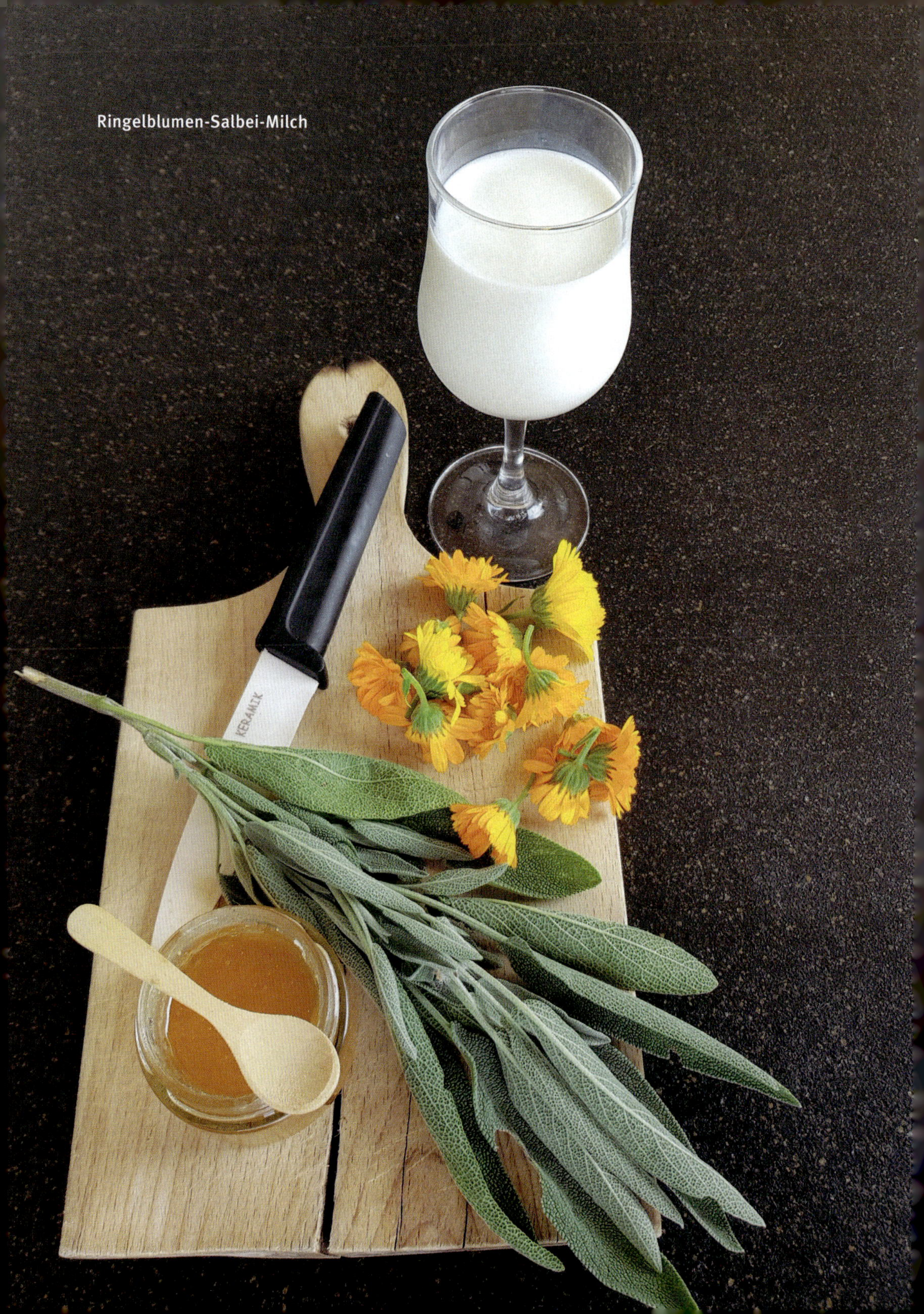

Ringelblumen-Salbei-Milch

Kohledrink

2 EL Lindenholzkohle • 200 ml Haferdrink

Die Lindenholzkohle in den leicht gewärmten Haferdrink eingerührt, morgens und abends für 2 Wochen getrunken, stärkt bei Lungenkrankheiten, Verdauungsproblemen und Krämpfen. Er ist ein wunderbares säureausleitendes, basisches Getränk und ein gutes Mittel für Magen, Darm und bei Verschleimungen.

Ringelblumen-Salbei-Milch

250 ml Milch • 2 EL Ringelblumenblüten • 1 EL Salbeiblätter • 1 TL Honig

Bei Entzündungen im Rachen, bei Magen-Darm-Problemen und Verdauungsbeschwerden, Erkältungen, Halsschmerzen, bei innerlichem Wundheitsgefühl, unterstützt das Einschlafen. Bei nächtlichem Schwitzen im Wechsel nur lauwarm trinken. Zur schnelleren Genesung nach Krankheit und Operationen wird diese Heilmilch zur besseren Wundheilung empfohlen.

Auch zur Schönheitspflege und als Gesichtsreinigung kann die Salbei-Ringelblumen-Milch verwendet werden.

Krampfmilch

1 EL Gänsefingerkraut • 1 EL Mutterkraut • 1 TL Honig • 250 ml Milch

Diese Milch empfahl unser Kräuterlehrer Ignaz Schlifni (Begründer der Freunde naturgemäßer Lebensweise), da sich in Milch Wasser sowie fettlösliche Wirkstoffe optimal ausziehen lassen. Mutterkraut sowie Gänsefingerkraut werden auch als Krampfkraut bezeichnet und, wie uns diese Namen bereits verraten, haben sie eine gute krampflösende Wirkung. Besonders hilfreich ist die Krampfmilch bei Magen-Darm- und Unterleibskrämpfen sowie bei krampfhaften Menstruationsbeschwerden.

Auch bei Migräne und Bauchschmerzen ist diese Milch zu empfehlen.

Ausleitungsmilch

1 EL Gundelrebe • 200 ml Milch

Gundelrebe wurde zur Ausleitung von Schwermetallen und zur Entgiftung getrunken. Sie hilft ebenso bei Brust-, Lungen- und Magenleiden, ist antibiotisch, entzündungshemmend, schleimlösend und wundheilend. Man kann Gundelrebenmilch auch äußerlich bei Akne, unreiner Haut, zur Gesichtsreinigung oder als Badezusatz verwenden.

„Die goldene Tasse"

2 TL Kurkumapulver • 1 kleines Stück Ingwer, fein gerieben • 1 Prise Muskat • 1 Prise Schwarzer Pfeffer • 1 Prise Zimt • 1–2 EL Honig • 1 TL kalt gepresstes Leinöl • 150 ml Wasser • 350 ml Haferdrink

Wasser und Kurkuma kochen, den geriebenen Ingwer, den frisch gemahlenen Schwarzen Pfeffer sowie Muskat und Zimt hinzufügen und mit der Milch aufkochen lassen. Den Honig und das Öl dazugeben, mit dem Schneebesen gut verrühren. Fertig! Serviert wird die Milch in einem schönen Glas mit 1 Prise Zimt.

Sie wirkt antioxidativ, immunstärkend, entzündungshemmend, fördert die Lebertätigkeit, ist magen- und darmschützend und wärmt die Körpermitte.

Vitamin-Milch

200 ml Milch • 3 EL Hagebutten, ganz • 1 TL Honig

Die Hagebutten ganz in Milch und Honig einweichen, gut mixen, abseihen und als vitalisierendes Getränk genießen.

Das ist ein fruchtiger Vitamindrink zur Immunstärkung und Unterstützung der Abwehrfunktion und durch die Hagebuttenkerne wirkt dieser Vitaminmix entzündungshemmend und aufbauend bei Gelenksentzündungen, Arthrosen und Abnützungen. Er schmeckt warm und kalt getrunken sehr lecker.

Weitere Beispiele:

Birkenblättermilch: die Nieren und die Blase unterstützend, mineralisierend, fördert den Stoffwechsel, bei Ödembildung, gutes Hautpflegemittel.
Frauenmantel-Schafgarbe-Hirtentäschel-Milch: bei allen Frauenbeschwerden wohltuend, bei Unterleibskrämpfen, die Muskulatur stärkend und bei Blasenschwäche unterstützend.
„Graupenmilch": Milch mit Isländisch Moos oder Bartflechte kalt ansetzen, eine Stunde stehen lassen und anschließend, leicht angewärmt, mit etwas Honig trinken. Dies ist besonders schleimlösend und bei hartnäckigem Husten wirksam.
Hanfmilch: entspannend, schlaffördernd, schmerzstillend.
Mädesüßmilch: bei Fieber, Erkältung, Schmerzen, Infektionen.
Melissenmilch mit Honig: bei Unruhe, Schlaflosigkeit, bei Reizüberflutung, gut für Kinder zum Beruhigen und Entspannen.
Zinnkraut-Sesam-Tannenwipferl-Milch: Das Zinnkraut in Wasser mit einer Prise Zucker 30 Minuten kochen, dann die Milch und die restlichen Zutaten hinzufügen, kurz aufkochen lassen, abseihen und trinken: bei Osteoporose, zur Knochenstärkung, für Kinder im Wachstum, bei Frakturen, wirkt bindegewebsfestigend. Auch als mineralisierende Gesichtsmaske ein Hit!

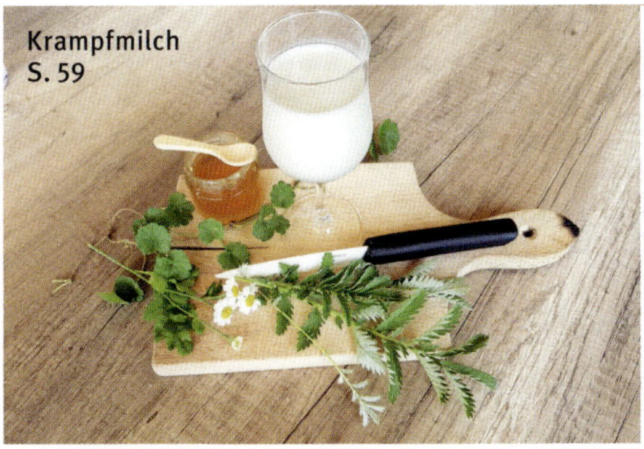
Krampfmilch
S. 59

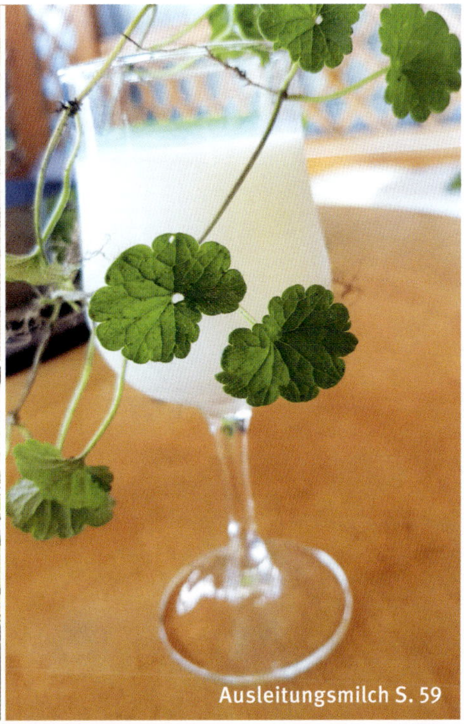
Ausleitungsmilch S. 59

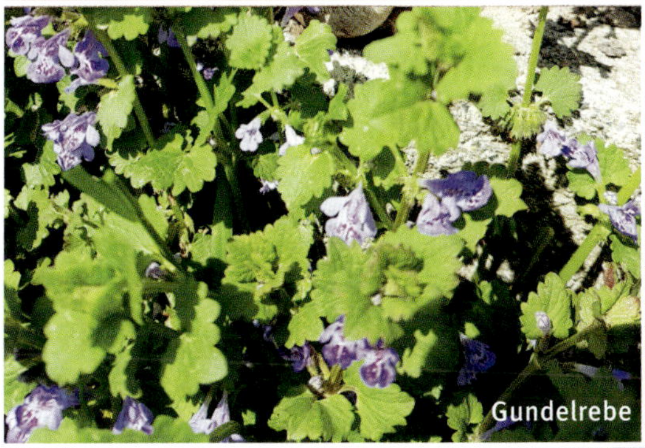
Gundelrebe

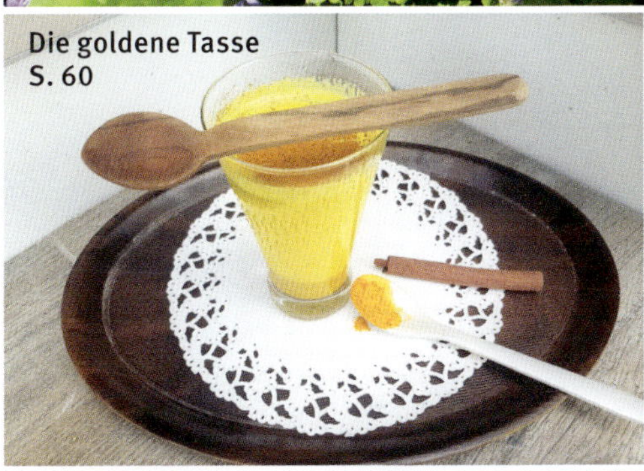
Die goldene Tasse
S. 60

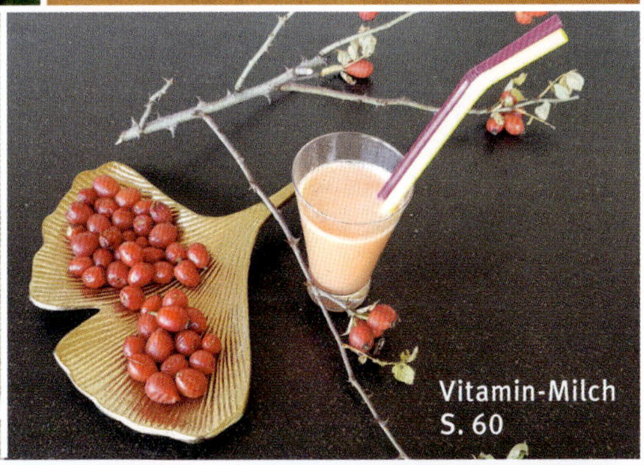
Vitamin-Milch
S. 60

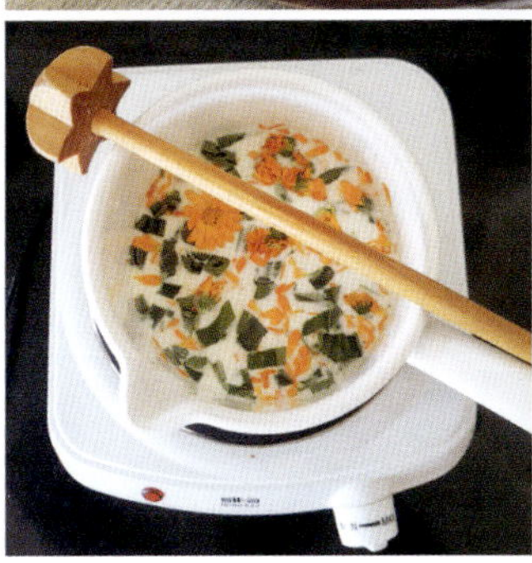

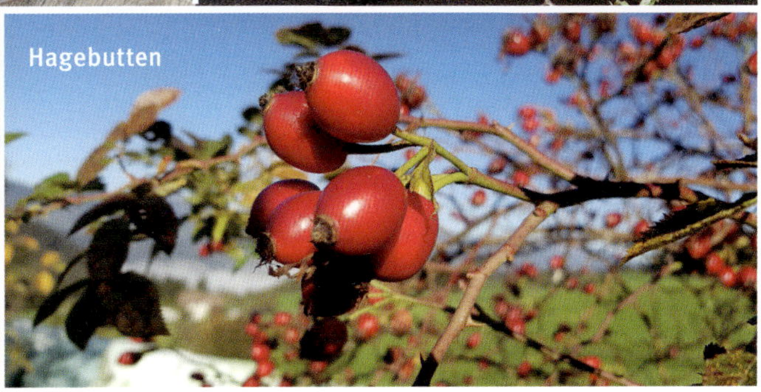
Hagebutten

Milchzucker-Verreibung

Die Verreibung (Trituration, lat. *tritura*, das Reiben) ist eine ganz besondere Form der Heilmittelherstellung, bei der Heilkräuter mit Milchzucker in einem Mörser verrieben werden. Diese Zubereitung wird auch in der Homöopathie eingesetzt. Durch den Verreibungsprozess von geringsten Mengen einer Pflanze mit Milchzucker werden die Wirkstoffe der Heilkräuter in katalytische Schwingung versetzt, man spricht von einer Dynamisierung, d. h. die Pflanzenwirkstoffe werden durch die Verreibung in ihrer heilenden Wirkung aktiviert und so in der Trägersubstanz gespeichert.

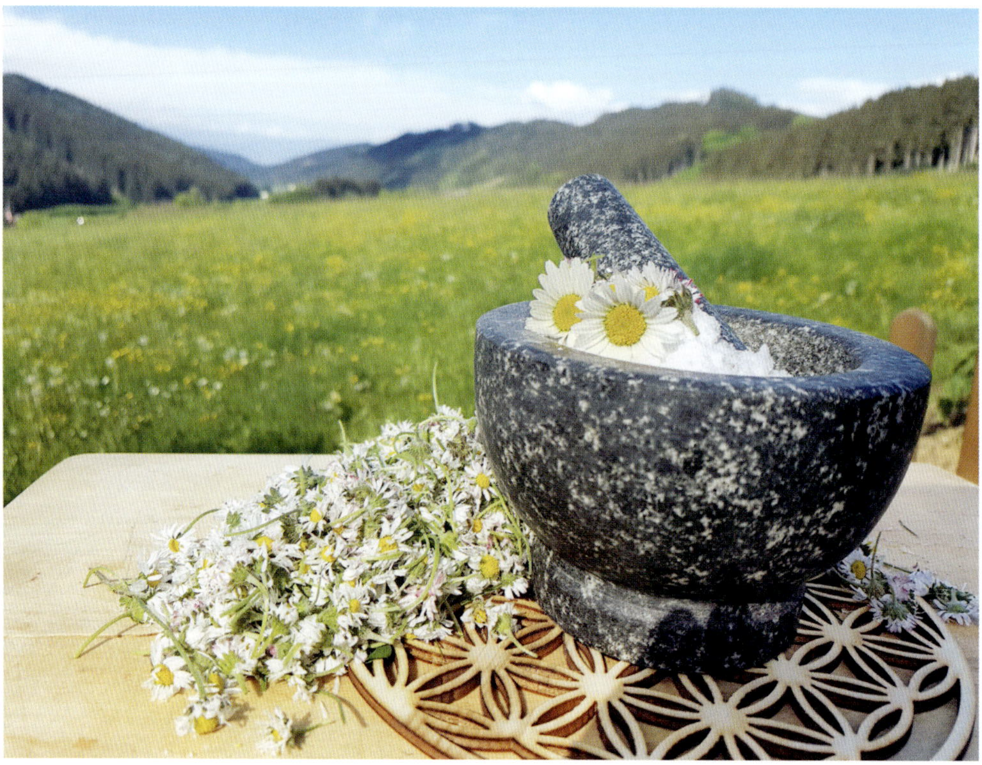

Basisrezept

1 Teil Pflanzen • 2 Teile Milchzucker (alternativ Birkenzucker, Bio-Roh-Rohrzucker, Kokosblütenzucker, Traubenzucker)

Die Pflanzen mit einem Keramikmesser gut zerkleinern, mit dem Milchzucker für die Aktivierung der pflanzlichen Wirkstoffe gut verreiben. Auf Backpapier verteilen und trocknen lassen.

Danach kann man es nochmals fein zu Pulver vermahlen.

Bei Bedarf ½ TL davon im Mund zergehen lassen, in Wasser einrühren und trinken oder mit Joghurt vermischt essen.

Man kann diese Michzuckerverreibung zur Hälfte mit Quellwasser und Alkohol auffüllen, gut schütteln und dann tropfenweise wie eine Tinktur einnehmen.

Allgemein ist Milchzucker gut für die Verdauung (es bekommen bereits Babys bei Verstopfung Milchzucker mit ins Fläschchen) und Birkenzucker, auch als Xylit bekannt, ist besonders zahnfreundlich und karieshemmend, somit wäre beides eine gute und beliebte Zubereitungsform auch für Kinder.

Eine besonders schöne Methode der Zubereitung ist es, diese Pflanzenverreibung bei Sonnenschein direkt im Freien am Erntestandort auszuführen und sich mit der Energie, der Schwingung der Pflanze zu verbinden. Achten Sie auf eine besonders achtsame, emotional ausgeglichene, positiv ausgerichtete innere Einstellung (diese nimmt Einfluss auf das hergestellte Heilmittel).

Melissenverreibung

1 Teil Melisse • 2 Teile Milchzucker

Milchzucker und Melisse mit dem Mörser verreiben. Auf Backpapier verteilen und trocknen lassen. Danach kann man es nochmals fein zu Pulver vermahlen.

Bei Bedarf ½ TL davon im Mund zergehen lassen, in etwas Wasser oder Tee einrühren und trinken oder mit Joghurt vermischt essen.

Zitronenmelisse (*Melissa officinalis var. citrata*): wird empfohlen bei Stress, Nervosität, stressbedingter Unruhe, Rastlosigkeit, Schlaflosigkeit durch Reizüberflutung (besonders bei Kindern), psychisch bedingten Magen-Darm-Beschwerden, Menstruationsproblemen, bei hormonellen Stimmungsschwankungen, zur Geburtsvorbereitung, gegen Angst, Säuglingskoliken und bei Spannungskopfschmerzen.

Spitzwegerichverreibung

1 Teil Spitzwegerich (oder alternativ Breitwegerich) • 2 Teile Milchzucker

Den Wegerich zerkleinern, mit Milchzucker im Mörser verreiben und trocknen lassen.

Bei Bedarf ½ TL davon im Mund zergehen lassen, in etwas Wasser oder Tee einrühren und trinken oder mit Joghurt vermischt essen.

Spitzwegerich (*Plantago lanceolota)*: wird empfohlen bei Entzündungen der Mundschleimhaut, Husten, Keuchhusten, Bronchitis, Katharren der Luftwege, zur Lungenkräftigung, Mund- und Rachenentzündungen, bei Störungen der Magensaftbildung, aber auch für Raucher und allgemein zur Lungenstärkung vor allem für Kinder, die immer hüsteln.

Breitwegerich (*Plantago major*): bei Blasenschließmuskelschwäche, Blaseninkontinenz, Zahnschmerzen, die in die Ohren ausstrahlen, Mittelohrentzündung.

Mädesüßverreibung – natürliches Aspirin

1 Teil Mädesüß (Blüte, Blatt, Wurzel) • 2 Teile Michzucker

Die Pflanzen zerkleinern, mit Milchzucker verreiben, trocknen lassen, nochmals fein mörsern und in eine Glasdose abfüllen.

Als Schmerzpulver mehrmals täglich ½ TL im Mund zergehen lassen, in etwas Wasser oder Tee einrühren und trinken oder mit Joghurt und Honig vermischt essen.

Mädesüß (*Filipendula ulmaria)*: ist ein natürlicher Lieferant des schmerzstillenden Wirkstoffs Salicin (Salicylsäure). Es empfiehlt sich vor allem bei rheumatischen Beschwerden, Muskel- und Gelenksschmerzen, Ischias, Hexenschuss, Gicht, Gliederschmerzen, aber auch bei Neuralgien (Trigeminusneuralgie), Kopfschmerzen, Migräne und Zahnweh. Sogar bei Grippe, Erkältung und Fieber, vor allem wenn die Erkrankung durch feuchtkalte Kälte und Nässe entstanden ist, wird das Mädesüß gerne verwendet.

Gesunder Geist

1 Teil Ginkgoblätter • 2 Teile Milchzucker

Ginkgoblätter zerkleinern, mit Milchzucker verreiben, trocknen lassen, nochmals fein mörsern und in eine Glasdose abfüllen.

Bei Bedarf ½ TL davon im Mund zergehen lassen, in etwas Wasser oder Tee einrühren und trinken oder mit Joghurt und Honig vermischt essen.

Bereits die alten chinesischen Mönche kauten einst die Blätter des **Ginkgos** (*Ginkgo biloba* L.), um auch noch bis ins hohe Alter geistig fit zu bleiben.

Ginkgozubereitungen empfehlen sich bei Durchblutungsstörungen, Schwindelgefühl, Gleichgewichtsstörungen, Nachlassen der Aufmerksamkeit sowie bei Demenz und Alzheimer und dienen zur Prophylaxe und Nachbehandlung von Schlaganfall. Außerdem ist dieses Heilmittel unterstützend bei Tinnitus, Durchblutungsstörungen mit Kribbeln und bei Einschlafen der Arme und Beine.

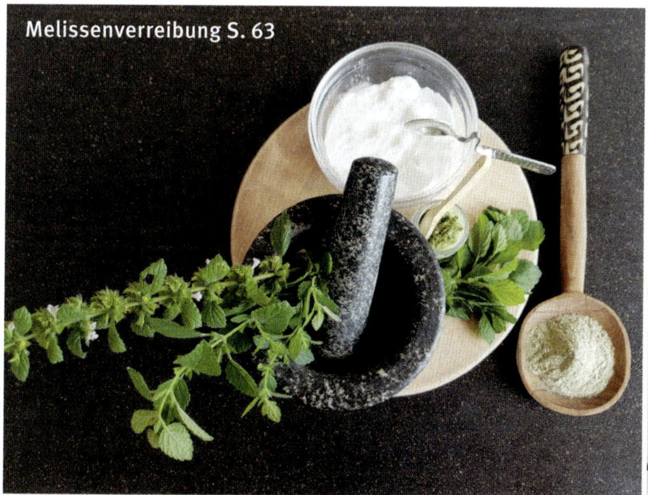
Melissenverreibung S. 63

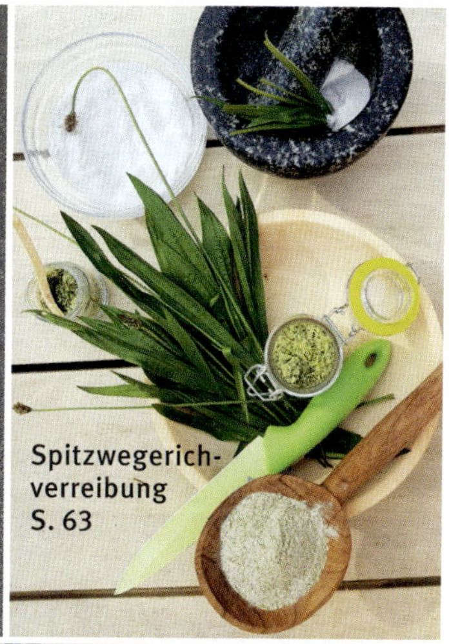
Spitzwegerich-verreibung S. 63

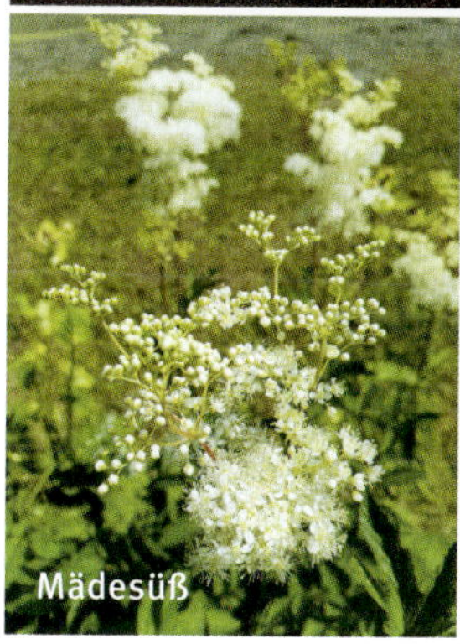
Mädesüß

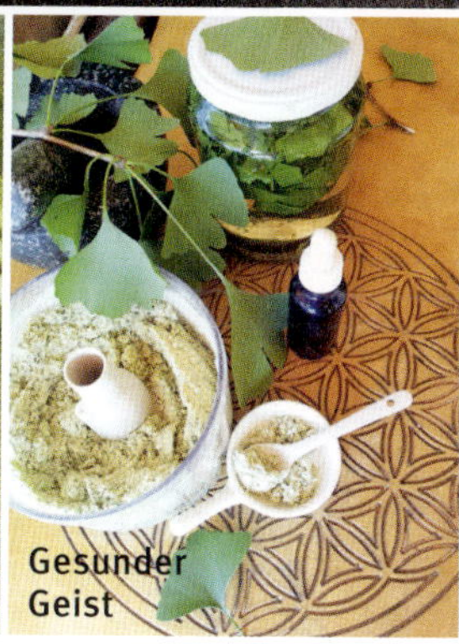
Gesunder Geist

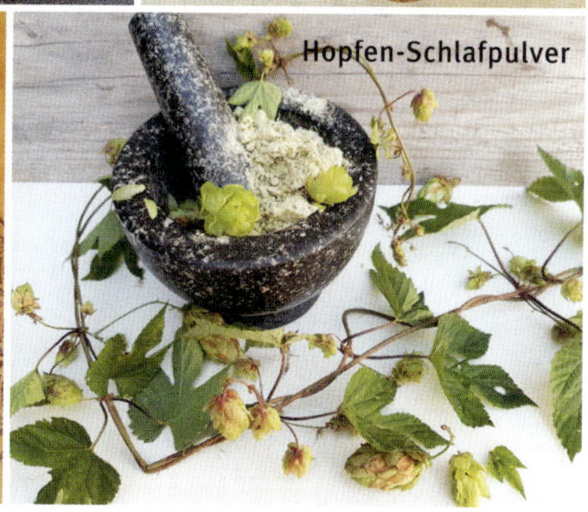
Hopfen-Schlafpulver

Hopfen-Schlafpulver

1 Teil Hopfenblütenzapfen (weibliche Zapfen mit dem gelben Drüsenpulver im Inneren) • 2 Teile Milchzucker

Hopfenblüten zerkleinern, mit Milchzucker verreiben, trocknen lassen, nochmals fein mörsern und in eine Glasdose abfüllen.

Als Schlafpulver wird 1 TL in Wasser bzw. in etwas Joghurt eingenommen oder in warmer Milch mit Honig schluckweise getrunken.

Hopfenzapfen (*Humulus lupulus*): werden im August gesammelt und bei Nervosität, nervösen Erregungszuständen, Schlafstörungen, wenn man nicht abschalten kann, bei Unruhe und Reizbarkeit, bei Verspannungen und Bettnässen als Folge von Nervosität verwendet.

Durch seine östrogene Wirkung wird der Hopfen bei hormonellem Ungleichgewicht, z. B. in der Pubertät oder bei Wechselbeschwerden mit Unruhe, empfohlen. Für Frauen wirkt Hopfen anregend und bei Männern soll die übertriebene sexuelle Lust gedämpft bzw. einem vorzeitigen Samenerguss vorgebeugt werden.

Blasen- und Nierenstärkung

1 Teil Birkenblätter • 1 Teil Goldrute • 2 Teile Milchzucker

Alle Zutaten gemeinsam verreiben, trocknen lassen, nochmals pulverisieren und als Instanttee mit warmen Wasser bei Blasenentzündung und zur allgemeinen Nierenstärkung trinken.

Hustenzucker

1 Teil Lungenkräuter, wie z. B. Malvenblüten, Anis- und Fenchelsamen, Salbei, Eibisch, Spitzwegerich und Thymian • 2 Teile Rohrzucker (oder Kokosblütenzucker)

Die getrockneten Kräuter zusammen mit den Wurzeln und Samen und dem Zucker fein in einer Kaffeemühle mahlen. Trocken in einem Schraubglas aufbewahren.

Bei Bedarf einen kleinen Löffel Hustenzucker einnehmen, in etwas warmem Tee oder Wasser auflösen, ins Joghurt mit etwas Honig geben oder auf ein Butterbrot streuen.

Alternative: Die Kräuter immer einzeln frisch verreiben, trocknen lassen und nochmals fein verreiben.

Der Hustenzucker enthält Wirkstoffe wie Pflanzenschleime, die sich wie ein Schutzfilm über den entzündeten Hals legen und so den Hustenreiz stillen, ätherische Öle, die beruhigen, das Abhusten erleichtern, krampflösend wirken, bei Erkältung und allen Brust- und Lungenverschleimungen sowie bei Heiserkeit. Der Hustenzucker enthält natürliche antibiotische Wirkstoffe, die der Vermehrung von Bakterien und Viren entgegenwirken.

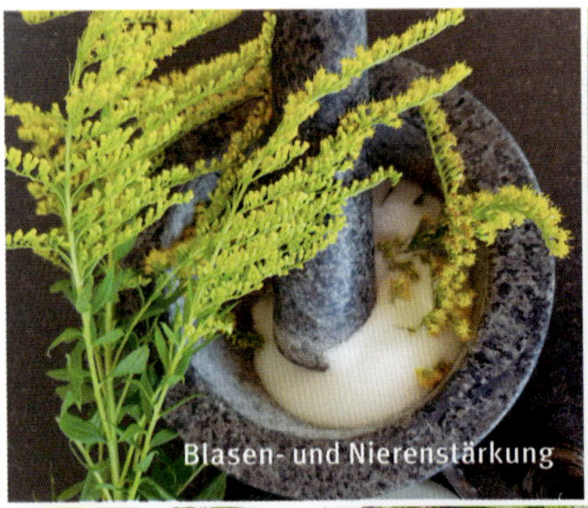
Blasen- und Nierenstärkung

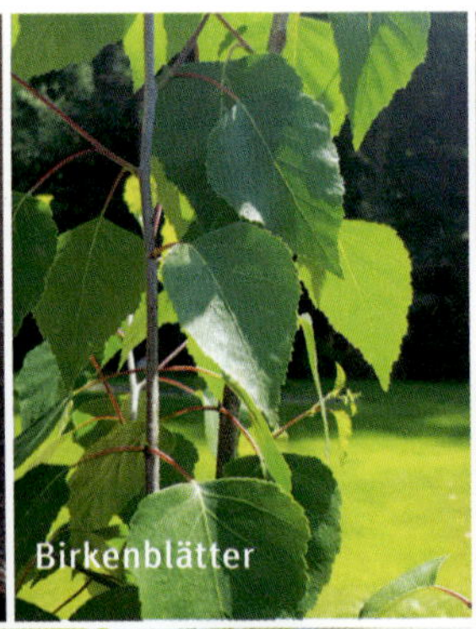
Birkenblätter

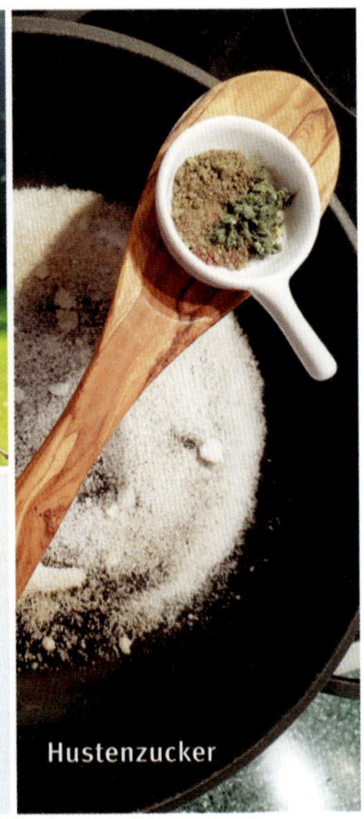
Hustenzucker

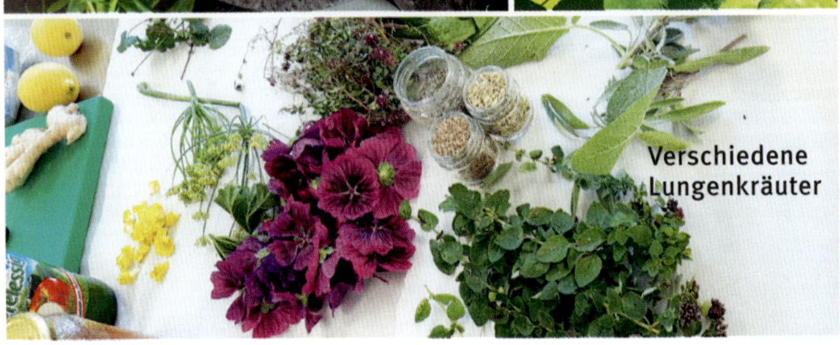
Verschiedene Lungenkräuter

Hustenbonbons

„Hustenzuckerln“, wie sie bei uns in der Steiermark genannt werden, werden aus Zucker und Kräutern oder Kräuterauszügen hergestellt und vor allem bei Hals- und Rachenentzündungen, Heiserkeit und Husten im Mund zergehen lassen oder einfach zum Teesüßen verwendet.

Hustenzuckerl

5 EL Hustenzucker (Rezept siehe links) • 1 EL Wasser oder Zitronensaft

5 EL Hustenzucker in einer Pfanne karamellisieren lassen, 1 Löffel Wasser oder Zitronensaft dazugeben und gut rühren – Achtung, wird sehr heiß!

Wenn der Zucker sich vollkommen aufgelöst hat und eine schöne flüssige Konsistenz hat, könnte man noch 2 Tropfen ätherisches Eukalyptusöl dazugeben, dann den heißen Zucker löffelweise auf ein Backpapier geben und erkalten lassen.

Die Bonbons eventuell in mundgerechte Stücke zerbrechen und evtl. mit Puderzucker bestreuen.

Bei Bedarf langsam im Mund zergehen lassen oder zum Süßen in den Tee geben.

Salbei-Kräuter-Zuckerl

1 EL getrockneter Salbei • 1 EL getrockneter Thymian • 1 EL getrockneter Spitzwegerich
50 g Kandiszucker • 1 Löffel Wasser oder Zitronensaft

Die Kräuter fein mörsern und durchsieben, damit ein ganz feines Pulver daraus entsteht, den Kandiszucker langsam im Topf schmelzen lassen, das Kräuterpulver einstreuen, den Zitronensaft dazugeben, umrühren, löffelweise auf ein Backpapier geben und erkalten lassen.

Die Bonbons eventuell in mundgerechte Stücke zerbrechen und mit Puderzucker bestreuen, um ein Zusammenkleben zu verhindern.

Bei Bedarf langsam im Mund zergehen lassen oder zum Süßen von Tee verwenden.

Salbei, Thymian und Spitzwegerich gelten als antibakteriell, entzündungshemmend, wirken gegen Krankheitserreger und lindern Husten. Bei Infekten der Atemwege und Bronchien sind sie ein altbewährtes Naturheilmittel.

Sahne-Karamell-Zuckerl

10 EL Bio-Rohzucker • 4 EL Bio-Sahne • ½ TL Bio-Butter • 1 EL getrocknetes Isländisch Moos

Das Isländisch Moos pulverisieren, mit der Sahne übergießen und ca. ½ Stunde stehen lassen. Nun alle Zutaten in einen Topf geben, schmelzen lassen und ca. 10 Minuten rühren, bis eine ganz cremige, karamellisierte Konsistenz entsteht. Auf ein vorbereitetes, mit Backpapier ausgelegtes Backblech geben und ausgekühlt in kleine Stücke brechen. Trocken in Glasdosen aufbewahren. Diese Karamell-Bonbons haben schon unsere Urgroßmütter geliebt und sind bis heute beliebt bei Jung und Alt.

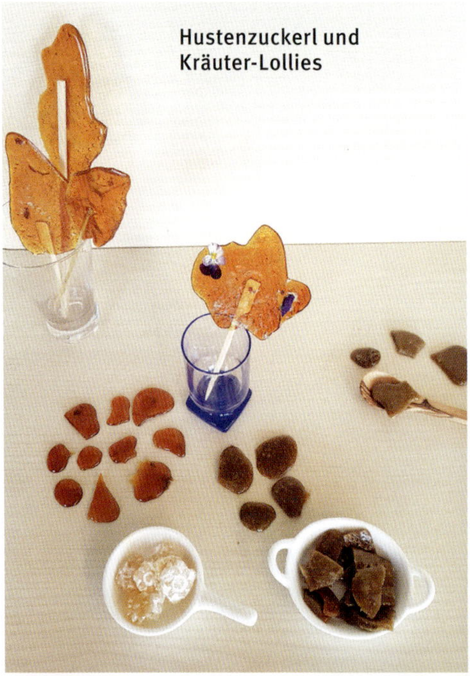
Hustenzuckerl und Kräuter-Lollies

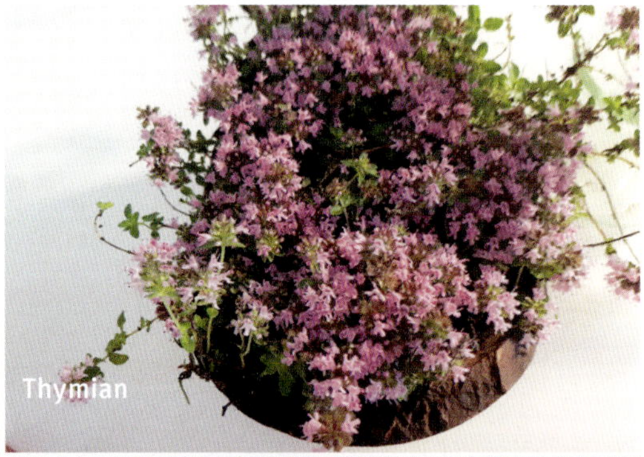
Thymian

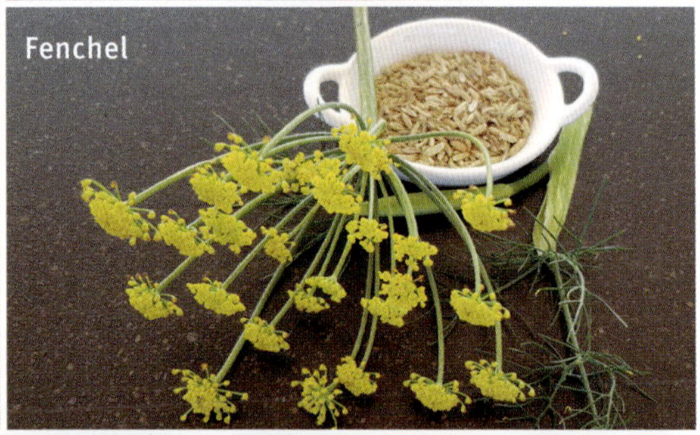
Fenchel

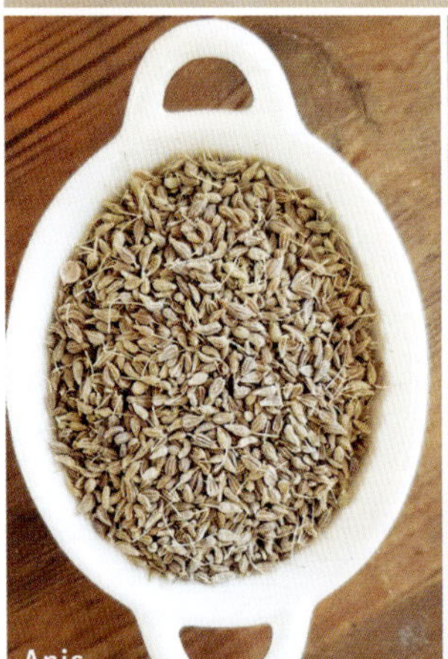
Anis

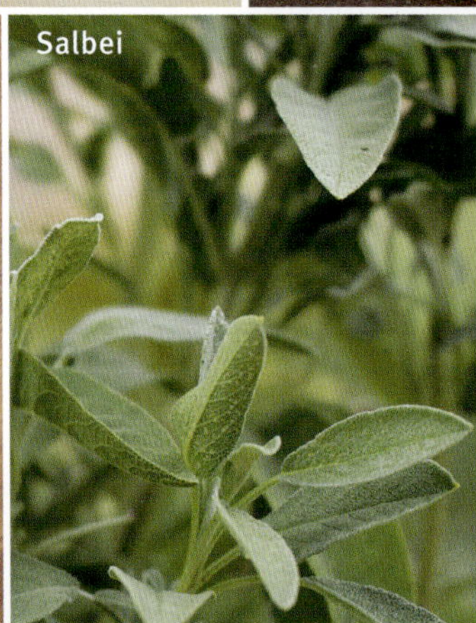
Salbei

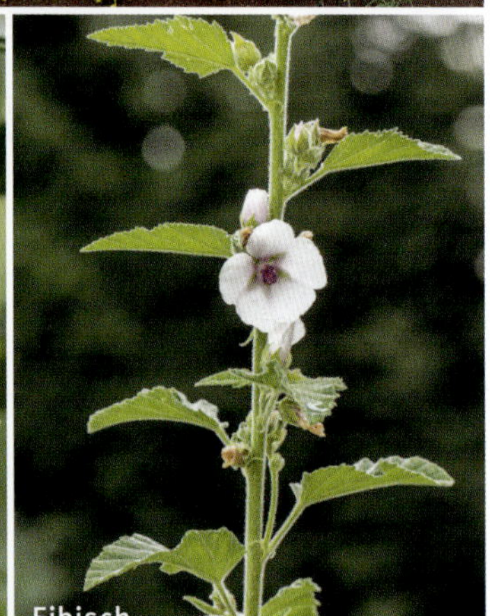
Eibisch

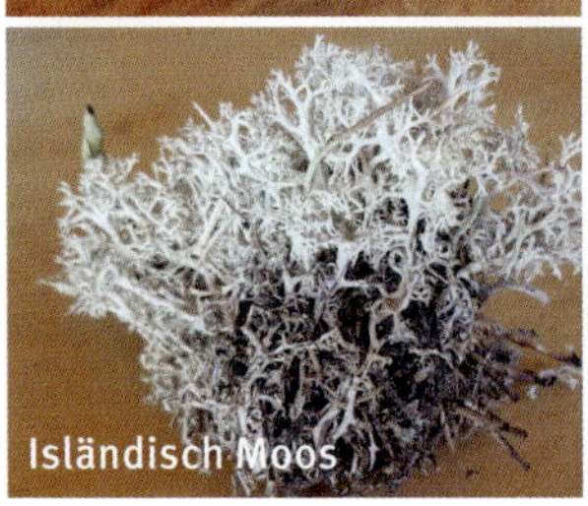
Isländisch Moos

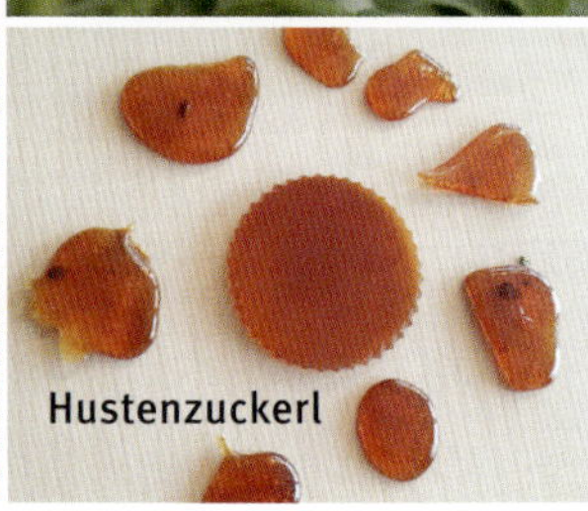
Hustenzuckerl

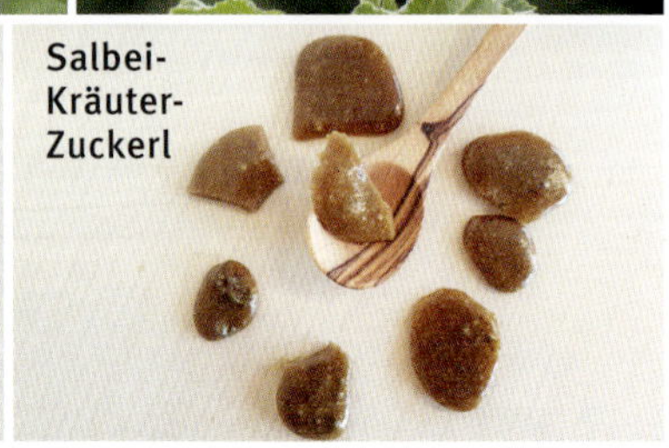
Salbei-Kräuter-Zuckerl

Isländisch Moos (*Cetraria islandica*): wird gerne bei Entzündungen der Atemwege und bei Reizhusten verwendet. Es ist antibiotisch, wirkt allgemein stärkend und die enthaltenen Schleimstoffe legen sich wie ein schützender Film über die gereizten Schleimhäute.

Kräuter-Lolli

10 EL Zucker (oder Hustenzucker, S. 66) • 2 EL Maiwipferlsaft • 1 EL getrockneter Spitzwegerich • Optional: 1 TL pulverisierte getrocknete Erdbeeren oder Blüten

Den Zucker karamellisieren lassen, den Maiwipferlsaft (Fichtenwipferlhonig) einrühren und gut verrühren, Spitzwegerich und einige Stücke von pulverisierten Erdbeeren einrühren. Auf ein vorbereitetes, mit Backpapier ausgelegtes Backblech geben, mit einem Löffel die Masse großzügig verteilen und sofort ein kleines Holzstäbchen in die noch flüssige Masse geben. Man kann auch noch, solange die Masse nicht fest ist, einige hübsche Blüten mit einer Pinzette oder einem Zahnstocher eindrücken. Die Lollis aushärten lassen und verteilen.

Spitzwegerich und Fichtenwipferl gelten als reizmindernd, hustenstillend, schleimlösend und leicht antibakteriell und desinfizierend.

Rosenblütenzucker

1 Teil frische Wildrosen • 2 Teile Zucker

Die Rosenblüten zerkleinern, mit dem Zucker verreiben, im Dörrgerät trocknen lassen, nochmals fein mörsern und in eine Glasdose abfüllen.

Als hübsches Geschenk, zu Desserts, als Zuckerrand bei Cocktails, als Dekoration am Teller oder aber auch als Hand- und Körperpeeling mit einem Löffel Öl vermengt.

Früchtezucker

1 Teil Früchte (Erdbeeren) • 2 Teile Birkenzucker

Erdbeeren zerkleinern, mit dem Zucker verreiben, im Dörrgerät trocknen lassen, nochmals fein mörsern und in eine Glasdose abfüllen.

Zu Desserts, in Kuchen, Joghurt, zum Süßen von Tee, als Instanttee, als Limonade oder als gesunde Nascherei: Früchte der Saison verwenden, wie z. B. als Walderdbeerzucker, Himbeerzucker, Heidelbeerzucker, Granatapfelzucker oder auch mit Ribiseln, Weichseln, Johannisbeeren, Hagebutten, Sanddorn und Preiselbeeren oder sogar als Zitronenzucker mit ganzen Bio-Zitronen samt Schale.

Dieser Fruchtzucker wirkt stärkend vitalisierend und als natürlicher Vitaminspender.

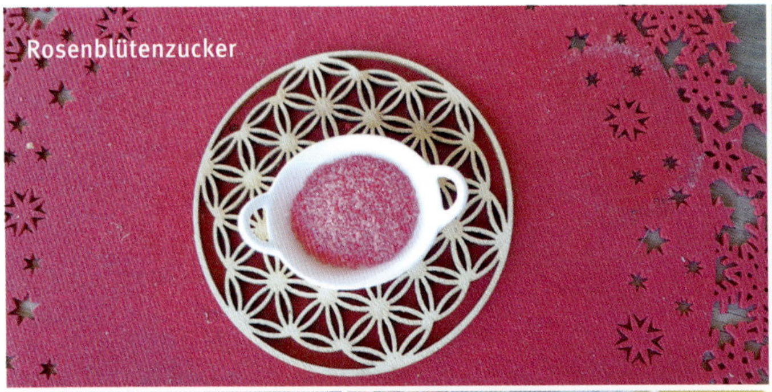

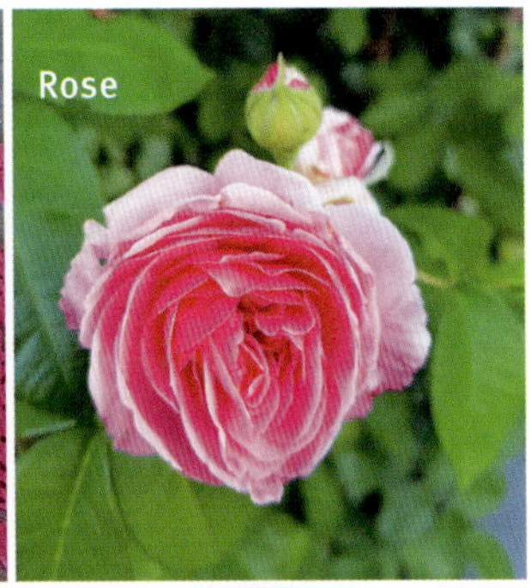

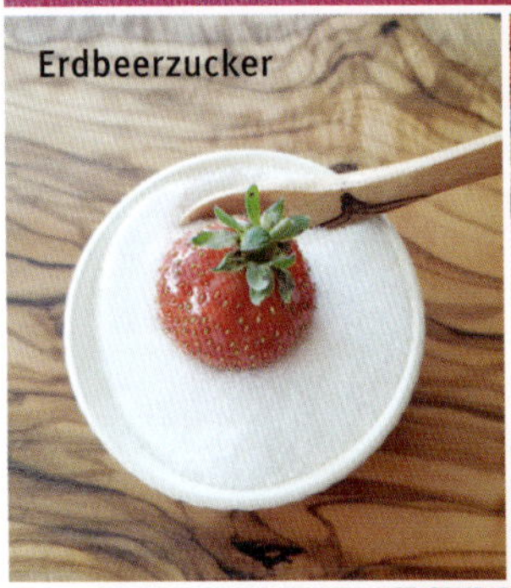

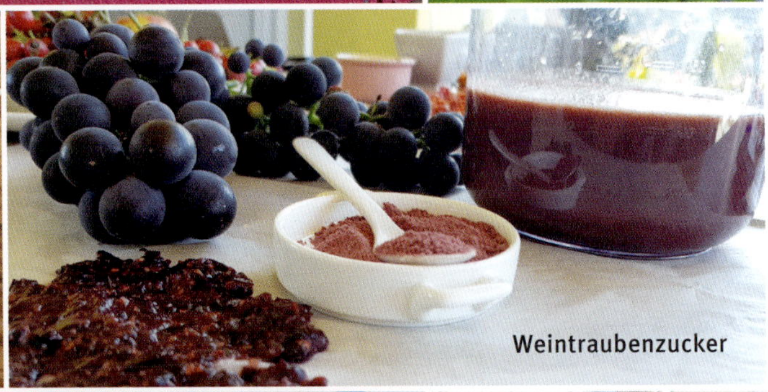

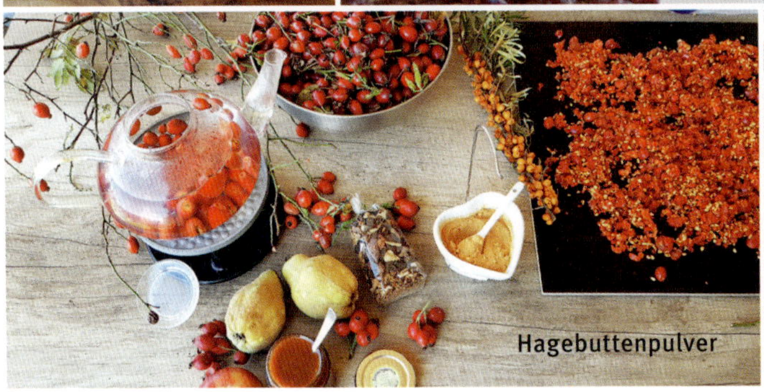

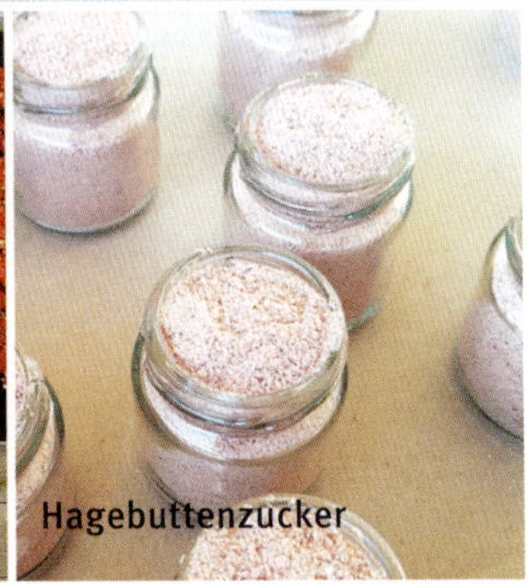

Zuckerpeeling

Kokosöl, Zucker, Zinnkraut oder Rosmarin-Öl-Ansatz, Zimt, gemahlener Kaffee zu einer Paste verrühren, auf die feuchte Haut auftragen und einmassieren, dann abspülen. Das durchblutet, wärmt, aktiviert, stärkt das Bindegewebe und macht eine zarte Haut.

Das Zuckerpeeling wirkt allgemein durchblutungsfördernd, hilft bei Cellulite oder zur Pflege von rauen oder kalten Händen und Füßen. Es kann aber genauso gut als reinigende Waschpaste für schmutzige Hände, z. B. nach Garten- oder Waldarbeit, verwendet werden.

Medizinalwein – Elixiere

Bereits vor der Geburt Christi gebrauchte man den Wein nicht nur zum Genuss, sondern auch als Heilmittel: innerlich als Naturmedizin, aber auch äußerlich zur Reinigung von Wunden (aufgrund des Alkohols und der Gerbstoffe hat der Wein eine desinfizierende Wirkung).

Wein war und ist ein sehr beliebtes Auszugsmittel für Kräuter, Wurzeln und Gewürze. Man findet in alten Kräuterbüchern unzählige Rezepturen dazu. Berühmte Kräuterkundige, wie Hippokrates, Hildegard von Bingen und Paracelsus, empfahlen Pflanzenteile in Wein zu sieden, auszukochen, anzusetzen oder zu pulverisieren und in Wein einzunehmen.

Der Wein gilt als Transportmittel für heilsame Pflanzenwirkstoffe, um diese optimal aufzuspalten, haltbarzumachen, und man vereint auf eine sehr angenehme Weise Heil- und Genussmittel.

Medizinalweine sind flüssige Zubereitungen aus Kräutern und Weinen mit einer gesundheitsfördernden Wirkung. Bei ihrer Herstellung werden die zerkleinerten Pflanzenteile in kaltem oder warmem Wein ausgezogen. Es zieht der Wein die wasser- und fettlöslichen Pflanzenwirkstoffe gleichermaßen aus, so gehen die Wirkstoffe der Pflanze direkt in den so entstandenen Heilwein über. Schluck für Schluck werden über die Mundschleimhaut die Wirkstoffe aufgenommen und gelangen so über die Blutbahn in den Körper.

Es finden Blüten, Blätter, Rinden, Wurzeln, Harze, Knospen und Gewürze als Naturmedizin Verwendung, woraus sich dann auch die jeweilige Wirkung ergibt. Er ist sehr angenehm anzuwenden, einmal zubereitet und im Kühlschrank griffbereit zum Verwenden. Für viele ist er eine willkommene Alternative, als Medizin besonders schmackhaft oder aber auch eine sehr schöne Geschenkidee für unsere Liebsten.

Warmauszug

Basisrezept

1 l Wein • 125 ml Wasser • 1 Handvoll frische oder 2 EL getrocknete Kräuter • Gewürze, wie Zimtrinde, Gewürznelken, Vanilleschote usw. • 1 EL Honig

Wein und Wasser in einem Topf zum Kochen bringen und ca. 5 Minuten köcheln lassen, damit der Alkohol verdunstet, dann vom Feuer wegziehen. Alle restlichen Zutaten gut zerkleinert dazugeben und zugedeckt mind. 1 Stunde oder über Nacht ziehen lassen. Am nächsten Tag erneut erhitzen, filtern und abfüllen, beschriften. Verschlossen und kühl gelagert ca. 6 Monate haltbar.

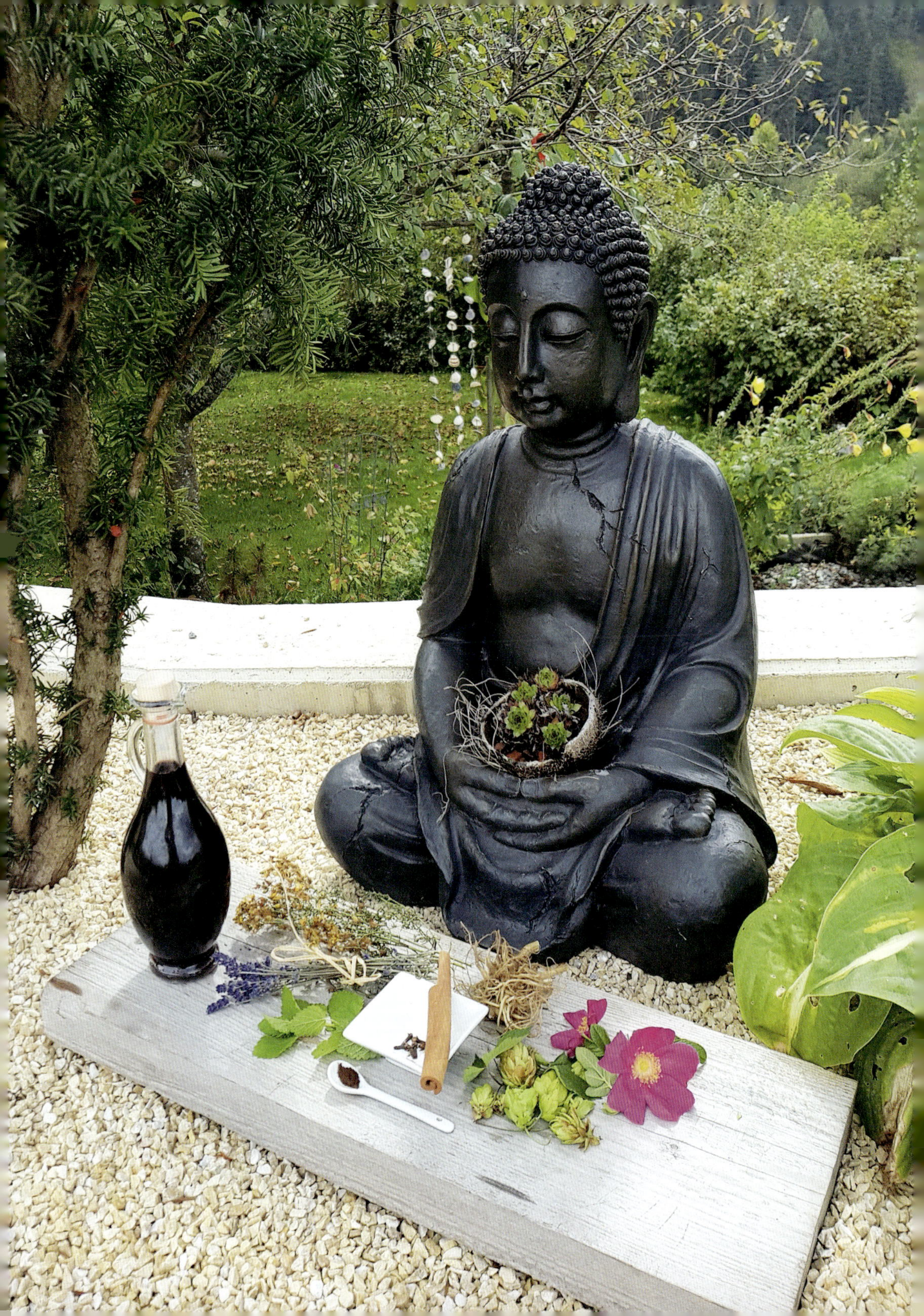

Die meisten Weinauszüge wurden früher im Heißverfahren hergestellt. Bei dieser Methode verdunstet ein Teil des Alkohols, er ist nicht mehr ganz so geistig und zur Abrundung wurden Honig, Zucker und Gewürze zugefügt.

Sehr gerne wurde auch Apfelwein (Most) als Ansatzwein für Blutreinigungskuren, zum Ausleiten und Reinigen verwendet, der Rotweinauszug wurde als Aufbaumittel, zur Blutbildung und Stärkung genutzt.

Tipp Alkoholfreie Alternative

Man kann den Wein auch durch Fruchtsäfte, wie Apfelsaft oder Traubensaft, ersetzen. Dieser ist im Kühlschrank ca. 2 Wochen haltbar.

Seelenschmeichler – Trank der Gelassenheit

je ca. 1 Handvoll Baldrianwurzel, Melissenblätter, Lavendelblüten, Johanniskrautblüten, Hopfenblüten • 1 l Rotwein • 2 EL Honig • 1 Stange Zimt • 2 Gewürznelken • 1 Vanilleschote

Wein und Wasser in einem Topf zum Kochen bringen und ca. 5 Minuten köcheln lassen, damit der Alkohol verdunstet. Dann vom Feuer wegziehen. Alle restlichen Zutaten gut zerkleinert dazugeben und zugedeckt mind. 1 Stunde oder über Nacht ziehen lassen. Am nächsten Tag erneut erhitzen, filtern und abfüllen sowie beschriften. Verschlossen und kühl gelagert ca. 6 Monate haltbar.

Dieser Schlaf- und Nervenwein hilft bei Unruhe, Stress, ist unterstützend in stressigen Zeiten, eine seelische Stärkung in schwieriger Lebenslage, bei Schlaflosigkeit, beruhigend, gegen Aufgewühltsein, Nicht-Abschalten-Können. Bei Bedarf ein Likörgläschen einnehmen.

Baldrian (*Valeriana officinales*): beruhigend, krampflösend, nervenstärkend bei inneren Unruhezuständen, Überreiztheit, Angst und Spannungszuständen und vor Prüfungen.

Melisse (*Melissa officinalis var. citrata*): nervenstärkend, kräftigend, entspannt, hilft überall, wo das innere Harmoniebedürfnis gestört ist, wirkt besänftigend und macht milde.

Lavendel (*Lavendula angustifolia*): beruhigend, für mehr Ausgeglichenheit, bei Überreiztheit, bei nervöser Erschöpfung und Einschlafstörungen. Lavendel hilft in Lebenskrisen und Übergangssituationen, tröstet und bringt Klarheit.

Johanniskraut (*Hypericum perforatum*): ist ein gutes Nervenmittel bei klimakterischen Depressionen und hormonellen Störungen, Traurigkeit, Trauer und bringt Licht in die Seele.

Hopfenblüte (*Humulus lupulus*): schlaffördernde Wirkung, bei depressiven Verstimmungen, sorgt in hormonellen Wandelphasen für inneres Gleichgewicht.

Tipp Wohlbefinden

Mit unseren liebevoll selbst hergestellten Heilmitteln bringen wir Körper, Geist und Seele in Harmonie, damit stärken wir unser höchstes Wohlbefinden und unsere Gesundheit.

Stärkungstonikum

1 l Rotwein • ⅛ l Wasser • 2 EL Brennnesselsamen • 1 EL Honig • 1 Zimtrinde • 2 Gewürznelken

Rotwein und Wasser miteinander aufkochen, vom Herd wegziehen und die restlichen Zutaten mit dem Honig hinzufügen. (Achtung! Honig darf nicht über 37° erhitzt werden, da ansonsten wertvolle Inhaltsstoffe zerstört werden.) Über Nacht ziehen lassen, abfiltern und stamperlweise einnehmen.

Zur allgemeinen Kräftigung, während arbeitsintensiven und stressigen Zeiten, nach schwerer Krankheit, zum Stärken nach einer Geburt und besonders für schwache Menschen.

Die Brennnesselsamen wirken stärkend, mineralisierend, aufbauend, kräftigend, helfen bei Eisenmangel und regen die Körperfunktionen an. Sie sorgen zusätzlich für eine schöne Haut und glänzendes, volles Haar und bei Tieren für ein glänzendes Fell. Sie sind früher auch als Bauern-Viagra bezeichnet worden.

Dieses Tonikum wirkt auch aphrodisierend und fruchtbarkeitsfördernd.

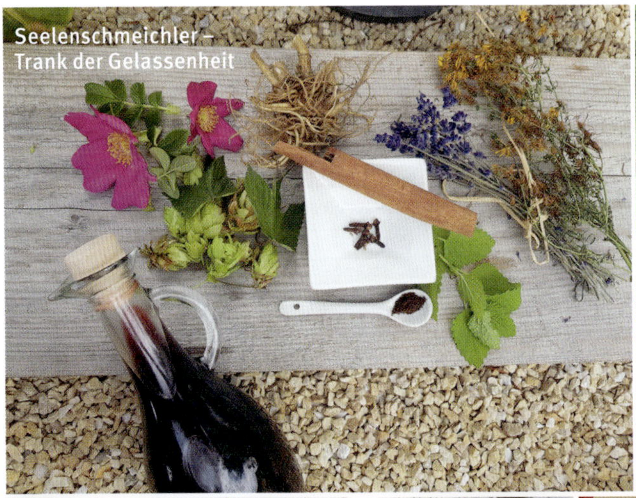

Seelenschmeichler – Trank der Gelassenheit

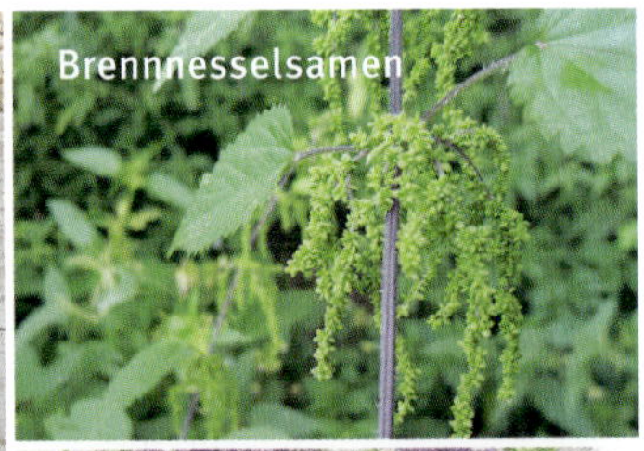

Brennnesselsamen

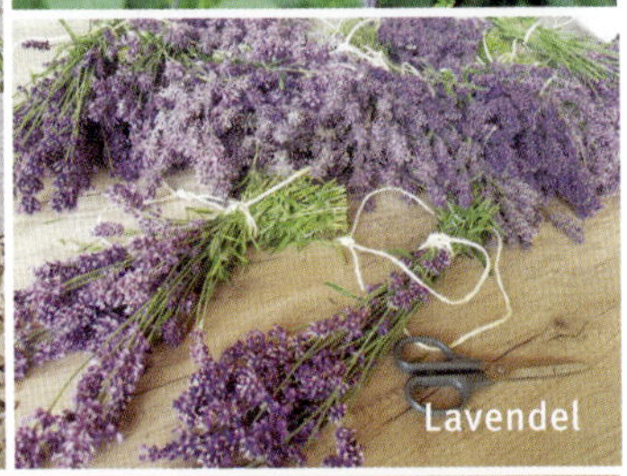

Lavendel

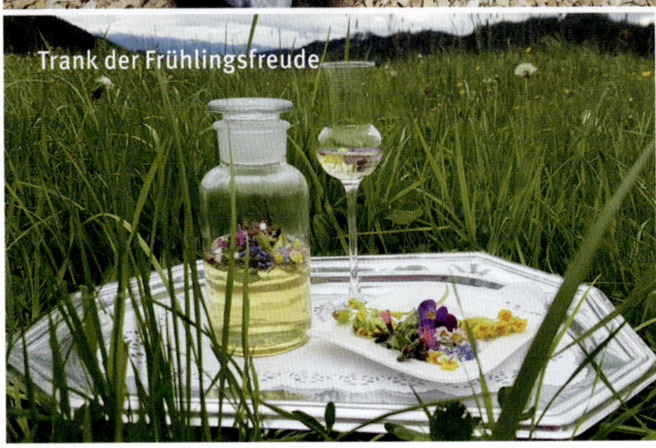

Trank der Frühlingsfreude

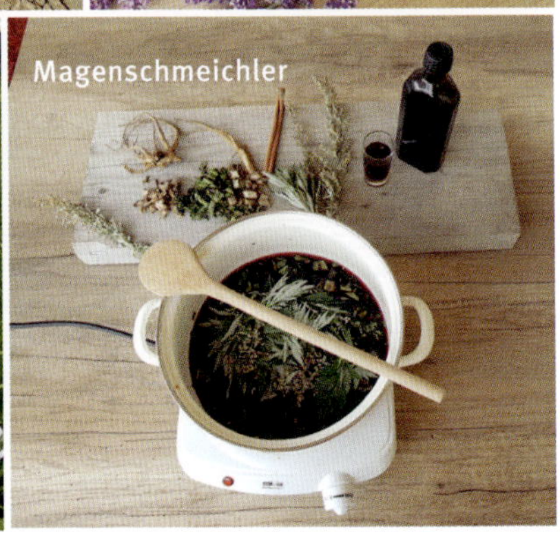

Magenschmeichler

Magenschmeichler

2 EL Engelwurzwurzel • 2 EL Löwenzahnwurzel • 2 EL Kalmuswurzel • 2 EL Beifuß • 1 EL Wermut oder Enzianwurzel • 1 Zimtstange • 1 EL Fenchel • 1 l guter Rotwein • ⅛ l Wasser

Engelwurz, Kalmus und Löwenzahn säubern und zerkleinern. Mit dem Wein und dem Wasser in einen Topf geben und aufkochen lassen. Beifuß oder Wermutblätter ebenfalls kleinschneiden, die Zimtstange brechen und hinzugeben und zugedeckt bis zum nächsten Morgen stehenlassen. Den fertigen Wein dann durch ein Sieb abseihen.

Ein Likörglas voll vor einem schwerverdaulichen Essen oder nach der Mahlzeit bei Verdauungsbeschwerden trinken. Man könnte ihn auch als Aperitif mit etwas Soda oder Orangensaft servieren.

Wer kennt das nicht? Weihnachten, Ostern oder zum Grillen eingeladen und wieder einmal zu viel und zu fett gegessen – und nun drückt und zwackt es im Magen ... da ist es gut, auf so wirksame Hausmittel wie diesen verdauungsfördernden Magenschmeichler zurückgreifen zu können. Ein Gläschen davon und schon geht's wieder besser.

Trank der Frühlingsfreude

1 Handvoll frische Frühlingsblüten, wie Gänseblümchen, Huflattich, Schlüsselblume, Veilchen und Vergissmeinnicht • 0,7 l Honigmet oder Spätlese • 1 Vanilleschote

Wer die kraftvolle Frühlingsenergie in sich spüren will, soll an einem sonnigen Frühlingstag auf die Suche nach Frühlingsboten gehen.

Den Wein in einen Topf geben, aufköcheln lassen, vom Feuer ziehen, eine Vanilleschote hinzugeben, etwas abgekühlt die Blüten dazugeben und zugedeckt 1 Stunde ziehen lassen. Zum Schluss filtrieren, in die Flasche zurückgießen und kühlstellen.

Zwei oder drei Likörgläschen am Tag beleben Körper, Geist und Seele und bringen neue Energie, Frühlingsfreude sowie Leichtigkeit und den Blick für alles Schöne im Leben.

Fit ins Alter

1 l Apfelwein • 1 Handvoll zerkleinerter Lavendelblüten, Mistelblätter, Meisterwurzwurzel, Benediktenwurz, Knoblauch

Die Kräuter zum Apfelwein geben und kurz aufkochen lassen, abseihen und öfters am Tag ein Gläschen davon trinken.

Dieses alte Rezept der Volksheilkunde wurde zur Vorbeugung von Schlaganfall verwendet.

Lavendel *(Lavendula angustifolia):* ist ein ausgezeichnetes Mittel bei Ohnmacht, Lähmungen, Schwindelanfällen.

Mistel (*Viscum album*): wurde von alters her bei chronischen Krämpfen, wie bei Epilepsie, verwendet.

Meisterwurz (*Peucedanum ostruthium*): ist blutreinigend und -bildend, entfernt den Kalk aus den Adern (dadurch verhindert die Meisterwurz Schlaganfall), unterstützt bei Lähmungen der Glieder und hilft bei hohem Blutdruck und Schwerhörigkeit.

Benediktenwurz oder **Nelkenwurz** (*Geum urbanum*): stärkt so wunderbar das Herz, gilt als herzinfaktvorbeugend und macht frohmütig.

Knoblauch (*Allium sativum*): wirkt äußerst gut auf den trägen Blutkreislauf, hilft gegen Verkalkung der Adern und bei hohem Cholesterin.

Kaltauszug

Basisrezept

1 l Wein • 1 Handvoll frische oder 2 EL getrocknete Kräuter • Gewürze, wie Wacholder, Fenchel, Zimtrinde, Gewürznelken, Vanilleschote usw. • 1 EL Honig

Wein, Kräuter, Gewürze und alle restlichen Zutaten gut zerkleinert zum Wein geben und mindestens 10 Tage ziehen lassen. Im Kaltauszugsverfahren wird der Wein nicht erhitzt.

Im Anschluss abfiltern, wieder in die Flasche abfüllen und beschriften. Verschlossen und kühl gelagert ca. 6 Monate haltbar.

Salbeiwein

1 Handvoll Salbeiblätter, zerkleinert • 2 Gewürznelken oder Zimtrinde • 0,7 l Beerenauslese

Die Salbeiblätter mit der Beerenauslese übergießen, 10 Tage stehen lassen, filtern und gläschenweise trinken.

Salbei (*Salvia officinalis*): leitet sich vom lateinischen *salvare* (heilen, gesund sein) ab. Seine Wirkung ist keimtötend, krampflösend, schweißhemmend, blähungswidrig, wundheilend, galleanregend, menstruationsregulierend, auswurffördernd und er erhöht die Widerstandskraft in Zeiten der Ansteckungsgefahr.

Unterstützend bei Leber- und Nierenleiden, er wird gerne zum Abstillen und gegen lästigen Nachtschweiß und übermäßiges Schwitzen an Händen und Füßen verwendet.

Weidenröschen-Heilwein

1 Handvoll kleinblütiges Weidenröschen • 1 EL Brennnesselwurzel, kleingeschnitten • 1 Flasche Wein • 1 Zimtrinde • 2 Gewürznelken • 1 EL Kürbiskerne • bei Bedarf 2 EL Kandiszucker

Alle Zutaten gut zerkleinert zum Wein geben, 2–4 Wochen dunkel ausziehen lassen, dabei immer wieder umrühren. Abseihen und in die Flasche zurückfüllen. Im Kühlschrank sehr gut haltbar, täglich zwei Stamperl einnehmen.

Weidenröschen (*Epilobium parviflorum*): hat eine besondere Wirkung bei Blasenleiden, Blasenschwäche, Harnträufeln, Harnverhalten bei älteren Menschen, unterstützend bei Prostataleiden und Prostatakrebs sowie eine rückbildende Wirkung auf die vergrößerte Vorsteherdrüse des Mannes.

Auch eine wassertreibende, entzündungshemmende und antibakterielle Wirkung sagt man dem Weideröschen nach.

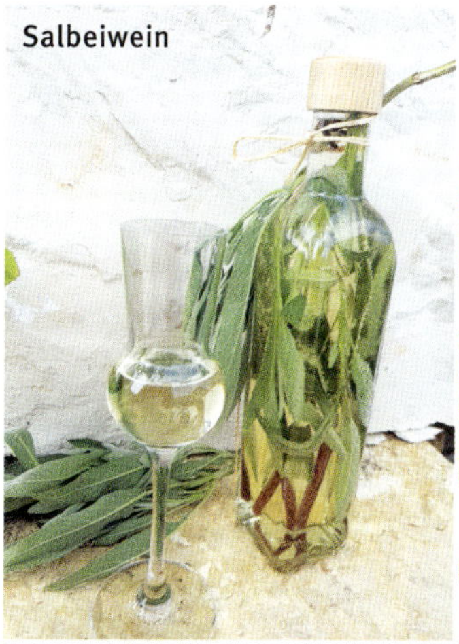
Salbeiwein

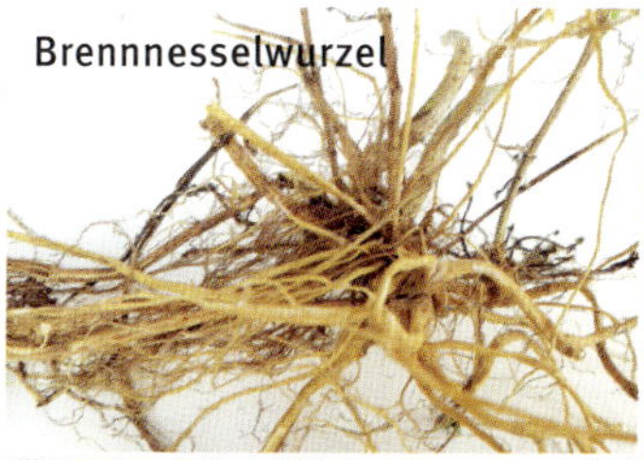
Brennnesselwurzel

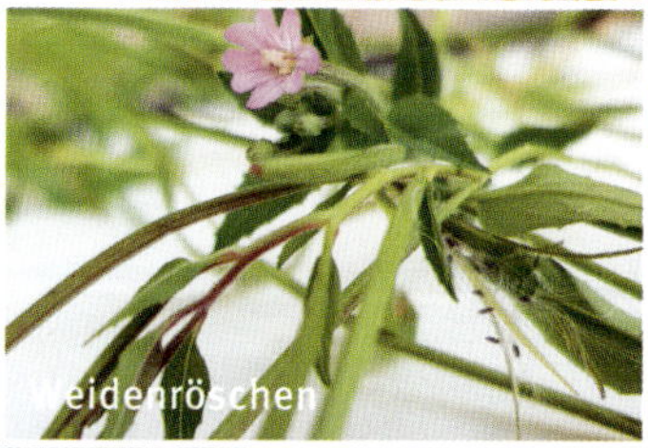
Weidenröschen

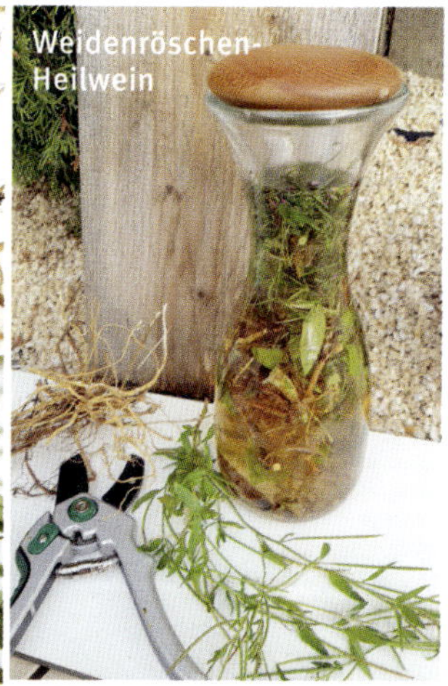
Weidenröschen-Heilwein

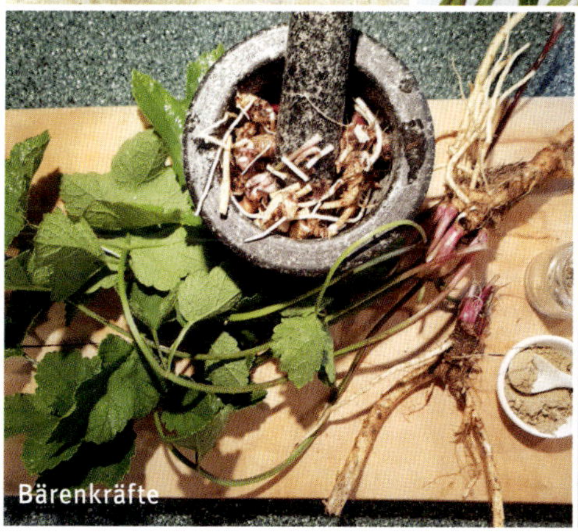
Bärenkräfte

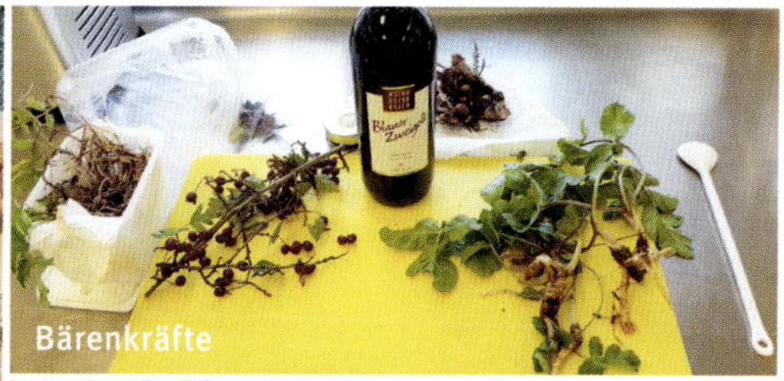

Bärenkräfte

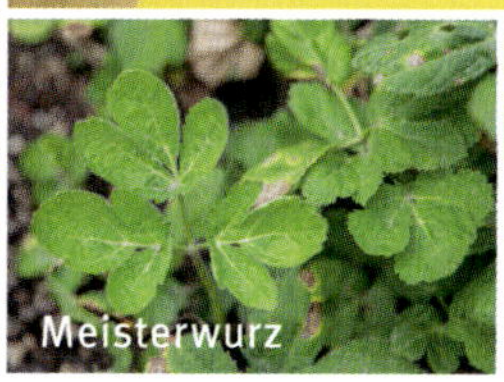
Meisterwurz

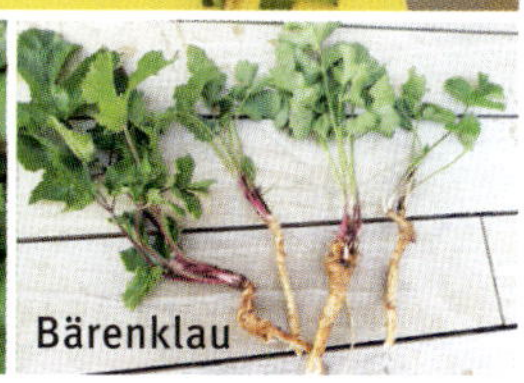
Bärenklau

Es wird in der Volksheilkunde immer wieder als wunderbares Heilmittel für Prostata und Blase verwendet und empfohlen. Oft spreche ich mit Damen bei Kräuterwanderungen und viele klagen: „Ja, jetzt weiß ich zwar, dass das Weidenröschen so gut für meinen Mann wäre, aber er trinkt einfach keinen Tee, was soll ich da nur machen?"

Und somit haben wir eine schmackhafte Lösung mit unserem Heilwein gefunden, über den sich auch jeder Kräutertee-Muffel erfreut.

„Bärenkräfte"

0,7 l Rotwein • 2 EL Wiesenbärenklauwurzel • 2 EL Meisterwurzwurzel • 2 EL Brennnesselsamen • 1 EL Honig • 1 Stange Zimt • 1 Prise Chili • 5 Wacholderbeeren

Alle Zutaten gut zerkleinert evtl. pulverisiert zum Wein geben, die Gewürze hinzufügen, 2–4 Wochen dunkel ausziehen lassen, dabei immer wieder schütteln. Abseihen und in die Flasche zurückfüllen. Im Kühlschrank sehr gut haltbar, täglich zwei Stamperl einnehmen.

Will man zusätzlich die Potenz stärken oder sich kräftigen, so nehme man zusätzlich zwei Schluck von diesem Trank.

Wiesenbärenklau (*Heracleum sphondylium*): wird als stärkstes heimisches Energiemittel auch als europäischer Ginseng bezeichnet (man sagt: „Bärenpflanzen machen Bärenkräfte."). Auch Bärentatze genannt, wächst er bei uns auf jeder Wiese und darf nicht mit dem Riesenbärenklau (*Heracleum mantegazzianum),* der als giftiger Neophyt bekannt ist, verwechselt werden.

Meisterwurz (*Peucedanum ostruthium*): zur Verbesserung der körperlichen und psychischen Leistungsfähigkeit.

Brennnesselsamen (*Urtica dioica*): wirken aufbauend, stärkend, mineralisierend und werden als Bauern-Viagra bezeichnet.

Gewürze: um den Unterleib zu durchbluten und zu wärmen.

Lebenselixier – der Trank der Hundertjährigen

1 Handvoll junge, rötlich überlaufene Eschenblätter • 0,7 l Weißwein guter Qualität • 2 Gewürznelken

Die jungen Eschenblätter fein geschnitten in ein Glas geben und mit dem Weißwein übergießen. Das verschlossene Glas auf eine sonnige Fensterbank stellen und ab und zu kräftig schütteln. Nach sieben Tagen den Weinauszug filtrieren und in die Weinflasche zurückfüllen. Kühl aufbewahren und als Kur ein bis zwei Likörgläschen täglich trinken. Sie stärken die Lebenskraft und sind lebensverlängernd, so sagen es Überlieferungen.

Dieses historische Rezept wird oft als Trank der Hundertjährigen bezeichnet und beschrieben.

Als Frühlings- und Jungbrunnen-Trank bietet sich das energiespendende Eschenelixier an.

Esche (*Fraxinus excelsior*): die jungen Triebe haben Anthocyane eingelagert, diese dienen der Esche als Zellschutz. Die Esche gilt als entgiftend, schmerzstillend, unterstützend bei Beschwerden des Bewegungsapparates. Sie stärkt die Nieren und dient zur Ausleitung von Harnsäure und Cholesterin sowie zur Bindegewebsentgiftung.

„Die Göttin"

0,7 l süßer Eiswein • 1 Handvoll Frauenkräuter, wie Frauenmantel, Schafgarbe, Rotklee, Gänseblümchen, Beifuß • 1 Vanilleschote

Alle Zutaten gut zerkleinert zum Wein geben, 2–4 Wochen dunkel ausziehen lassen, dabei immer wieder schütteln. Abseihen und in die Flasche zurückfüllen. Im Kühlschrank ist dieser Wein sehr gut haltbar. Zur Unterstützung bei Frauenleiden und zum Stärken des Unterleibes und des Frauseins nimmt man täglich ein Likörgläschen am Abend.

Frauenmantel (*Alchemilla vulgaris*): wirkt allgemein frauen- und unterleibsstärkend.

Schafgarbe (*Achillea millefolium*): stärkt und reinigt als krampflösender Mineralstoffspender den Unterleib.

Gänseblümchen (*Bellis perennis*): wirkt kräftigend und reinigend als Arnika der Gebärmutter.

Rotklee (*Trifolium pratense*): unterstützt mit seinen phytoöstrogenen Inhaltsstoffen das hormonelle System.

Beifuß (*Artemisia vulgaris*): reinigt, wärmt und durchblutet den Unterleib und regt den gesamten Energiefluss im Körper an (Beifuß nicht während der Schwangerschaft verwenden).

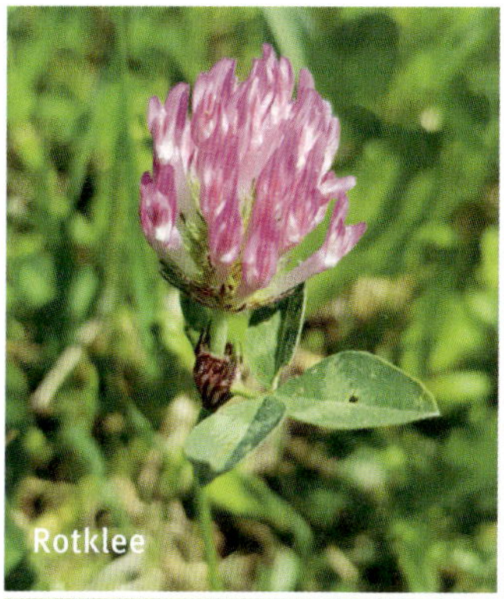
Rotklee

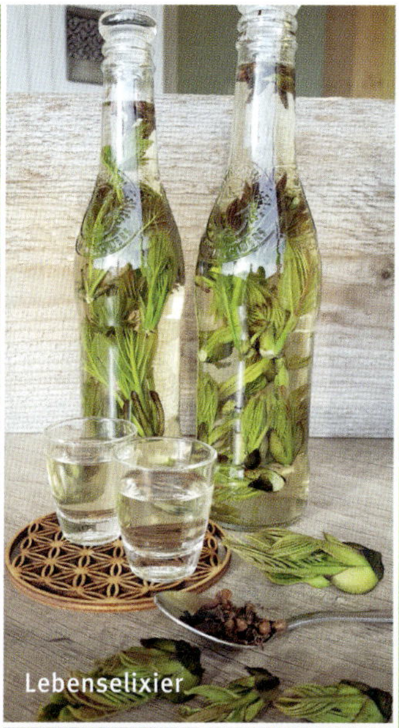
Lebenselixier

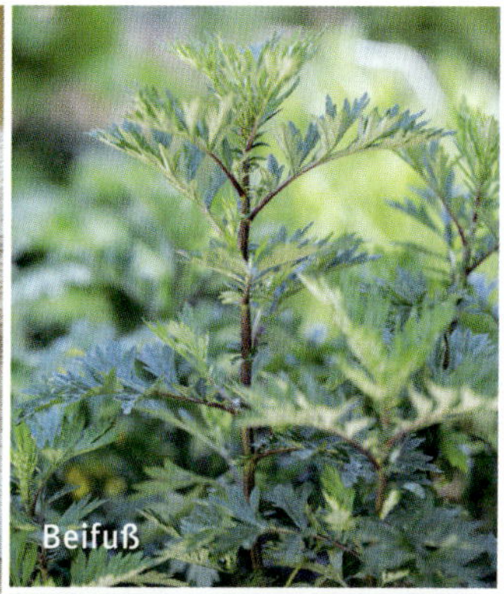
Beifuß

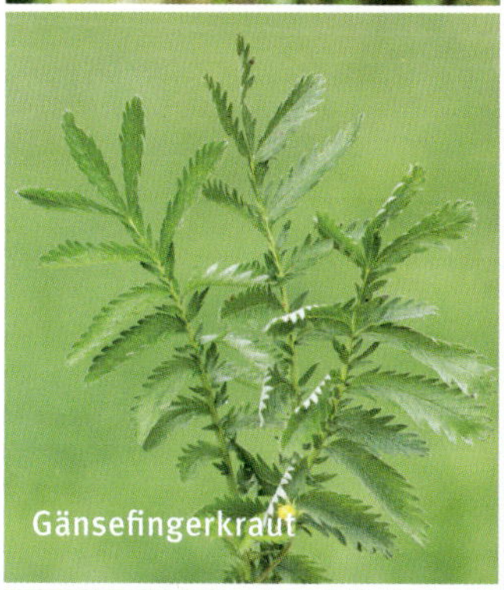
Gänsefingerkraut

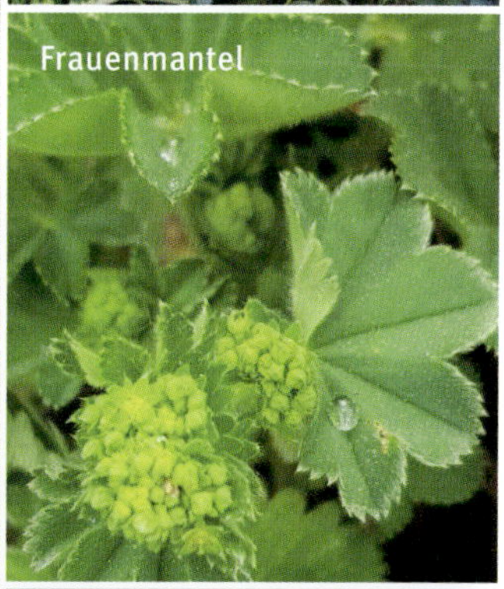
Frauenmantel

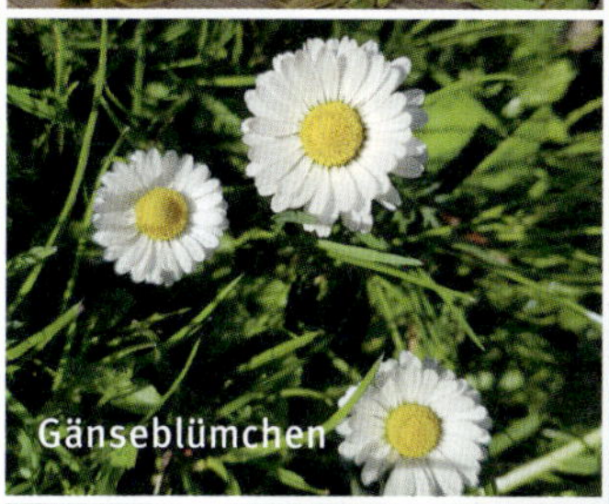
Gänseblümchen

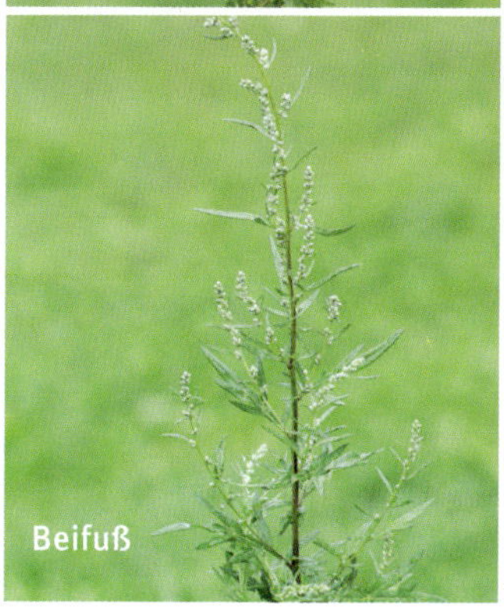
Beifuß

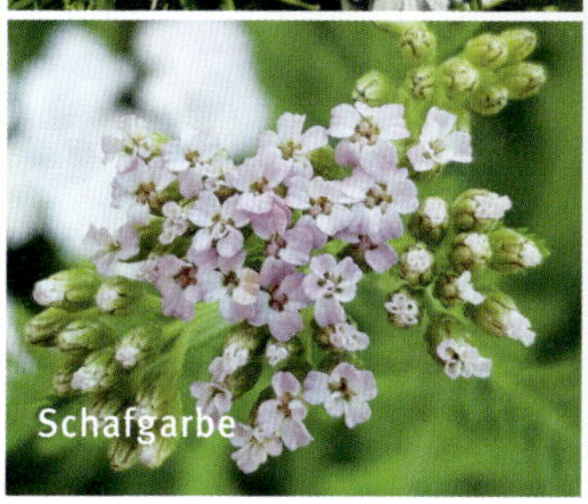
Schafgarbe

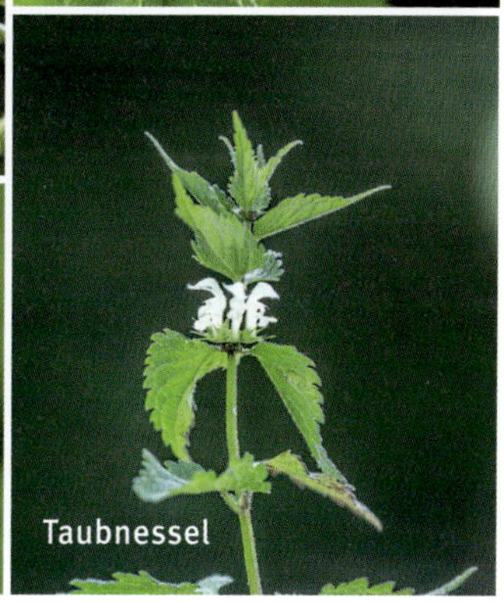
Taubnessel

Trank bei Fallsucht und Krämpfen

0,7 l Weißwein • je 2 EL Gänsefingerkraut, Beifußkraut und -wurzel, Mistelblätter

Die Kräuter und Wurzeln in einer Flasche ansetzen und 2 Wochen bei Zimmertemperatur ausziehen lassen, filtern und verwenden.

Dieses alte überlieferte Rezept aus der Volksheilkunde hilft bei Epilepsie, krampfhaften Leiden, Fallsucht, Krämpfen, Störungen der Muskelfunktion, krampfhaften Krankheitserscheinungen.

Das Rezept stammt von einem alten Kräutermann, der erzählt, dass diesem Rezept oft auch ein kleines Stück der Pfingstrosenwurzel hinzugefügt wurde.

Weitere Medizinalwein-Beispiele:

Ausleitungswein: Löwenzahn, Brennnessel, Giersch, Gundelrebe, Birke zur allgemeinen Entgiftung und Stoffwechselanregung.

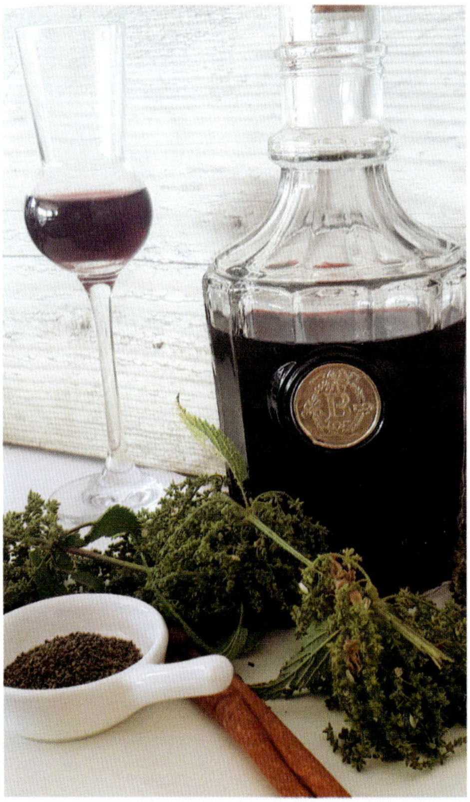

Beifußwein: als Aperitif aktiviert er die ganzen Verdauungssäfte, bei Völlegefühl und Blähungen, bei Magenkrämpfen und Übelkeit, er ist generell wärmend, fruchtbarkeitssteigernd (aktiviert das Wurzelchakra) und aktiviert unser Hormonsystem.

Lungenwein: Spitzwegerich, Lungenkraut, Isländisch Moos wirken allgemein lungenstärkend, bei Husten, Bronchitis und unterstützend für Raucher.

Rosmarinwein: bei Erschöpfung, kreislaufanregend, konzentrationsfördernd, bei niedrigem Blutdruck, er wärmt, aktiviert und stärkt bei Schwindel.

Weißdornwein: herzstärkend, blutdruckregulierend, nach einer Grippe, herzmuskelstärkend, bei Herzbeschwerden, die im Alter auftreten.

Tinkturen, Ur-Tinkturen & Essenzen

Tinkturen sind flüssige Auszüge aus Kräutern und Alkohol mit einer gesundheitsfördernden Wirkung. Bei der Herstellung von Tinkturen werden die zerkleinerten Pflanzenteile, wie Blüten, Blätter, Rinden, Wurzeln, Harze und Knospen, in Alkohol ausgezogen. Die heilsamen Pflanzenwirkstoffe (auch wasserunlösliche oder schwerlösliche Inhaltsstoffe) lösen sich im Alkohol und werden dabei konserviert. Anders als im Tee sind Tinkturen stark konzentriert, sehr gut haltbar und eine täglich leicht verfügbare Naturmedizin. Der Alkohol kann bei der Anwendung in jedem Verhältnis mit Wasser verdünnt werden.

Wissenswertes

Die Tinkturen können aus einer einzelnen Pflanze, aus mehreren sich ergänzenden Pflanzen oder aber aus einer Pflanze (bzw. eines Baumes) mit ihren im Jahreskreis gesammelten Pflanzenteilen bestehen, wie z. B. aus Knospe, Rinde, Blüte, Blatt, Frucht, Wurzel, Asche – um Lebensanfang und Lebensende wieder zu vereinen.

Möglichkeiten für die Herstellung einer Tinktur zu Hause

Urtinktur oder Muttertinktur

- **Mazeration** (lat. *macerare* „einweichen“): Die Pflanzenteile gut zerkleinert (mit einem Keramikmesser oder im Mörser) in ein Schraubglas geben und dieses mit Alkohol auffüllen. Nicht direktem Sonnenlicht aussetzen und gelegentlich schütteln. Nach 2–4 Wochen (ich lasse das Mazerat mind. eine Mondphase stehen) filtrieren.

- **Turboextraktion (Schnellverfahren)**: Die Pflanzenteile in einen Mörser geben und mit einem Teil des Alkohols gut zerkleinern und verreiben oder mixen. In ein Schraubglas geben und mit dem restlichen Alkohol aufgießen, schütteln und durch ein feines Sieb oder einen Teefilter filtrieren. In dunkle Flaschen abfüllen, beschriften und kühl und lichtgeschützt lagern! Man kann die Tinktur bereits nach wenigen Stunden bzw. am nächsten Tag verwenden.

- **Blütenessenzen** (Sonnenmethode): Frische Blüten werden an einem sonnigen Tag mit Quellwasser in eine Schale gelegt und einige Stunden dem Sonnenlicht ausgesetzt, damit die Informationen und Wirkstoffe in das Wasser übergehen können. Die Blüten herausnehmen, die Mischung zur Haltbarmachung zur Hälfte mit 90 Vol.-%igem Alkohol versetzen und in Fläschchen abfüllen (= Blütenmutteressenz).

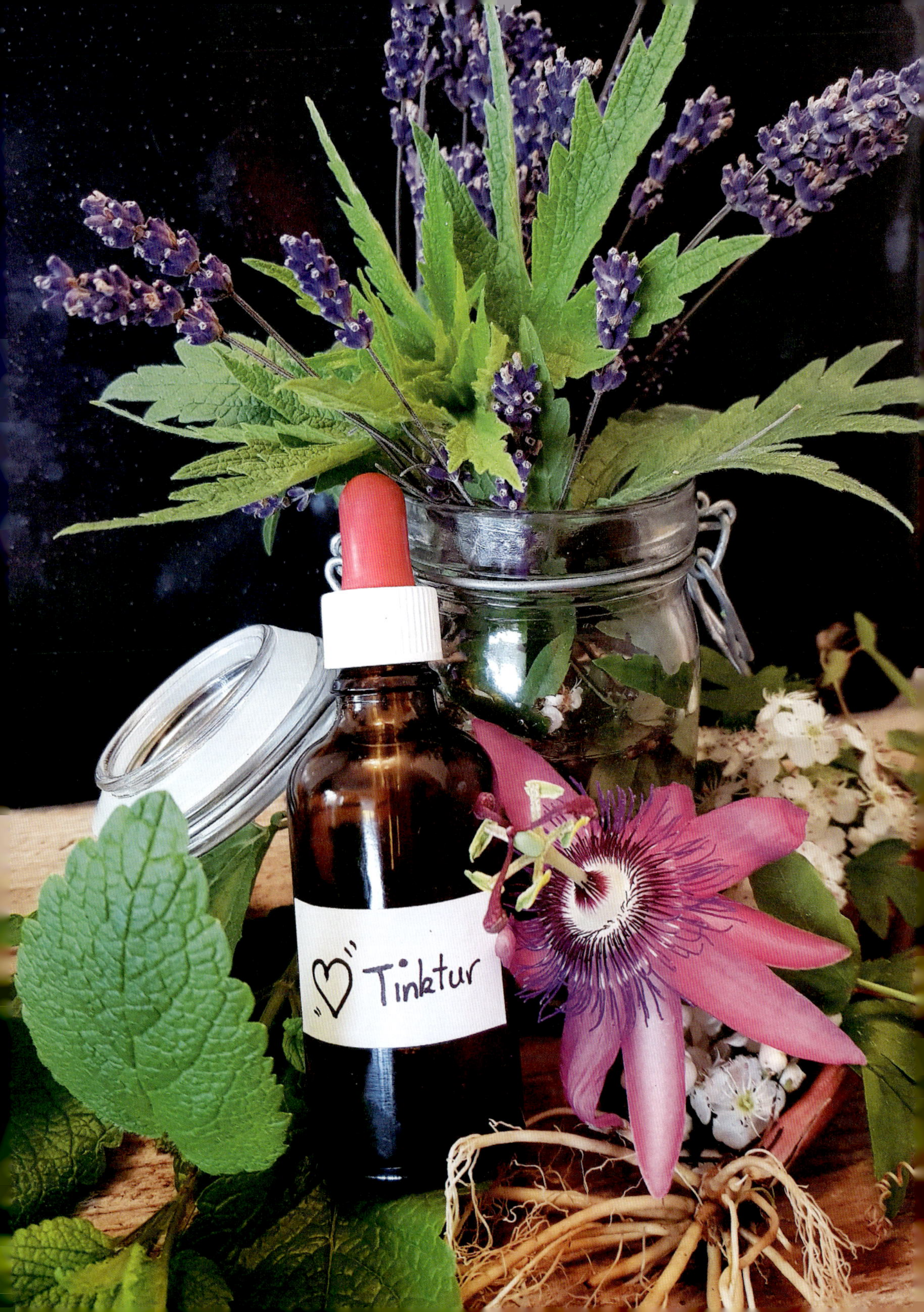
Tinktur

Verdünnt mit Wasser einnehmen. Blütenessenzen, wie z. B. Bachblüten, setzen an der Psyche an. Indem Verhaltensmuster der Seele geheilt werden, wird auch der Körper geheilt.

Tipp

Tinkturen haben zwar eine sehr gute Haltbarkeit (mehrere Jahre), trotzdem empfehle ich, jedes Jahr frische Ansätze zuzubereiten.

Da man eine Tinktur ja nur tropfenweise verwendet, reicht es aus, nur eine kleine Menge davon herzustellen.

Es kann von Vorteil sein, jede Pflanze separat auszuziehen und die verschiedenen Tinkturen erst dann zu vermischen, da einige Pflanzen einen unterschiedlichen Erntezeitpunkt haben und man sie so zu unterschiedlichen Mischungen weiterverarbeiten kann.

Anwendung

Von der Urtinktur oder Muttertinktur nimmt man durchschnittlich 3–15 Tropfen je nach Bedarf 1–3-mal täglich ein.

Einmal täglich nehme ich die Tinktur ein, um in meinem Körper einen Impuls zu setzen, um eine Information zu geben. Ich lasse meinem Körper Zeit, um seine Selbstheilungskräfte zu aktivieren oder um ein bestimmtes Organ oder eine Funktion zu stärken (z. B. zur Immunstärkung, Lungenstärkung, Blasenstärkung).

Mehrmals täglich nehme ich die Tinktur ein, wenn ich eine akute Situation habe oder eine rasche Reaktion brauche (wenn ich schon erkältet bin, schon huste oder bereits eine Blasenentzündung habe).

Die Tinktur wird am besten mit etwas Wasser verdünnt eingenommen und gut eingespeichelt. Sie soll etwa eine halbe Stunde vor oder eine Stunde nach dem Essen eingenommen werden.

Tipp Anwendung für Kinder

Kinder zwischen 2 und 10 Jahren können bis zu 3-mal 1 Tropfen in Wasser einnehmen, oder:

Variante 1: Es besteht die Möglichkeit, neutrale oder leere Globuli zu kaufen und diese mit der Tinktur, 1 : 9 mit Wasser verdünnt, zu besprühen. Die Globuli trocknen lassen und so heilsame Globuli selbst herzustellen.

Variante 2: Auf ein Stück Zucker 3–5 Tropfen der Heiltinktur geben und über Nacht stehen lassen – über die Oberfläche des Zuckers entweicht der Großteil des Alkohols und der Wirkstoff bleibt übrig.

Variante 3: Man kann auch den Milchzucker (9 Teile) mit der Tinktur (1 Teil) gemeinsam vermörsern, trocknen lassen und ihn dann nochmals mörsern. So entsteht ein ganz feines Homöopathisches (D1) Pulver, von dem man 3-mal täglich eine Messerspitze voll direkt in den Mund einnimmt.

Variante 4: Oder 1–3 Tropfen der Tinktur in kochendes Wasser geben, abkühlen lassen und das Wasser abgekühlt über den Tag verteilt trinken.

Weitere Verwendungen von einer Tinktur:

- in Salben und in der Kosmetik als Wirkstoffzusatz, zur Konservierung bzw. besseren Haltbarkeit ...
- als Einreibung äußerlich
- als Spray
- verdünnt mit Wasser für Umschläge, Auflagen, Wickel ...
- in der Hausapotheke
- als Urtinktur für homöopathische Weiterverarbeitungen

GRUNDSÄTZLICH GILT:

Ur-Tinkturen (meist auch als **Tinktur** bezeichnet) werden durch den Auszug mit Alkohol und der **frischen** Pflanze hergestellt.

1 Teil frische Pflanze zu ca. 2–3 Teilen Alkohol.

Tinkturen werden durch den Auszug mit Alkohol und der **getrockneten** Pflanze hergestellt.

1 Teil getrocknete Pflanze zu ca. 5 Teilen Alkohol.

Zur Verwendung kommen hochwertige biologische Alkohole, wie Apfelschnaps, Wodka, Korn, Cognac und natürlich Alkohol (Ethanol) aus der Apotheke.

Welchen Alkoholgehalt (Vol.-%) nimmt man am besten?

- 20 Vol.-%: zarte Blüten, schleimstoffhaltige Pflanzen (Eibisch, Beinwell, Königskerze, Malve)
- 40–50 Vol.-%: Kräuter, Blätter, Blüten, Knospen und weiche Wurzeln
- 70–90 Vol.-%: harte Wurzeln, Rinde, Harze

Löslichkeit von Pflanzen-Wirkstoffen

- 0–30 Vol.-%: Pflanzenschleime, Pektine, Polysaccharide
- 0–40 Vol.-%: Saponine, Salicylsäure, Glykoside, Bitterstoffe, Alkaloide
- 38–50 Vol.-%: Flavonoide, Cumarine, Scharfstoffe, Senföle, Gerbstoffe
- 50–70 Vol.-%: ätherische Öle
- 90 Vol.-%: Harze, Weihrauch

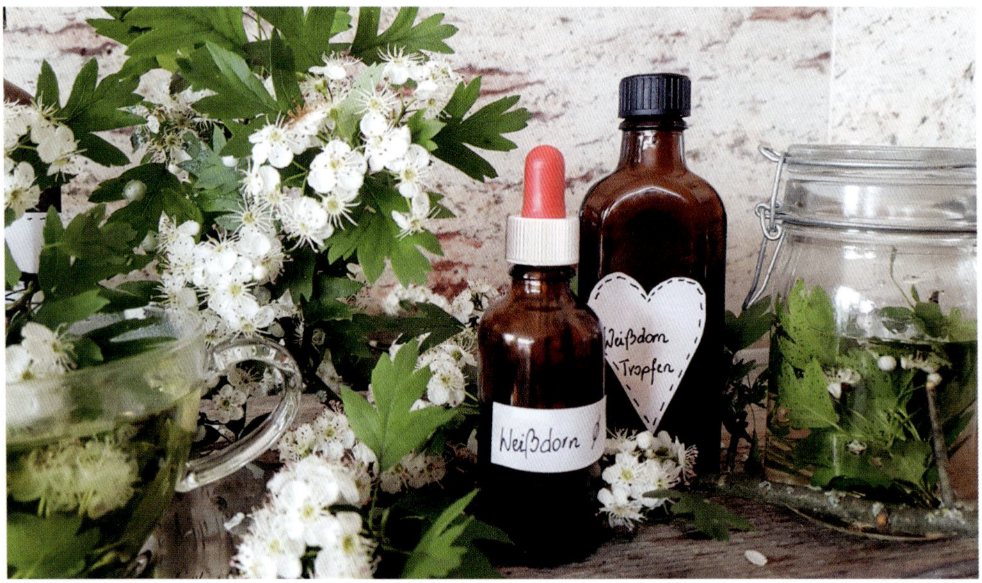

Ur-Tinktur Basisrezept

1 Teil frische Pflanzen • 2 Teile Alkohol

Die Pflanzen gut zerkleinern, in ein gut verschließbares Glas geben und mit Alkohol aufgießen. Die Kräuter müssen immer mit Alkohol bedeckt sein.

Lassen Sie den Ansatz, vor direkter Sonne geschützt, einen Monat (eine Mondphase) stehen, schütteln Sie ihn immer wieder, dann filtrieren Sie ihn, füllen ihn in dunkle Tropfflaschen ab und beschriften ihn.

Weitere Tinktur-Rezepte

Unterstützende Herztinktur „Anti-Stress"

1 EL frische Weißdornblätter, -blüten oder -beeren • 1 EL frisches Herzgespannkraut • 1 EL Melissenblätter • 1 EL Baldrianwurzel, fein zerkleinert • 200 ml Alkohol, 40 Vol.-%

Alle gut zerkleinerten Pflanzenteile in ein Schraubglas geben und mit dem Alkohol übergießen. Das Pflanzenmaterial muss bedeckt sein. Das Schraubglas verschließen und den Ansatz vier Wochen ziehen lassen, gelegentlich schütteln, abseihen, in dunkle Tropfflaschen abfüllen und beschriften.

Bei Beschwerden 2–3-mal täglich 10–15 Tropfen einnehmen.

Weißdorn (*Crataegus monogyna*): gehört zu den besten Herzpflanzen (ohne Nebenwirkungen). Seine regulierende Wirkung auf die Herztätigkeit bei Herz-Kreislauf-Störungen bis hin zu seiner Wirkung bei Herzschwäche und den Ausgleich des Blutdrucks

Herzgespann (*Leonurus cardiaca*): hilft bei beunruhigendem Herzklopfen, Unruhe, Bluthochdruck, Panikgefühl, bei leichter Schilddrüsenüberfunktion.

Melisse (*melissa officinalis* var. *citrata*) und **Baldrian** (*valeriana officinalis*): bei Reizüberflutung, bringen Ruhe, Ausgeglichenheit und Rhythmus zurück, wenn wir außer Takt gekommen sind.

Mein persönliches Lieblingsrezept – abwehrstärkende Tinktur „Sechs Wächter"

je 1 EL Roter Sonnenhut/Echinacea, Blüten, Blätter, Stängel • 1 EL Wasserdostblüte, -blatt 1 EL Kapuzinerkresseblüte, -blatt • 1 EL Mädesüßblüte • ca. 200 ml Alkohol, 40 Vol.-%

Die gut zerkleinerten Pflanzenteile in ein Schraubglas geben, mit Alkohol auffüllen, die Pflanzen müssen vollständig mit dem Alkohol bedeckt sein. Verschließen und gelegentlich schütteln, nach 4 Wochen filtern und in dunkle Tropfflaschen füllen. Dunkel lagern.

Bei Bedarf oder vorbeugend 1–3-mal täglich ca. 8–15 Tropfen pur in den Mund auf die Schleimhäute oder in etwas Wasser einnehmen.

Wichtig: Nach 3 Wochen einige Tage pausieren, damit kein Gewöhnungseffekt auftritt.

Tipp

Wenn alle rundum erkältet sind oder man sowieso etwas anfällig ist und jeden Infekt einfängt, dann hilft diese Tinktur, das Immunsystem zu stärken. Meine Familie, meine Bekannten und ich haben damit jahrelang beste Erfahrungen gemacht, sodass diese Tinktur einen festen Platz in unserer Hausapotheke hat.

Sonnenhut (*Echinacea purpurea*): wirkt immunsystemanregend, stärkend und entzündungshemmend.

Wasserdost (*Eupatorium cannabium*): wirkt immunsystemstärkend, antiviral, antibakteriell und schmerzstillend.

Kapuzinerkresse (*Tropaeolum majus*): wirkt als natürliches „Antibiotikum" antiviral und antibakteriell.

Mädesüß (*Filipendula ulmaria*): mit ihrer Salicylsäure als natürliches „Aspirin" fiebersenkend, immunstärkend, schmerzlindernd.

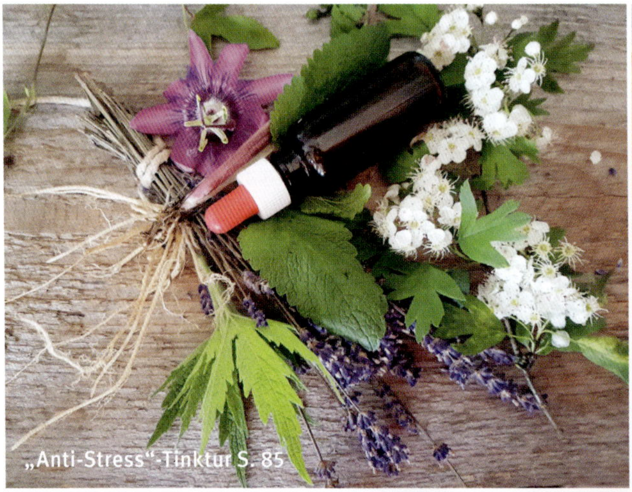

„Anti-Stress"-Tinktur S. 85

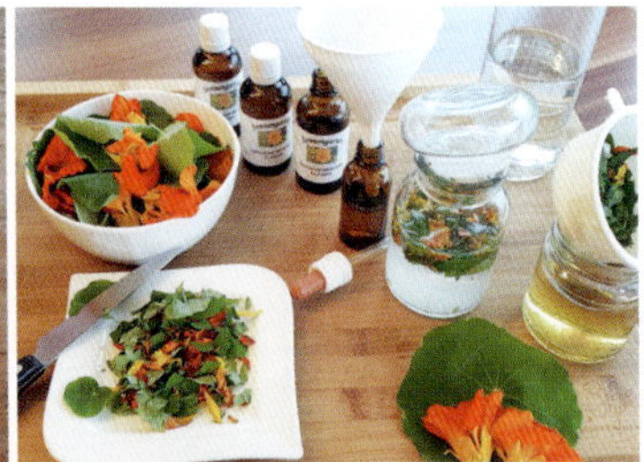

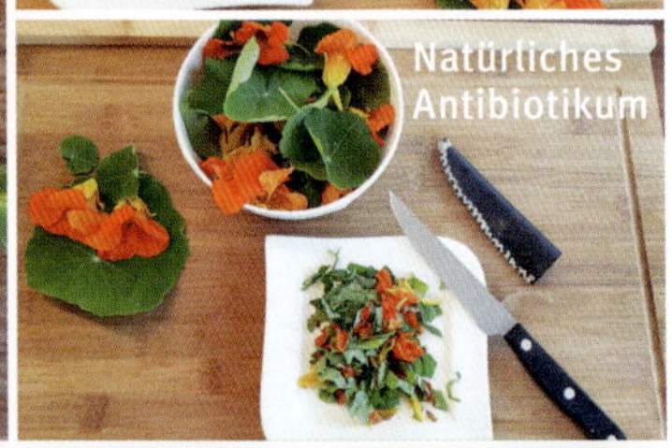

Natürliches Antibiotikum

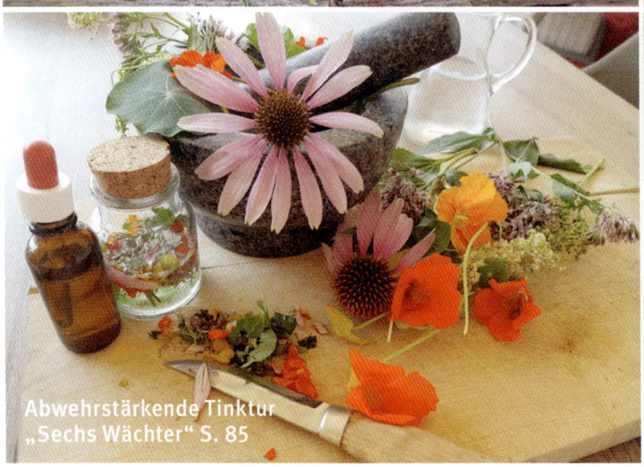

Abwehrstärkende Tinktur „Sechs Wächter" S. 85

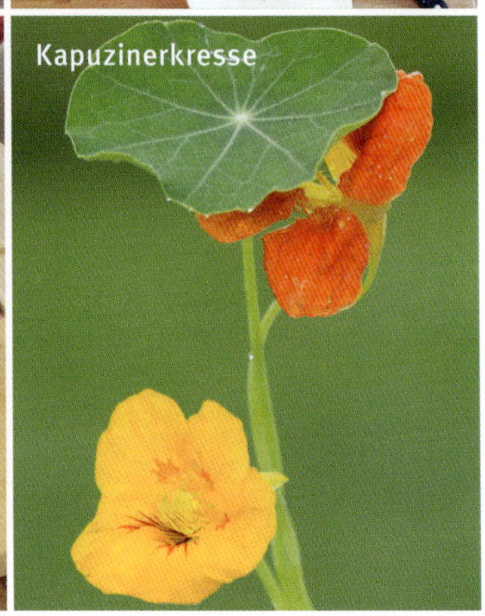

Kapuzinerkresse

Natürliches „Antibiotikum“

1 Teil frische Kapuzinerkresse, Blatt, Blüte, Samen • 2 Teile Alkohol, 40 Vol.-%

Tipp

Der Kapuzinerkressetinktur kann ein kleiner Anteil Meerrettichwurzel (Kren) zugefügt werden, um die antibiotische Wirkung zu verstärken!

Die gut zerkleinerte Kapuzinerkresse und den Alkohol in einem Glas ansetzen, vor Sonne geschützt bei Zimmertemperatur ausziehen lassen, immer wieder schütteln und dann filtrieren. Abfüllen und beschriften.

Für die Anwendung bei Erkältung, Halsbeschwerden, Schnupfen, Blasenentzündung, Ohrenentzündung vorbeugend täglich 15 Tropfen in Wasser einnehmen.

Bei Verwendung als natürliches „Antibiotikum“ (akut) muss man es stündlich einnehmen, dafür reichen meist 5 Tropfen pur, die über die Schleimhäute aufgenommen werden.

Kapuzinerkresse (*Tropaeolum majus*): In allen Teilen der Pflanze befindet sich ein Stoff, der wie ein Antibiotikum die Vermehrung von Bakterien verhindert und den Vorteil hat, dass die natürliche Darmflora nicht zerstört wird. Das natürliche Antibiotikum wird beim Verzehr aus dem ätherischen Öl freigesetzt und über Atem und Harn wieder ausgeschieden. Gerade hier entfalten sich seine Eigenschaften. Es ist ein Penicillinersatz mit Breitbandwirkung und hilft bei Infektionen der Atemwege, Ohren und Nebenhöhlenentzündungen, Angina, Mandelentzündungen, Bronchitis und Schnupfen.

Praktisches

Aus eigener Erfahrung weiß ich, dass man viele Rezepte nur dann anwendet, wenn diese auch einfach und praktisch in der Handhabung sind. Eines meiner Lieblinge davon ist dieser Spray. Wer kennt das nicht, da bekommt man in der Nacht plötzlich Halsweh und man ist zu müde, um sich z. B. einen Salbeitee zu kochen ...

Wie gut und praktisch ist es dann, wenn im Badezimmerschrank ein Fläschchen Salbeitinktur oder ein Halsspray zur Anwendung bereit steht. Übrigens ist dieser Spray auch bei Zahnfleischproblemen sehr hilfreich.

Salbeispray

1 Teil Salbei • 2 Teile Wodka (geschmacksneutral)

Den Salbei gut zerkleinert in ein Schraubglas geben, mit dem Alkohol aufgießen und 4 Wochen ausziehen lassen, filtrieren und zur Hälfte in eine Sprühfasche füllen, mit Salbeitee aufgießen und bei Zahn-, Mund- oder Rachenentzündungen öfters in den Mund sprühen.

Halswohlspray

2 EL Salbeiblätter • 2 EL Eibischwurzel • 2 EL Thymian, ganzes Kraut • 1 EL Blutwurzwurzel
1 Prise Salz (desinfizierend) oder Birkenzucker (karieshemmend)
200 ml Wodka (geruchsneutral)

Alle Zutaten gut zerkleinert in ein Schraubglas geben, mit dem Alkohol aufgießen und 4 Wochen ausziehen lassen.

Oder, wenn's mal schnell gehen muss, alle Zutaten mit einem Mixstab mixen, öfters schütteln, nach mind. 1 Stunde oder am nächsten Tag abseihen. Das nennt man dann Turboextraktion.

Man kann diese Tinktur zur Hälfte in eine Sprühflasche geben, mit Mineral- oder Quellwasser auffüllen und für die besondere Pflege der Schleimhäute gebe ich sehr gerne noch 2 EL Johanniskrautöl dazu. Vor jeder Anwendung gut schütteln und bei Halsbeschwerden, Entzündungen im Rachenraum, zur Zahnfleischstärkung, als Mundspülung oder als Zusatz auf die Zahnbürste sprühen.

Für frischen Atem kann man einen Tropfen ätherisches Pfefferminzöl dazugeben.

Salbei (*Salvia officinalis*): ist entzündungshemmend, keimtötend und wundheilend.

Eibischwurzel (*Althaea officinalis*): die Schleimstoffe wirken reizmildernd und beruhigend.

Thymian (*Thymus vulgaris*): wirkt bakterientötend und antibiotisch.

Blutwurz (*Potentilla tormentilla*): entzündungshemmend, wirkt stark zusammenziehend, antibiotisch, blutstillend, zahnfleischstärkend und zur Festigung lockerer Zähne.

Natürliches Aspirin – Mädesüßtinktur

1 Teil Mädesüßblüten, evtl. -wurzel • 2 Teile Alkohol, 38 Vol.-%

Alle Zutaten gut zerkleinert in ein Schraubglas geben, mit dem Alkohol aufgießen und 4 Wochen vor Sonne geschützt bei Zimmertemperatur ausziehen lassen, immer wieder schütteln und dann filtrieren, abfüllen und beschriften.

Bei Schmerzen und Entzündungen 2-mal täglich 15–30 Tropfen der Tinktur in Wasser einnehmen.

Mädesüß (*Filipendula ulmaria*): wurde zur Schmerzlinderung bei Kopfweh, zur Fiebersenkung und bei grippalen Infekten, als Schmerzmittel bei rheumatischen Beschwerden, Gliederschmerzen und Entzündungen verwendet. Es ist volksheilkundlich bekannt als pflanzliches „Aspirin". Die ersten bekannten Quellen von Salycylsäure, aus der dann das bekannte Aspirin synthetisiert wurde, waren neben der Weidenrinde die Blütenknospen des Mädesüß.

Gänseblümchentinktur

1 Teil Gänseblümchenblüten • 2 Teile Alkohol, 40 Vol.-%

Gänseblümchen gut zerkleinern und in ein Schraubglas geben, mit dem Alkohol aufgießen und 4 Wochen vor Sonne geschützt bei Zimmertemperatur ausziehen lassen. Immer wieder schütteln und dann filtrieren, abfüllen und beschriften.

Innerlich bei Bedarf 2-mal täglich 5–10 Tropfen in Wasser einnehmen.

Äußerlich verdünnt als Umschlag und als Einreibung anwendbar.

Gänseblümchen (*Bellis perennis L.*): wird auch als Wiesenarnika bezeichnet, die Tinktur ist ein hilfreiches Mittel bei Prellungen, Quetschungen, Verrenkungen, Verstauchungen, Folgen von Stürzen, Beulen, Hämatomen, Muskelkater, verbunden mit Zerschlagenheitsgefühl und Müdigkeit. Auch nach Überarbeitung und Überforderung, bei körperlicher und geistiger Erschöpfung lindert das Gänseblümchen.

Als Arnika der Gebärmutter hilft es nach anstrengender und langwieriger Geburt, nach sexueller Verletzung oder bei einem inneren Wundheitsgefühl.

Die Wirkung auf die Seele: So wie sich das Gänseblümchen immer wieder aufrichtet, egal wie oft es im Rasen getreten und gemäht wird, sich tapfer und mit einer Leichtigkeit allen diesen Gegebenheiten anpasst, so vermag es seine ganze Kraft an uns weiterzugeben, um auch uns besser anzupassen, aufzurichten und uns zu stärken.

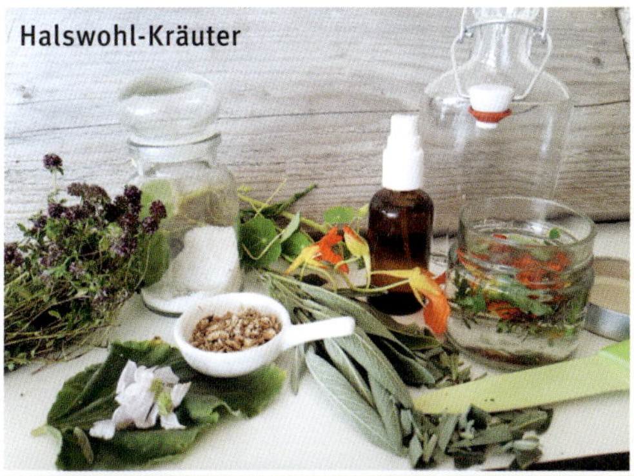
Halswohl-Kräuter

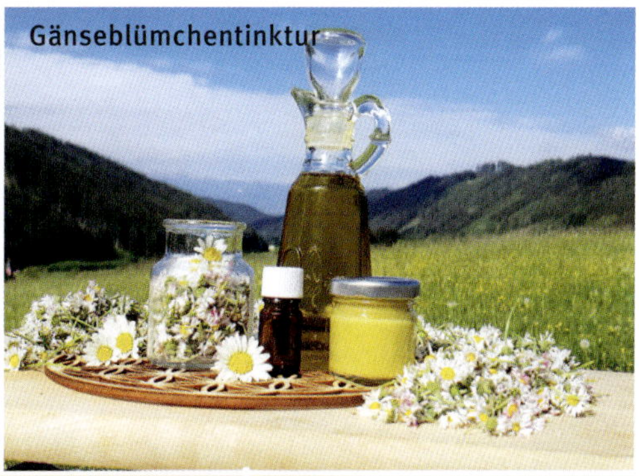
Gänseblümchentinktur

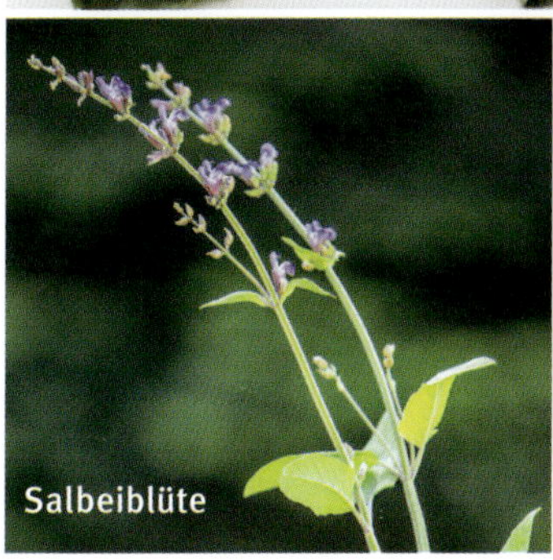
Salbeiblüte

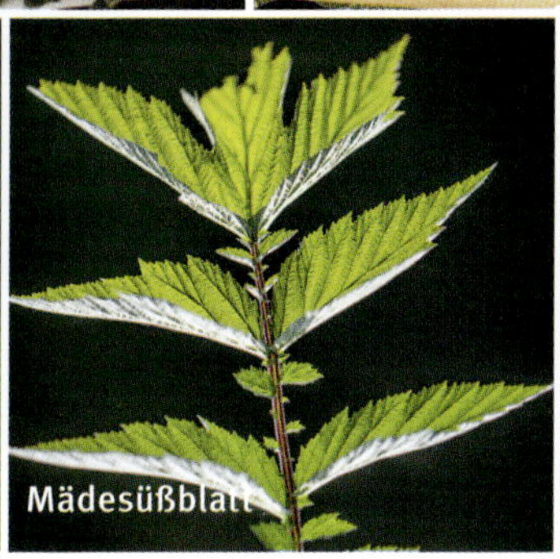
Mädesüßblatt

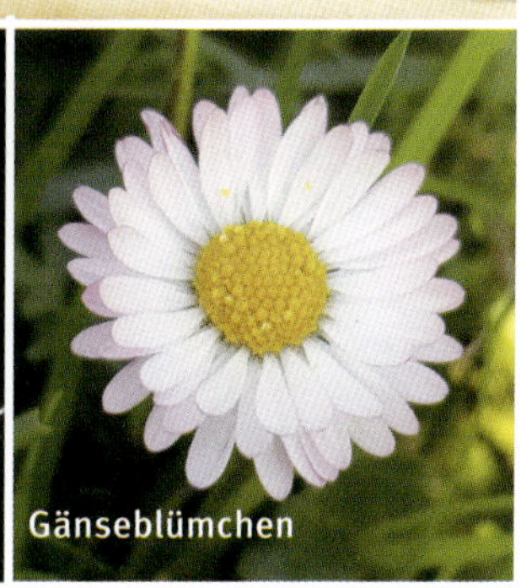
Gänseblümchen

Königskerzentinktur

1 Teil Königskerzenblüten • 2 Teile Alkohol, 40 Vol.-% • ½ Teil Quellwasser

Die Königskerzen am frühen sonnigen Vormittag sammeln und in ein Glas geben, mit Alkohol und Quellwasser aufgießen, bis alle Blüten mit Alkohol bedeckt sind, nach 4 Wochen filtrieren und abfüllen.

Bei Bedarf 5–15 Tropfen in etwas Wasser oder Tee einnehmen.

Großblütige Königskerze (*Verbascum densiflorum*): ist auswurffördernd, hustenlindernd, beruhigend, krampflösend, hilft bei Hustenreiz, einer rauen Stimme, Bronchitis und ist unterstützend bei Blasenschwäche.

Hustentropfen

1 Teil Kräuter, wie Königskerzenblüten, Isländisches Moos, Fenchel, gemörsert, Thymian, ganze Pflanze, Spitzwegerichblätter, Lungenkrautblätter, Alantwurzeln • 2 Teile Alkohol, 40 Vol.-%

Alle Kräuter gut zerkleinert in ein Schraubglas geben, mit dem Alkohol aufgießen, die Kräuter müssen immer mit dem Alkohol bedeckt sein, und 4 Wochen vor Sonne geschützt bei Zimmertemperatur ausziehen lassen. Immer wieder schütteln und dann filtrieren, abfüllen und beschriften.

Diese Hustentropfen enthalten viele lungenstärkende, entzündungshemmende, aber auch schleimlösende Wirkstoffe. Verwendung bei Husten, Entzündungen der Atemwege, Heiserkeit, Kurzatmigkeit, bei Bronchitis und Katarrhen der Luftwege. Zur allgemeinen Lungenstärkung und zur Vorbeugung 1-mal täglich 15 Tropfen, bei Husten 3–5-mal täglich 15 Tropfen mit etwas Wasser oder Tee einnehmen.

Alantwurzel (*Inula helenium*): schleimlösend, hustenreizmildernd, für den Lungenaufbau und als Regenerationsmittel.

Fenchel (*Foeniculum vulgare*), gemörsert: schleimlösend, krampflösend, antibakteriell

Isländisches Moos (*Cetraria islandica*): schleimlösend, bei trockenem Reizhusten, immunstärkend.

Königskerzenblüte (*Verbascum densiflorum*): reizmildernd, schleimlösend, immunstärkend.

Lungenkraut (*Pulmonaria officinalis*): lungenstärkend, erhöht das Lungenvolumen, bei festsitzendem Husten, Kurzatmigkeit.

Spitzwegerich (*Plantago lanceolata*): reizmildernd, schleimlösend, antibiotisch, lindert Entzündungen.

Thymian (*Thymus vulgare*), ganze Pflanze: antibakteriell, antiviral, entzündungshemmend, hustenmildernd, krampflösend.

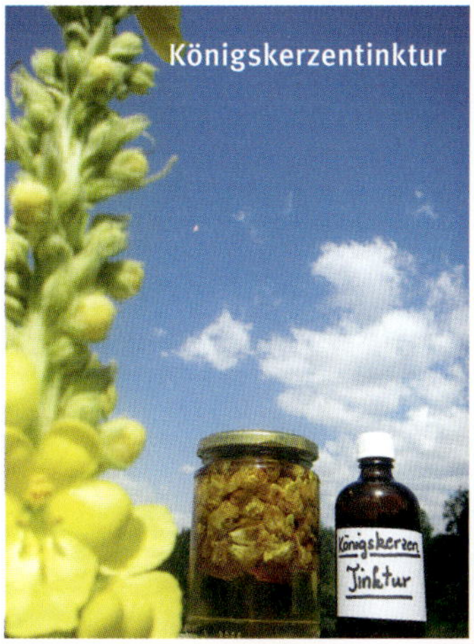

Königskerzentinktur

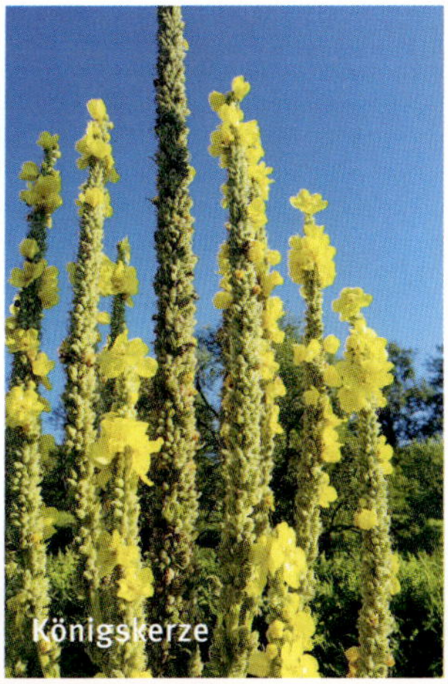
Königskerze

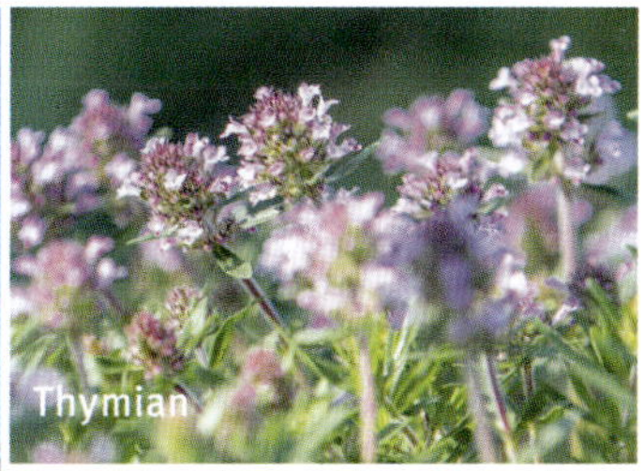
Thymian

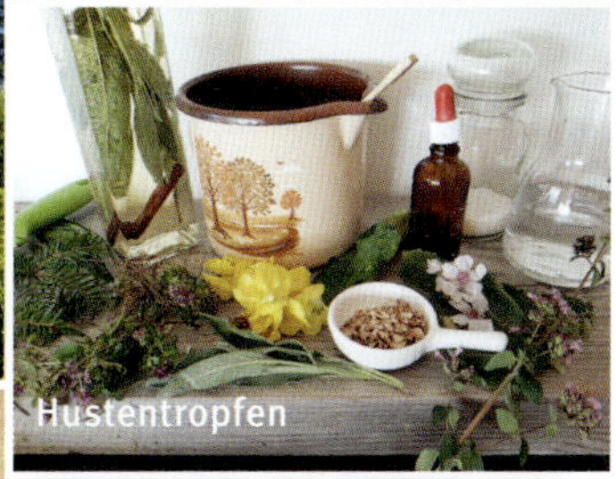
Hustentropfen

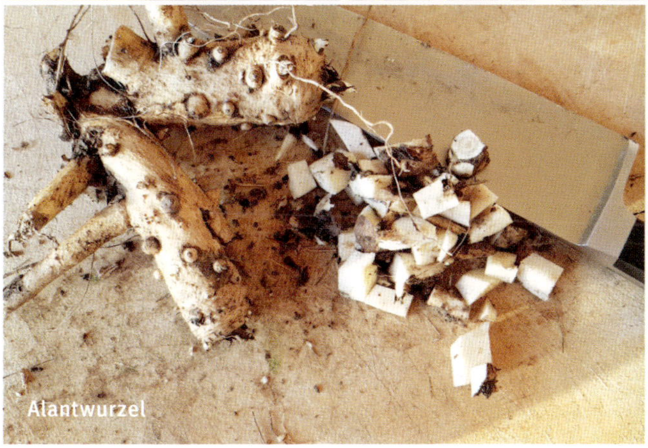
Alantwurzel

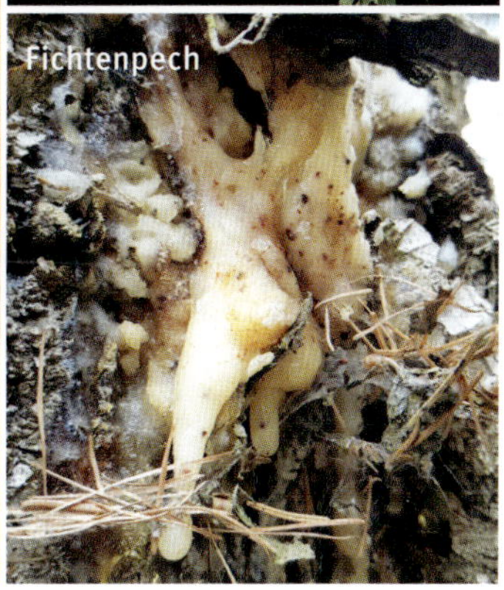
Fichtenpech

Weitere wohltuende Tinkturen

Pech-Tinktur

1 EL Fichtenpech (Harz oder auch Weihrauch) • 100 ml Alkohol, 90 Vol.-%

Das Fichtenharz zerkleinert in ein Schraubglas geben, mit dem Alkohol aufgießen, 4 Wochen vor Sonne geschützt bei Zimmertemperatur ausziehen lassen, immer wieder schütteln und dann filtrieren, abfüllen und beschriften.

Fichtenharz oder **Fichtenpech** (*Picea abies):* wird auch als heimischer Weihrauch bezeichnet, mit stark entzündungshemmenden und schmerzstillenden Eigenschaften.

Innerlich werden 5 Tropfen der Tinktur mit einem Glas Wasser verdünnt eingenommen. Äußerlich wird 1 EL Tinktur mit 1 EL Öl vermengt und bei Gelenksschmerzen eingerieben oder mit einer Salbe aufgetragen.

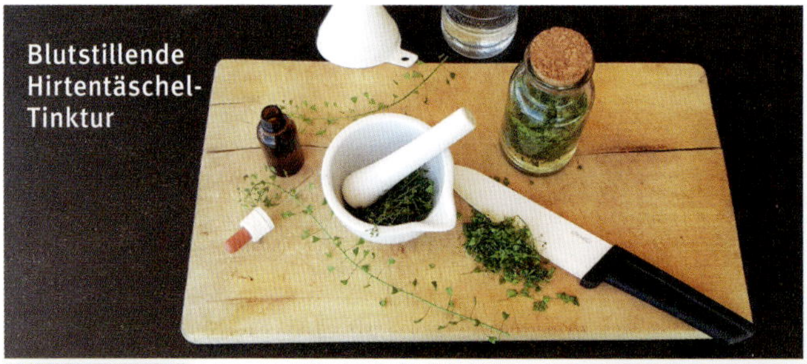
Blutstillende Hirtentäschel-Tinktur

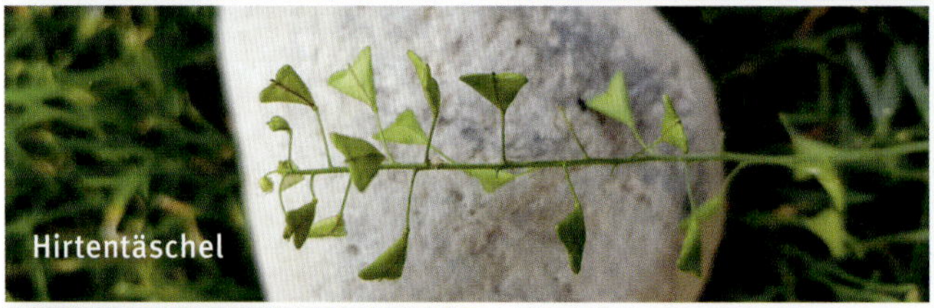
Hirtentäschel

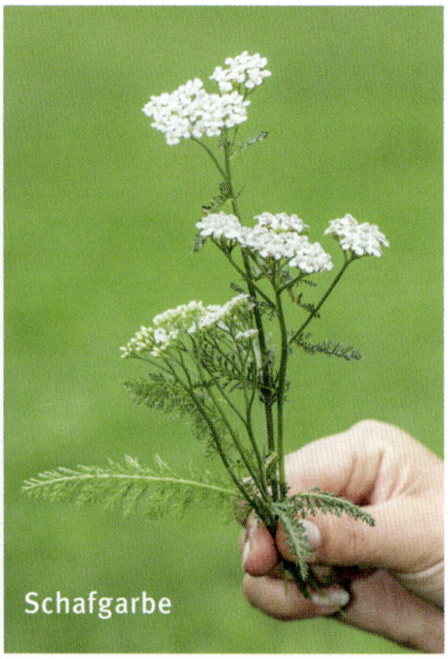
Schafgarbe

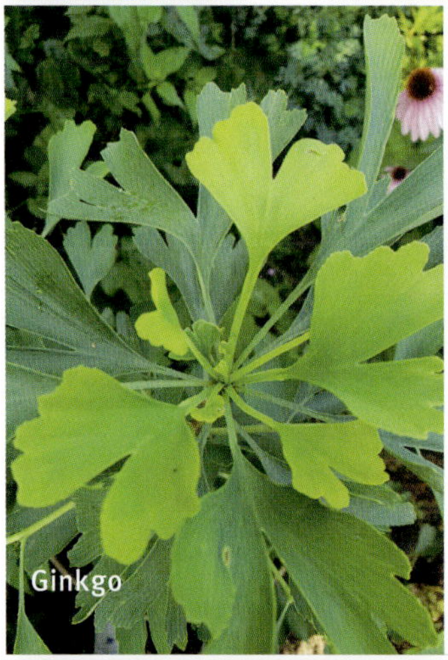
Ginkgo

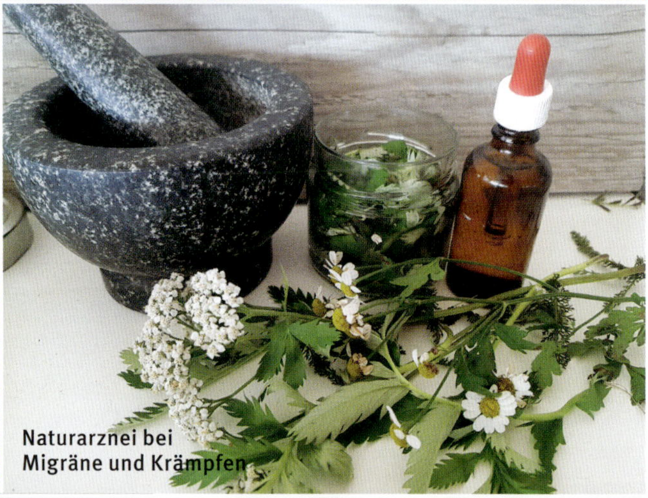
Naturarznei bei Migräne und Krämpfen

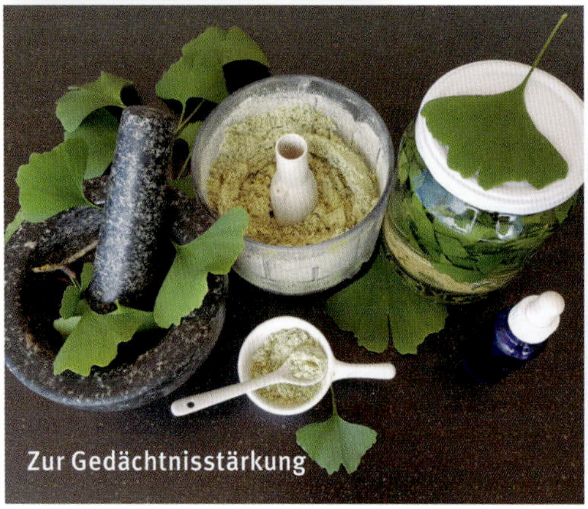
Zur Gedächtnisstärkung

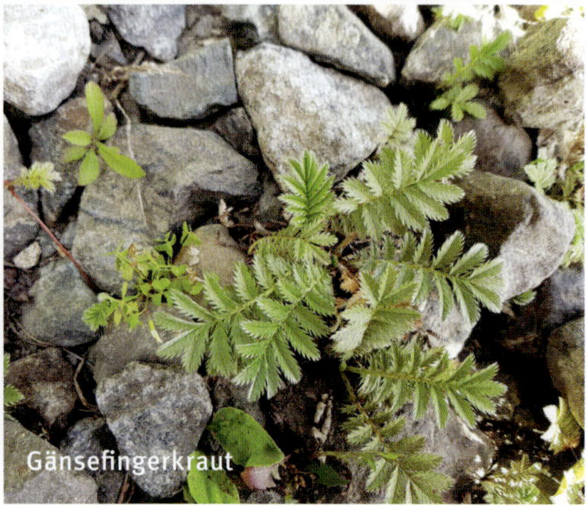
Gänsefingerkraut

Naturarznei bei Migräne und Krämpfen

1 Teil Kräuter, wie Mutterkrautblätter, -blüten, Schafgarbenblätter, -blüten, Gänsefingerkrautblätter • 2 Teile Alkohol, 40 Vol.-%

Die Kräuter gut zerkleinert in ein Schraubglas geben, mit dem Alkohol aufgießen, die Kräuter müssen bedeckt sein. 4 Wochen vor Sonne geschützt bei Zimmertemperatur ausziehen lassen, immer wieder schütteln und dann filtrieren, abfüllen und beschriften.

Vorbeugend täglich 15 Tropfen in etwas Wasser oder bei akutem Leiden 3–5-mal täglich 10 Tropfen einnehmen.

Gänsefingerkraut (*Potentilla anserina*): besonders bei Regelkrämpfen sehr zu empfehlen. Es wirkt krampflösend auf die glatte Muskulatur bei Darmkrämpfen, Bauchkrämpfen, leichten Krämpfen der Gallenblase und bei Migräne.

Mutterkraut (*Tanacetum parthenium*): Englischen Untersuchungen zufolge ist sie die Pflanze bei Migräne und wirkt auch als vorbeugendes Mittel zur Migräneprophylaxe. Allgemein schmerzstillend, krampflösend, beruhigend, entzündungshemmend und hilft auch bei krampfhaften Menstruationsbeschwerden.

Schafgarbe (*Achillea millefolium*): Die Schafgarbe gilt als mineralisierend, krampflösend, blutstillend, blähungswidrig und verdauungsfördernd. Wenn es im Bereich der Galle zu Krämpfen kommt, können Zubereitungen aus der Schafgarbe hilfreich sein (Steigerung der Gallenfunktion). Als krampflösende und reinigende Frauenheilpflanze unterstützt und stärkt sie den Unterleib.

Blutstillende Hirtentäschel-Tinktur

1 Teil Hirtentäschel • 2 Teile Alkohol, 40 Vol.-%

Das Hirtentäschel gut zerkleinert in ein Schraubglas geben (ca. halbvoll), mit dem Alkohol das restliche Glas aufgießen, die Kräuter müssen bedeckt sein. 4 Wochen vor Sonne geschützt bei Zimmertemperatur ausziehen lassen, immer wieder schütteln und dann filtrieren, abfüllen und beschriften.

Hirtentäschel (*Capsella bursa pastoris L.*): verwendet man bei Blutungen jeglicher Art, wie bei zu starken Regelblutungen, bei Myomen oder auch bei Darmblutungen ohne organische Ursache!

Zur Gedächtnisstärkung

1 Teil Ginkgoblätter • 3 Teile Alkohol 40 Vol.-%

Ginkgo, gut zerkleinert, in ein Schraubglas geben, mit dem Alkohol aufgießen, die Kräuter müssen bedeckt sein, 4 Wochen vor Sonne geschützt bei Zimmertemperatur ausziehen lassen, immer wieder schütteln und dann filtrieren, abfüllen und beschriften.

Ginkgo sollte nicht zu hoch dosiert werden und es sollten zwischen der Einnahme immer wieder Pausen gemacht werden. Beispiel: Kur über 2 Wochen: täglich 1-mal 8 Tropfen einnehmen, dann 1 Woche pausieren. Oder vorbeugend 3 Tropfen in Wasser sporadisch so alle 2–3 Tage einnehmen.

Ginkgo (*Ginkgo biloba*), Blätter im Sommer: Ginkgoblätter verbessern die Gehirndurchblutung und sorgen dafür, dass das Blut in die feinsten Blutgefäße fließen kann. Er verbessert die Gedächtnisleistung, Konzentration, bei Schwindelgefühl, Tinnitus, Nachlassen der Aufmerksamkeit und Konzentration, Demenz und dient zur Vorbeugung und Nachbehandlung von Schlaganfällen.

Tinktur bei Blasenentzündung

1 Teil Kräuter, wie Goldrutenkraut, Birkenblätter, Preiselbeeren- oder Bärentraubenblätter, Kapuzinerkresseblätter, -blüten • 2 Teile Alkohol, 40 Vol.-%

Die Kräuter gut zerkleinert in ein Schraubglas geben, mit dem Alkohol aufgießen, die Kräuter müssen bedeckt sein. 4 Wochen vor Sonne geschützt bei Zimmertemperatur ausziehen lassen, immer wieder schütteln und dann filtrieren, abfüllen und beschriften.

Zur Nierenstärkung 1-mal täglich 15 Tropfen in Wasser trinken. Bei beginnender Blasenentzündung 3–5-mal täglich 15 Tropfen in Wasser einnehmen. Im Akutfall stündlich nehmen und einen Arzt aufsuchen.

Preiselbeeren (*Vaccinium vitis-idaea*) und **Bärentraubenblätter** (*Arctostaphylos uva-ursi*): haben viele antivirale, antibakterielle und antiseptische Eigenschaften. Durch das in den Blättern enthaltene Arbutin (auch in Birnenblättern enthalten), die Gerbstoffe, Flavonoide usw. werden Bakterien, die sich nicht mehr an den Blaseninnenwänden festsetzen, unschädlich gemacht. Sie dienen der Blasenstärkung sowie bei Entzündungen der Blase, Harnröhre und Nieren.

Goldrute (*Solidago canadensis*): unterstützt die Durchspülung und Ausscheidung, gilt aber auch als eine besonders nierenstärkende Pflanze.

Kapuzinerkresse (*Tropaeolum majus*): ist antibakteriell und antiviral und wirkt als natürliches Antibiotikum.

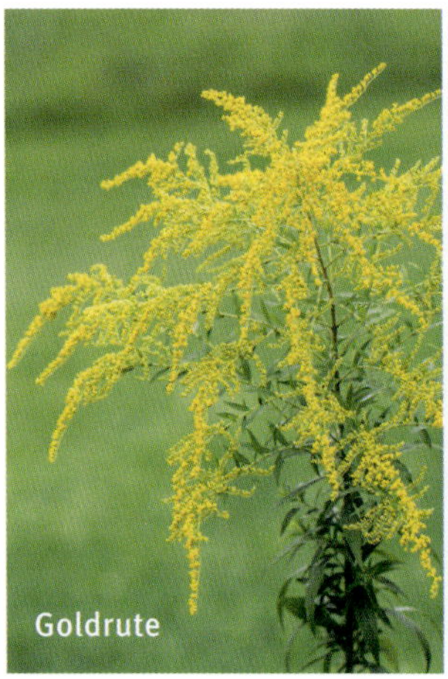
Goldrute

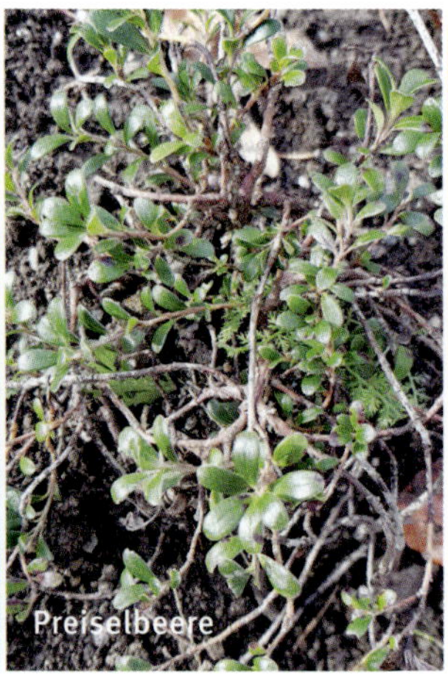
Preiselbeere

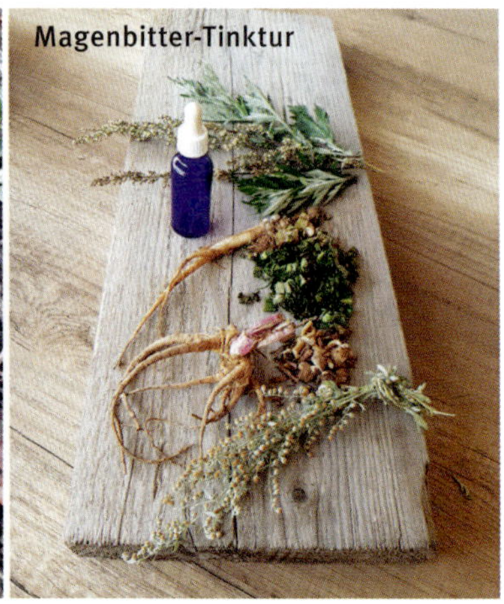
Magenbitter-Tinktur

Magenbitter-Tinktur

2 EL Engelwurzwurzel • 2 EL Löwenzahnwurzel • 2 EL Kalmuswurzel • 2 EL Beifuß • 2 EL Wermut • 2 EL Enzianwurzel • 1 EL Fenchel • 200 ml Alkohol, 40 Vol.-%

Den Fenchel mörsern, die Kräuter gut zerkleinern und alles in ein Schraubglas geben, mit dem Alkohol aufgießen, die Kräuter müssen bedeckt sein. 4 Wochen vor Sonne geschützt bei Zimmertemperatur ausziehen lassen, immer wieder schütteln und dann filtrieren, abfüllen und beschriften.

Von diesen Magenbittertropfen immer vor dem Essen 10 Tropfen pur einnehmen, damit sie über die Schleimhäute unsere Verdauungssäfte anregen können. Bei Verdauungsproblemen, Völlegefühl, Blähungen und spätestens bei der nächsten Einladung zum Abendessen, zur Grillparty oder dem Weihnachtsessen werden diese Tropfen gute Dienste leisten.

Weitere Tinktur-Beispiele

- **Baldriantinktur**: bei Prüfungen, Unruhe, Angst, Schlaflosigkeit, beruhigend.
- **Beifußtinktur**: verdauungsfördernd, wurmtreibend, unterleibswärmend, zur Parasitenabwehr, bei Kinderwunsch (aber nicht in der Schwangerschaft), bei Energieblockaden, allgemein meridianaktivierend, hormonsystem- und drüsenanregend.
- **Bibernelltinktur**: Kehlkopf, Hals, Lunge, schleimlösend, antibiotisch.
- **Braunellentinktur**: immunstärkend, antiviral, bei Fieberblasen.
- **Frauenmanteltinktur**: sollte jede Frau einmal im Jahr verwenden, bei Frauenleiden, stärkt das Frausein, wundheilend, bei hormonellem Ungleichgewicht, bei Blasenschwäche innerlich.
- **Johanniskrauttinktur**: bei Melancholie, Nervenschwäche, depressiven Stimmungen, bringt Licht in dunkle Gedanken.
- **Mädesüßtinktur**: natürliches „Aspirin", schmerzstillend, fiebersenkend, entzündungshemmend.
- **Mariendistelsamentinktur**: leberstärkend, leberschützend, entgiftend.
- **Odermennigtinktur**: Stärkung der Stimmbänder, leberstärkend.
- **Pappelknospentinktur**: pflanzliches „Propolis", wundheilend, entzündungshemmend, antibiotisch und schmerzstillend.
- **Rosskastanientinktur**: venenwirksam, durchblutungsfördernd.
- **Salbeitinktur**: bei Halsweh zum Gurgeln, entzündungshemmend, reinigend, gegen Bakterien und Viren.
- **Steinkleetinktur**: venenwirksam, durchblutungs- und lymphunterstützend.
- **Thymiantinktur**: antibakteriell, allgemein stärkend, bei Husten und Infekten, zur Desinfektion.
- **Walnusstinktur**: magen- und darmstärkend, blutreinigend, bei Parasiten, lymphanregend.
- **Weidenrindentinktur**: natürliches Schmerzmittel, natürliches „Aspirin", entzündungshemmend.
- **Weihrauchtinktur**: schmerzstillend, entzündungshemmend, kortisonähnliche Wirkung.
- **Wilde-Karde-Wurzel-Tinktur** (Ernte im ersten Jahr vor der Blüte): gegen Borreliose, als Zeckenabwehr.

Herstellung eines Sirups – Hustensirup

Ein Sirup ist eine äußerst praktische, schmackhafte und vor allem bei Kindern beliebte Zubereitung, die pur oder meist mit Wasser oder Kräutertee verdünnt konsumiert wird.

Er ist eine Mischung aus Wasser, Zucker oder Honig und verschiedenen Kräutern oder Früchten und kann mit mehreren Methoden hergestellt werden:

- **Schicht-Methode:** bei dieser Variante werden schichtweise in Lagen 1 : 1 Kräuter mit Zucker angesetzt und mindestens 1 Monat bei Wärme ausgezogen.
- **Koch-Methode:** Kräuter, Zucker und Wasser werden langsam zu einem Sirup eingekocht.
- **Honig-Methode:** getrocknete, gut zerkleinerte Pflanzenteile werden in Honig ausgezogen.

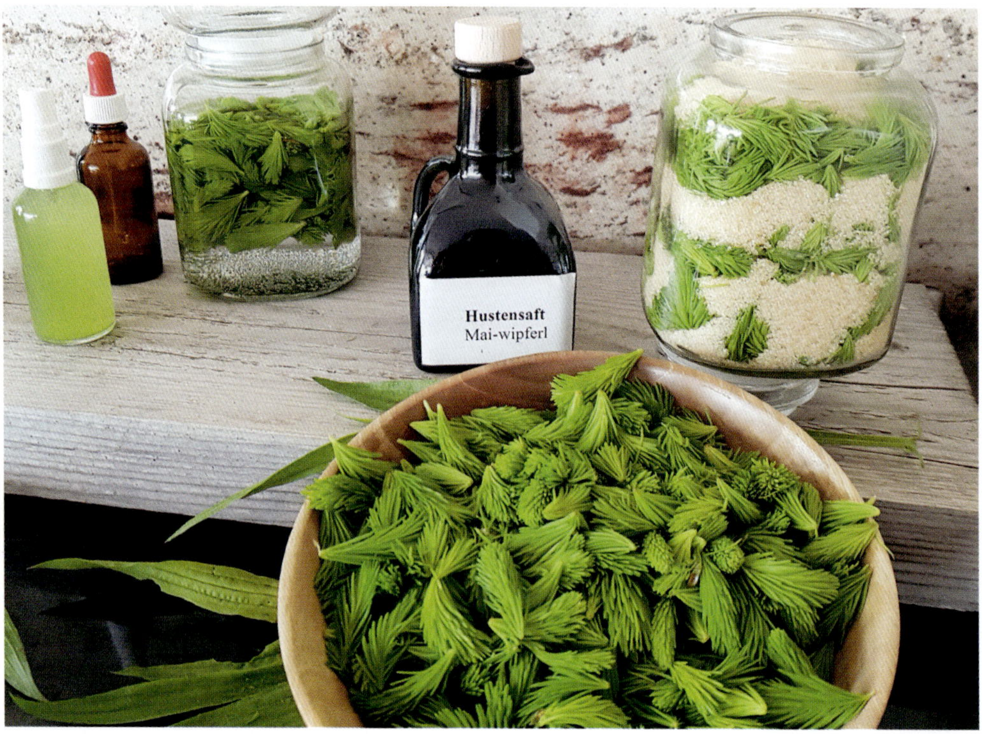

Maiwipferlsirup

500 g Fichten- oder Tannenwipferln • etwas Thymian-, Spitzwegerichblätter, Gänseblümchen, Schlüsselblume, Veilchen, Gundelrebe und Huflattich • 500 g Roh-Rohrzucker

Dieser Hustensirup wird nach der Schicht-Methode hergestellt.

In ein großes Glas wird nach und nach eine Schicht von Fichten-, Tannenwipferln, klein geschnittenen Spitzwegerichblättern, Thymian, Gänseblümchen, Schlüsselblume, Veilchen, Gundelrebe und Huflattich gelegt, die immer mit einer Schicht Roh-Rohrzucker bedeckt wird. Danach folgt wieder eine Schicht Blätter und dann wieder eine Schicht Zucker, bis das Glas voll ist. Die oberste Schicht sollte immer aus Zucker bestehen. Mit der Zeit senkt sich die Mischung, dann wieder Kräuter und Zucker nachfüllen.

Das Glas sollte nun auf eine warme Fensterbank in die Sonne gestellt werden. Mit einem Leinentuch vor Insekten schützen (Durch Zuschrauben würde sich Kondenswasser bilden, das zu einer Gärung führen kann.). Nach ein paar Wochen verflüssigt sich der Zucker, es entsteht ein Sirup. Falls der Zucker sich nicht auflöst, kann man mit einem Wasserbad nachhelfen. Abseihen und in sterile Flaschen füllen.

Wenn es soweit ist, meist im Herbst vor der nächsten Grippewelle, bei kratzendem Hals oder Husten den Sirup einfach bei Bedarf teelöffelweise einnehmen.

Fichten- oder Tannenwipferl waren schon immer ein beliebtes und altbewährtes Hustenmittel. Durch die enthaltenen Vitamine, ätherischen Öle und Harze wirken Sie desinfizierend, reinigend und stärken die Lunge und das Immunsystem.

Spitzwegerich-Hustensirup

ca. 50–70 g Spitzwegerichblätter, Maiwipferl, Anis, Thymian, Lungenkraut, Gänseblümchen ... 250 ml Wasser • 250 g Bio-Roh-Rohrzucker (oder die Hälfte Honig)

Dieser Hustensirup wird mit der Kochmethode hergestellt.

Dafür gibt man die zerkleinerten Spitzwegerichblätter und die anderen Kräuter in einen Topf und übergießt sie mit dem Wasser. Man kocht das Wasser mit den Kräutern kurz auf, lässt es anschließend 30 Minuten oder über Nacht ziehen. Dann wird die Flüssigkeit durch ein Sieb in einen anderen Topf abgeseiht. Nun kommt Biozucker zum Flüssigkeitsauszug hinzu, er wird nochmals langsam eingekocht, bis er etwas eindickt und eine sirupähnliche Konsistenz bekommt. Zum Schluss wird er in saubere und mit Alkohol ausgespülte Gläser oder Flaschen abgefüllt, verschlossen und beschriftet.

Honig eignet sich hervorragend für diesen Sirup, da die Wirkstoffe des Honigs zusätzlich antibiotisch und hustenlindernd wirken. Damit der Honig seine Wirkstoffe nicht verliert, muss man den Sirup zuerst auf ca. 37 °C abkühlen lassen. Erst dann den Honig hinzufügen und so lange rühren, bis er sich aufgelöst hat.

Spitzwegerich (*Plantago lanceolata*): gilt als reizmildernd, antibakteriell und keimtötend gegen Krankheitserreger, wirkt schleimlösend, lindert Hustenreiz und Entzündungen im Rachenbereich. Spitzwegerichsirup gilt als altes Volksheilmittel für die Hausapotheke.

Salbeisirup bei Halsschmerzen und Husten

150 g frische Salbeiblätter • 1 l Wasser • 2 Bio-Zitronen • 1 kg Kandiszucker

Die Salbeiblätter zerkleinern, mit dem Wasser und den zerkleinerten Zitronen mit Schale aufkochen und über Nacht stehen lassen. Morgens abseihen und mit dem Kandiszucker aufkochen und leicht köchelnd einreduzieren lassen, bis der Sirup dicklich wird. Heiß in sterile Flaschen füllen.

Bei Husten oder Halsweh ein Teelöfferl in den Tee geben oder pur einnehmen.

Salbei (*Salvia officinalis*): ist reinigend, schleimlösend, desinfizierend und entzündungshemmend. Er gilt als das Heilmittel bei Hals- und Rachenentzündungen und Infekten, da er besonders antibakteriell und keimtötend wirkt.

Dieser Sirup kann auch mit anderen Kräutern hergestellt werden, wie z. B. mit Anis, Fenchel, Thymian und Zitrone.

Altes Hustenmittel „Zwiebelsirup"

3 EL Honig • 3 EL Zwiebel (alternativ Kren oder Rettich, gerieben)

Den Honig mit den feingeschnittenen Zwiebeln über Nacht stehen lassen, am nächsten Tag den so entstandenen Sirup abseihen und mehrmals täglich einen TL einnehmen.

Dieses Hausmittel enthält Scharfstoffe und Senföle, sie gelten als natürliches Antibiotikum und wirken bei Infektionen besonders desinfizierend und schleimlösend.

Vorsicht bei Personen mit Magen- und Darmgeschwüren! Ihnen ist von einer längeren inneren Anwendung abzuraten, da es zu einer Reizung der Magenschleimhaut kommen kann.

Lungenhonig

250 g Honig • 2 EL Lungenkräuter, getrocknet und pulverisiert, je nach Verfügbarkeit Spitzwegerich, Thymian, Isländisch Moos, Huflattich, Malve, Gänseblümchen, Königskerzen, Lungenkraut

Den Honig mit den getrockneten pulverisierten Kräutern vermengen. Als Aufstrich aufs Brot, in warmem Wasser aufgelöst, in Joghurt, in Salat usw. gegen Husten sehr wirksam.

Honig gilt als entzündungshemmend, antibakteriell, antiviral, schleimlösend und gilt als Trägersubstanz für weitere Wirkstoffe verschiedener Kräuter, die dadurch besser aufgenommen werden können.

Die zahlreichen Lungenkräuter, die dieses Lungenhonigrezept enthält, wirken antibakteriell, entzündungshemmend, hustenstillend, schleimlösend und schleimhautschützend und ist somit besonders bei trockenem Reizhusten zu empfehlen.

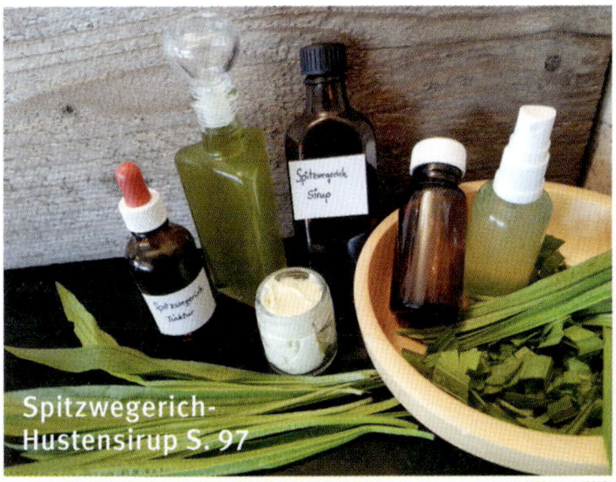
Spitzwegerich-Hustensirup S. 97

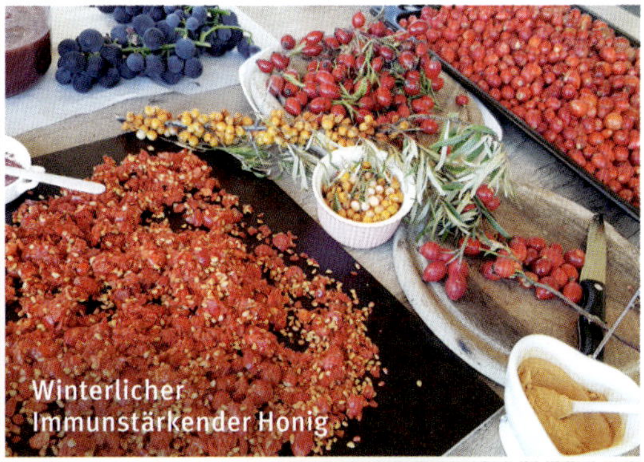
Winterlicher Immunstärkender Honig

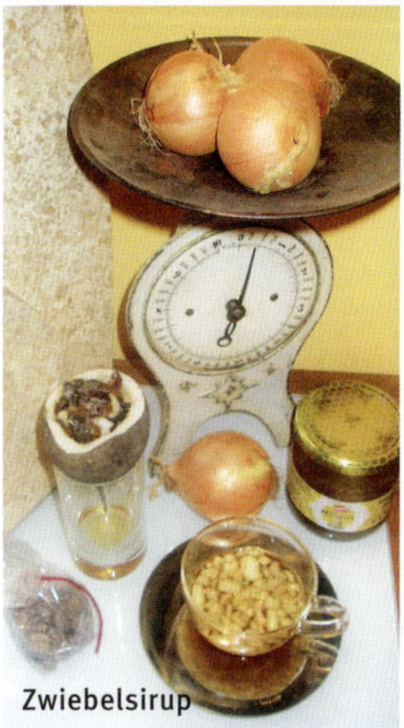
Zwiebelsirup

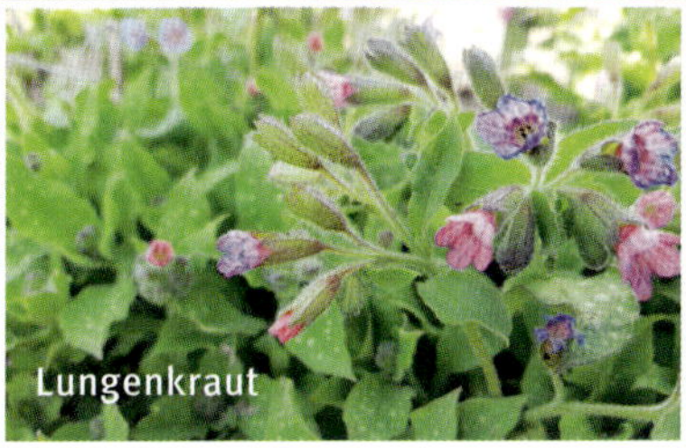
Lungenkraut

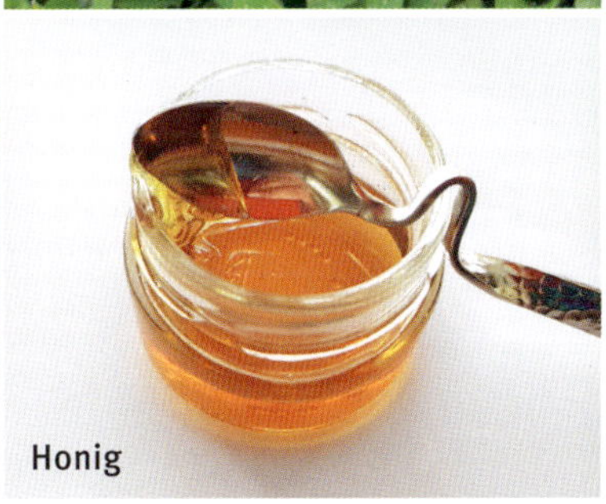
Honig

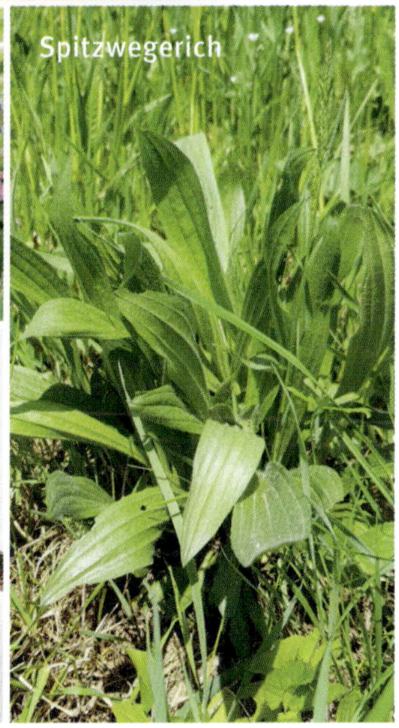
Spitzwegerich

Winterlicher Immunstärkender Honig

20 g Honig • 2 EL Hagebutte, getrocknet • 2 EL Ingwer, getrocknet • je 1 Stück Gewürznelken, Sternanis und Zimtrinde

Die Hagebutten und den Ingwer in der Kaffeemühle fein mahlen, mit den Gewürzen zum Honig dazugeben, umrühren und 4 Wochen ausziehen lassen und evtl. abseihen.

Bei Bedarf ein Teelöfferl voll im Mund zergehen lassen oder zum Süßen des Tees oder Joghurts verwenden

Ingwer (*Zingiber officinale*): wirkt mit seinen scharfen ätherischen Ölen wärmend, verdauungsfördernd, bei Übelkeit, antibakteriell und immunstärkend.

Die **winterlichen Gewürze** gelten als desinfizierend, krampflösend, wärmend und die **Hagebutte** als der heimische Vitamin-C-Spender zur Vitalisierung und allgemeinen Aktivierung des Immunsystems.

Hustenoxymel

3 Teile Honig • 1 Teil Essig • 1 Teil Thymian oder Quendel • etwas Bio-Zitrone mit Schale

Thymian und Zitrone zerkleinert in ein Gefäß geben, mit dem Honig und dem Essig auffüllen. Mit einem Mixstab zerkleinern und einige Tage dunkel ausziehen lassen. Wenn gewünscht, abseihen.

Bei Bedarf mit Wasser verdünnt kalt oder warm genießen.

Thymian (*Thymus vulgaris*): wirkt gegen Bakterien und Viren. Er wird bei Bronchitis, Keuchhusten und als magenstärkendes Mittel bei Völlegefühl und Blähungen verwendet. Außerdem ist er krampflösend, schleimlösend, schmerzstillend und kann die Abwehrfunktion und die Lebenskraft stärken.

Quendel (*Thymus serpyllum*): der Thymian der Berge ist besonders antibakteriell und krampflösend und aufgrund seines milderen ätherischen Öles für Kinder bestens geeignet.

Tipp

Oxymel kann auch mit Beeren als Sirup verwendet werden, siehe Kapitel Oxymel, S. 104.

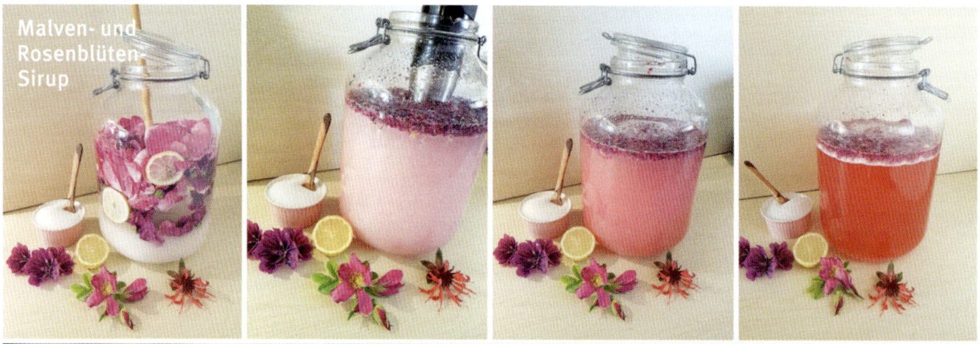
Malven- und Rosenblüten-Sirup

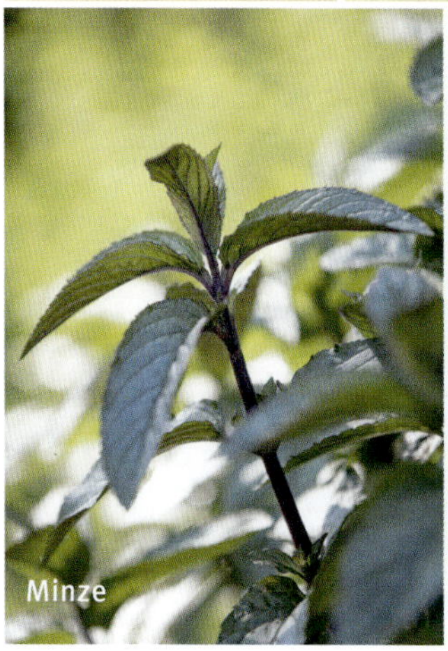
Minze

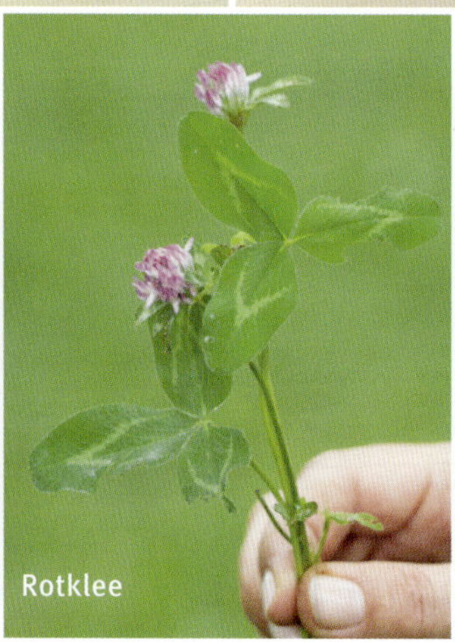
Rotklee

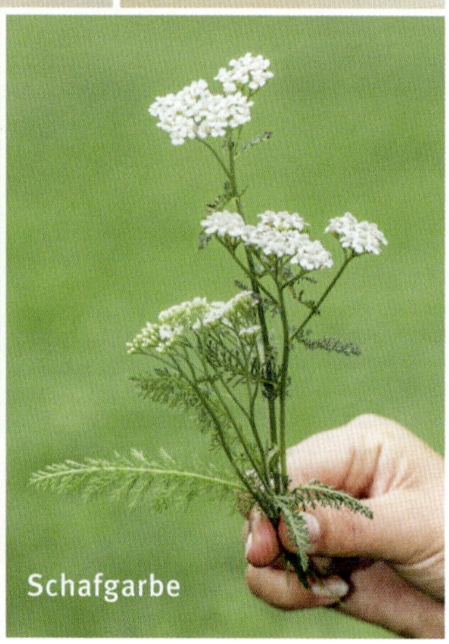
Schafgarbe

Malven- und Rosenblüten-Sirup

1 l Wasser, abgekocht und abgekühlt • 1 kg Zucker • 1 Bio-Zitrone, in Scheiben geschnitten
Saft von 2 Zitronen • 2 Handvoll duftende Rosenblüten • 2 Handvoll Malvenblüten
1 EL Goldmelisseblüten

Den Zucker in ein Glas geben, die Blüten und die Zitronenscheiben dazugeben und mit Wasser aufgießen. Mit dem Mixstab mixen und im verschlossenen Glas 24 Stunden stehen lassen. Am nächsten Tag abfiltern, Zitronensaft hinzufügen, einmal aufkochen lassen und heiß abfüllen.

Dieser Rosenblütensirup wird mit Wasser oder Mineralwasser verdünnt getrunken. Als Aperitif mit Prosecco aufgießen oder zum Verfeinern von Desserts verwenden.

Wilde Almkräuter-Limonade

1 l Wasser • 1 kg Zucker • 4 Handvoll Wildkräuter, wie Schafgarbe, Gundelrebe, Minze, Rotklee
1 ganze Orange, in Scheiben geschnitten • 1 ganze Zitrone, in Scheiben geschnitten
Saft von 2 Zitronen

Wasser und Zucker aufkochen und abkühlen lassen. Kräuter, Blüten, Zitronen- und Orangenscheiben dazugeben, mind. 24 Stunden kühl und dunkel stehen lassen und anschließend abseihen. Zitronensaft dazugeben, aufwallen lassen und heiß in sterile Flaschen abfüllen. Dunkel und kühl lagern.

Es können auch Kräuter, wie Veilchen, Lavendel, Minze, Verbene, Holunder, Quendel, Mädesüß und Brennnessel, aber auch Beeren, wie Sanddorn, Hagebutte oder Himbeeren, für diesen Sirup verwendet werden.

Tipp

Möchte man die Sirupe nicht aufkochen, kann man anstatt des Zitronensaftes auch 2 EL Weinsteinsäure verwenden.

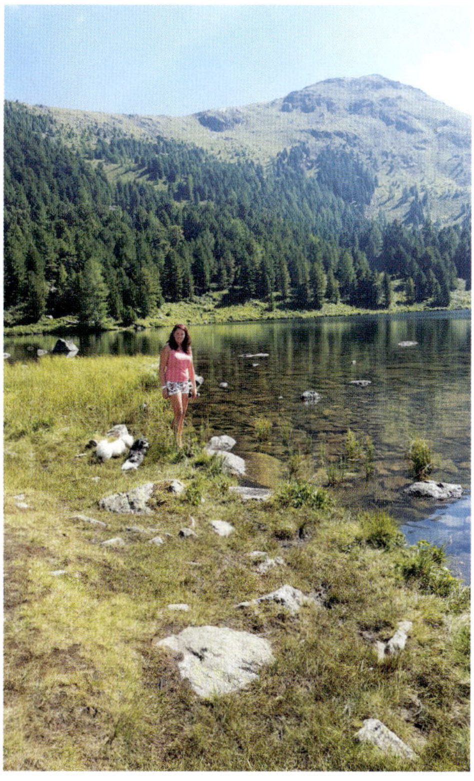

Oxymel aus Essig und Honig

Eine sehr alte, fast vergessene Möglichkeit ist die Herstellung von Oxymel – Sauerhonig. Erwähnt von Hippokrates, Dioscorides, Hildegard von Bingen … Ein Dank an den Kräuterverein-FNL und Gabriela Nedoma, die Oxymel bei uns wieder ins Bewusstsein rufen.

Oxymel ist seit über 2.000 Jahren in Verwendung, diese Extrakte aus Honig und Essig wurden bei Fieber, zur Entgiftung, zur besseren Verdauung, Stärkung und zur Vitalisierung des geschwächten Immunsystems angewandt. Es ist stoffwechselanregend, kreislaufstärkend, vitalisierend, verdauungsfördernd, mineralisierend und wird als isotonisches Getränk angewandt.

Sauerhonig enthält unter anderem Enzyme, Aminosäuren, Pektine, Vitamine, Mineralstoffe und viele Spurenelemente, man soll nur beste unbehandelte Rohstoffe verwenden.

Ich persönlich mag Oxymel sehr gerne, es schmeckt erfrischend und ist ein sehr wichtiges Auszugsmittel. Es ist alkoholfrei und ist somit für viele eine gute Alternative zur Tinktur. Außerdem ist Oxymel verdünnt auch für Kinder ab 1 Jahr geeignet!

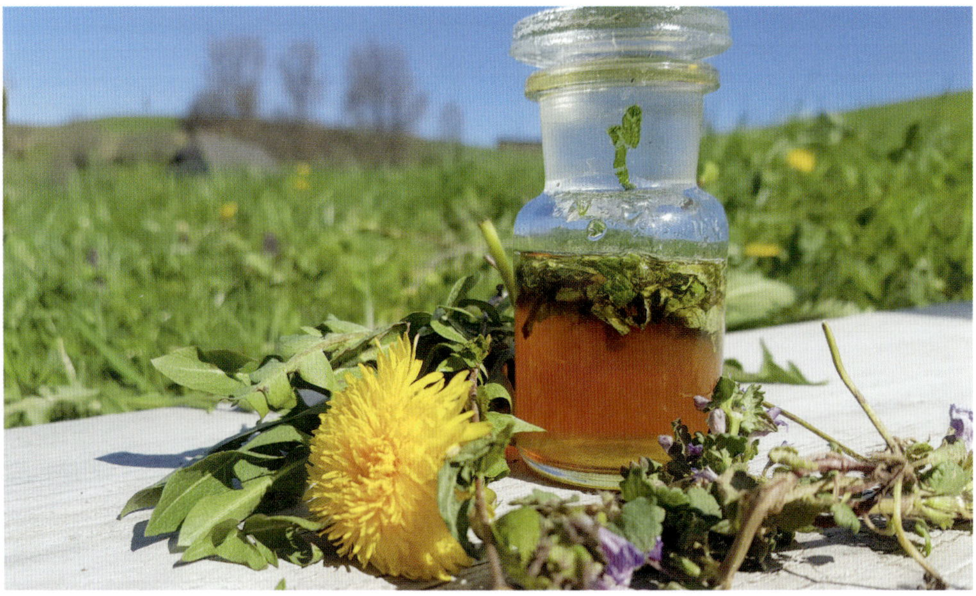

Rezepte für Oxymel

Grundrezept Oxymel

2–3 Teile Honig (100–150 ml) • 1 Teil Essig (50 ml) • 1 Teil Kräuter (50 ml), zerkleinert

Die Pflanzen zerkleinern und in ein verschließbares sauberes Glas geben. Essig und Honig miteinander vermischen und auf das gut zerkleinerte Pflanzengut geben, das Glas verschließen, beschriften und ca. 1 Monat dunkel (vor Sonne geschützt) stehen lassen und immer wieder schütteln. Filtrieren und in Fläschchen füllen. Etikettieren und mit Datum versehen.

Anwendung:

- Pur vor dem Essen
- In der Küche, z. B. in den Salat als Marinade
- Bei Bedarf verdünnt zwischendurch als Getränk
- Als Medizin verdünnt 1 EL in warmes oder kaltes Wasser einrühren und zwischen den Mahlzeiten schluckweise trinken.
- Sehr gutes isotonisches Getränk zur Stabilisierung des Kreislaufs, bei Erkältung, an heißen Sommertagen, beim Wandern und Sport uvm.
- Als Kompresse äußerlich bei Wunden, Entzündungen, Insektenstichen, Akne, Pickeln ...
- Zur Hautpflege verdünnt als Reinigung, ins Badewasser, bei trockener Haut, als Fußbad

Haltbarkeit, verschlossen, dunkel und kühl gelagert: ca. 1 Jahr

Erkältungsoxymel

Oxymel (3 Teile Honig, 1 Teil Essig) • 1 Teil Blüten (Hollunderblüte, Mädesüßblüte, Lindenblüte)
½ Bio-Zitrone mit Schale

Kräuter und Zitrone gut zerkleinert in ein Glas geben, mit dem Oxymel aufgießen, verschließen und dunkel ausziehen lassen, öfters schütteln und nach 4 Wochen abseihen.

Zur Immunstärkung, vorbeugend, fiebersenkend, schmerzstillend, bei beginnendem Infekt mehrmals täglich mit etwas Wasser trinken.

Kraft-und-Energie-Oxymel

Oxymel (3 Teile Honig, 1 Teil Essig) • 1 Teil Kräuter (Brennnesselsamen und -wurzel, Bärenklauwurzel, Rosenwurz)

Die Wurzeln trocknen und pulverisieren und dem Oxymel hinzufügen. Oder die frischen Wurzeln ganz fein mit dem Mixstab im Oxymel zerkleinern. Das Glas dunkel stellen und immer wieder schütteln.

Morgens und mittags 1 EL Oxymel mit Wasser verdünnt eingenommen, bewirkt wahre Wunder.

Der Wiesenbärenklau, auch als europäischer Ginseng bezeichnet, die Brennnesselsamen als heimisches Superfood voller Mineralstoffe und die Rosenwurz als Energiepflanze der Alpen, um besser mit Stress fertigzuwerden, für mehr mentale und körperliche Leistungskraft und als Energiemittel für den Alltag. Bei starker körperlicher und geistiger Erschöpfung.

Ausleitungsoxymel

Oxymel (3 Teile Honig, 1 Teil Essig) • 1 Teil junge Walnussblätter • ¼ Bio-Zitrone

Kräuter und Zitrone gut zerkleinert in ein Glas geben, mit dem Oxymel aufgießen, verschließen und dunkel ausziehen lassen, öfters schütteln und nach 4 Wochen abseihen, abfüllen und kühl und dunkel stellen.

Täglich 1 EL mit 500 ml Wasser verdünnt trinken.

Walnuss fördert die Entgiftung und Ausleitung über das Lymphsystem, entlastet Leber und Bauchspeicheldrüse, gilt als Anti-Parasitenmittel und ist cholesterinsenkend.

Alternative Kräuter für das Ausleitungsoxymel

Eschenoxymel (die noch rötlich überlaufenen jungen Eschenaustriebe): für die Bindegewebsentgiftung, bei Beschwerden des Bewegungsapparates, Gicht und Rheuma.

Goldenes Oxymel aus Kurkuma, Ingwer und Schwarzer Pfeffer: leberentgiftend, reinigend, immunstärkend.

Gundelrebenoxymel: zur Schwermetalausleitung.

Löwenzahn-Zitrone-Oxymel: aktiviert den Leberstoffwechsel und das ganze Verdauungssystem. Auch unterstützend zur Entgiftung, als Frühjahrskur, zur Bindegewebsentgiftung, unterstützend beim Abnehmen und bei vermehrter Medikamenteneinnahme.

Beerenoxymel

Oxymel (3 Teile Honig, 1 Teil Essig) • 1 Teil Himbeeren

Beeren gut zerkleinert in ein Glas geben, mit dem Oxymel aufgießen, verschließen, schütteln und dunkel ausziehen lassen, Glas öfters schwenken und nach 4 Wochen abseihen.

Dieses Beerenoxymel ist als Sirup besonders reich an Vitaminen, Mineralstoffen und Antioxidantien, da die Früchte im Oxymel nicht erhitzt werden. Auch der Geschmack der Beeren ist sehr intensiv aromatisch. Zu einem besonders interessanten Getränk, finde ich, wird es, wenn man etwas Goldmelisse und Vanille zum Oxymelansatz dazugibt.

Anstatt von Himbeeren kann mann verschiedene Früchte der Saison verwenden, wie z. B. Sanddorn, Rote Ribisel, Hagebutte, Traube, Brombeere, Johannisbeere, Erdbeere.

Aperitif-Beifußoxymel

Oxymel (3 Teile Honig, 1 Teil Essig) • 1 Teil Magenkräuter, wie Beifuß, Fenchel, Engelwurz, Löwenzahn

Kräuter und Fenchel gut zerkleinert in ein Glas geben, mit dem Oxymel aufgießen, verschließen und dunkel ausziehen lassen, öfters schütteln und nach 4 Wochen abseihen. Abfüllen, kühl und dunkel stellen.

Täglich 1 EL mit 500 ml Wasser verdünnt trinken.

1 EL vom Beifußoxymel mit etwas Wasser als Aperitif vor dem Essen reichen, dies fördert die Verdauung und wirkt Blähungen und Völlegefühl entgegen.

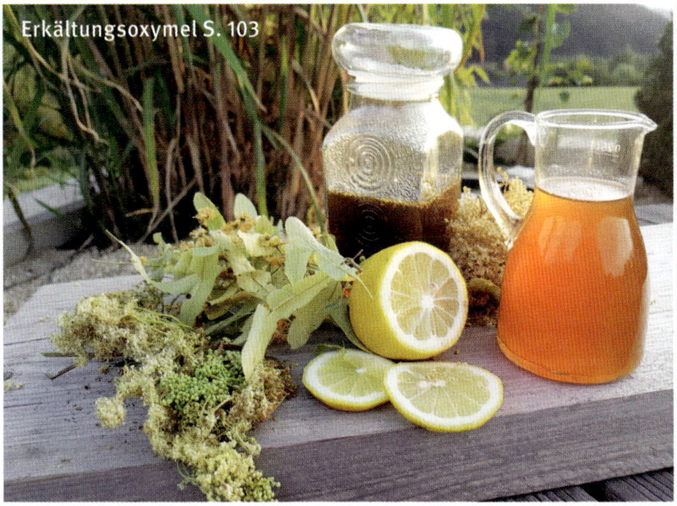
Erkältungsoxymel S. 103

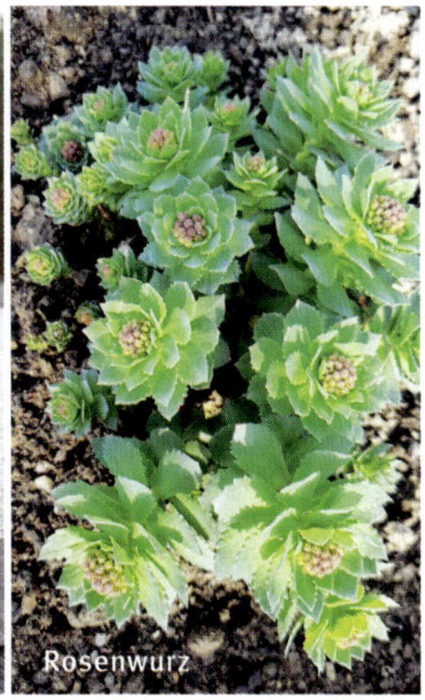
Rosenwurz

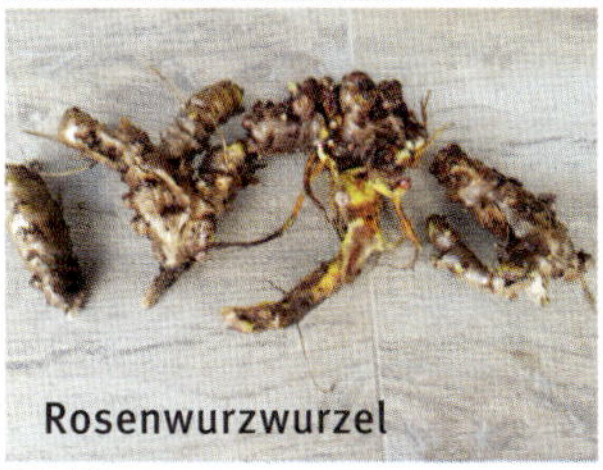
Rosenwurzwurzel

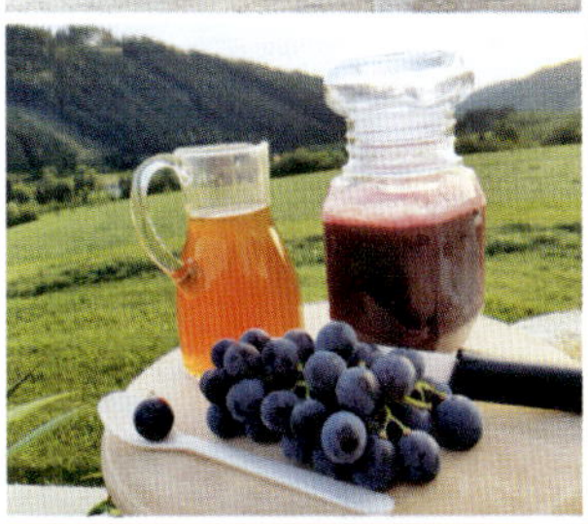

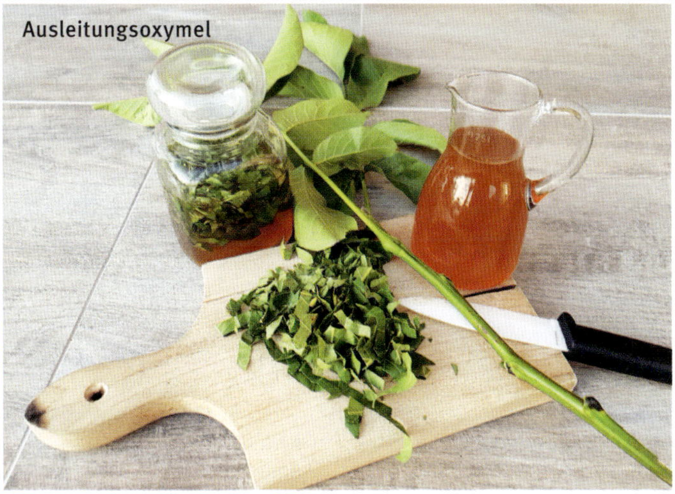
Ausleitungsoxymel

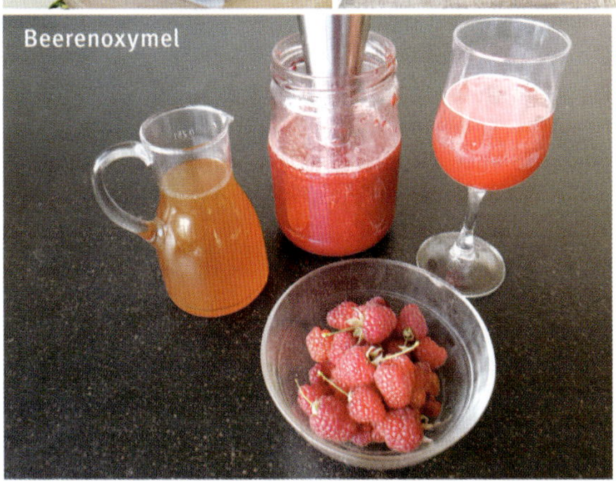
Beerenoxymel

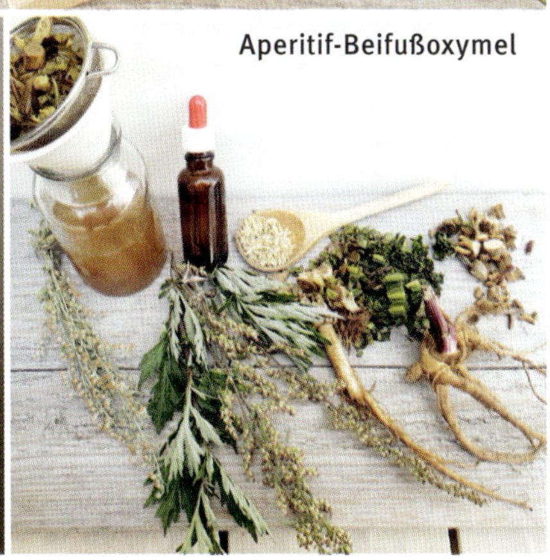
Aperitif-Beifußoxymel

Limonadenoxymel

Oxymel (3 Teile Honig, 1 Teil Essig) • 1 Teil Kräuter (Zitronenverbene, Melisse) • 1 Bio-Limette

Die zerkleinerten Kräuter mit der Limette in ein Glas geben, mit dem Oxymel aufgießen und kurz mit dem Mixstab mixen. Das Glas verschließen und schütteln. Am nächsten Tag abseihen und als sommerlichen Drink genießen.

Schmeckt sehr erfrischend, man kann es auch mit Mineralwasser oder Prosecco aufspritzen und mit Minze und einer Scheibe Zitrone servieren.

Tipp

Will ich das Oxymel nicht einen Monat ausziehen lassen, weil ich es vielleicht sofort benötige, so kann ich eine Turboextraktion machen: Die Kräuter und das Oxymel mit dem Mixstab zerkleinern und nach einem Tag filtrieren, fertig.

Weitere Varianten von Oxymel

Beifußoxymel (ganze Pflanze): aktiviert den Energiefluss und den Hormonhaushalt im ganzen Körper.
Braunellenoxymel: antiviral, immunstärkend.
Entschlackungsoxymel: mit Löwenzahn und Zitrone.
Frühlingskräuteroxymel: vertreibt Frühjahrsmüdigkeit, aktiviert den ganzen Stoffwechsel.
Immunstärkungsoxymel: mit Zitrone und Ingwer.
Johannisbeerknospenoxymel: natürliches Kortison.
Knospenoxymel: bringt neue Energie, stärkend, vitalisierend, aufbauend
Maiwipferl-Zitrone-Oxymel: Hustensirup.
Odermening-Eibisch-Oxymel: für Sänger, stimmbandstärkend.
Oxymel aus Bartflechte oder **Isländisch Moos:** lungenstärkend, antibiotisch.
Oxymel aus stinkendem Storchenschnabel: antiviral, ausleitend, reinigend und entgiftend.
Rosenwurzoxymel: Energie- und Stärkungsmittel.
Spitzwegerichoxymel: lungenstärkend, lungengewebsaufbauend, antibiotisch.
Steinkleeoxymel: venen- und lymphwirksam.
Vogelbeer-Hagebutte-Sanddorn-Oxymel: bester Vitamin-C-Lieferant.
Zinnkraut-Beinwell-Oxymel: bei Knochenfraktur, Osteoporose, für die Wirbelsäule.

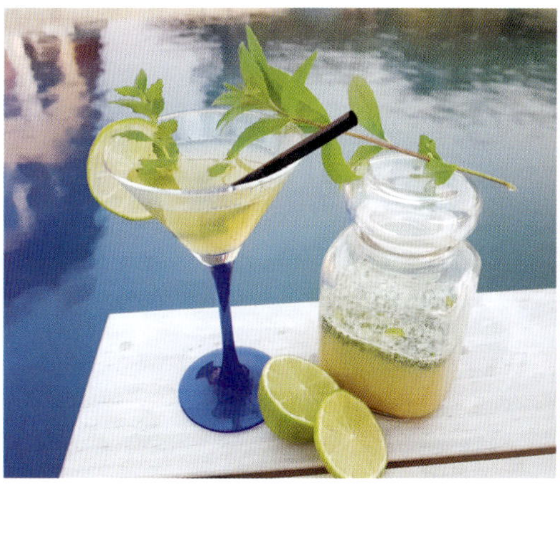

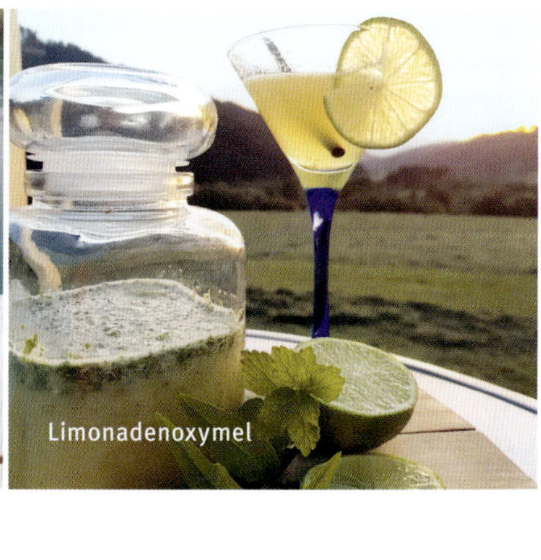

Limonadenoxymel

Heil- und Medizinalessig

Bereits im Altertum wussten unsere Vorfahren und die Heilkundigen, um die Wirkung von Essig und Essigzubereitungen. Besonders geschätzt wurden Apfel- und Weinessig. Sie empfahlen den so genannten Medizinalessig bei verschiedensten Problemen und Beschwerden.

Naturessig (wichtig: biologisch, roh und nicht erhitzt) entsteht durch natürliche Fermentationsprozesse, er wurde früher nicht nur aus Most und Fruchtsäften, sondern auch aus Honig, Molke oder Weinen sowie auch aus Reis und Getreide hergestellt. Im Essig enthalten sind viele Mineralstoffe und Spurenelemente (Calcium, Kalium, Magnesium, Natrium, Phosphor, Eisen, Mangan, Zink), Aminosäuren, Ballaststoffe, Fruchtsäuren, Pektin, Enzyme, sekundäre Pflanzenstoffe und Vitamine usw.

Essig desinfiziert, belebt, vitalisiert, reinigt, entgiftet, entwässert, entschlackt, wirkt antibakteriell, fördert Regenerations- und Stoffwechselprozesse und wirkt fiebersenkend, stimuliert das Abwehrsystem, unterstützt die Darmflora, wirkt verdauungsfördernd, kühlend, abschwellend und entzündungshemmend. Wegen seiner desinfizierenden Wirkung wurde Essig schon immer als Schutz vor ansteckenden Krankheiten verwendet.

Je nach Bedarf erfolgt die Einnahme als alte Naturmedizin tropfenweise, ähnlich wie bei Tinkturen (ca. die doppelte Menge), als gesundheitsfördernde Würze zum Verfeinern in der Küche, in der Hausapotheke verdünnt als Wickel, als Badezusatz und in der Kosmetik.

Apfelessig als Naturmedizin – „der Medizinalessig“

Basisrezept

500 ml Naturessig • 1 Handvoll frische Kräuter

Die Herstellung eines Kräuter-, Heil- oder Medizinalessigs ist denkbar einfach: Man nimmt ausgewählte zerkleinerte Heilpflanzen, Kräuter und eventuell Gewürze und Früchte, gibt diese in ein Glasgefäß oder eine Glasflasche, gießt diese mit gutem Essig auf und lässt alles einige Wochen bis Monate stehen. Danach den Kräuteressig filtrieren. Die Heilpflanzen werden auf diese Weise ausgezogen und geben ihre heilenden Inhaltsstoffe, ihren Geschmack und die Wirkstoffe an den Essig ab.

In hübschen Flaschen mit einigen dekorativen, schmackhaften Kräutern und Blüten schmückt er als Kräuteressig den gedeckten Tisch und ist ein begehrtes Geschenk für so manchen Anlass.

Tipp

Auch für Kinder ist der Kräuteressig sehr einfach herzustellen und eignet sich als nettes Mitbringsel für die Oma, zum Grillfest oder als selbstgemachtes Geschenk zum Muttertag. So kann man auch persönliche Wünsche mit jedem Blatt, der Blüte oder jeder Pflanze in den Essig zaubern. Ein selbst geschriebenes Etikett auf die Flasche kleben und fertig ist das selbstgemachte Geschenk. Für den Kräuteressig können Kräuter, wie Melisse, Minze, Thymian, Petersilie, Kresse, Schafgarbe, Veilchen, Gänseblümchen, Löwenzahnblüten ... verwendet werden.

Durch die regelmäßige Einnahme von Apfelessig können vielerlei Beschwerden gelindert werden. Dabei reicht es schon, im Frühjahr eine mehrtägige Kur mit Apfelessig zu machen, um uns von Giftstoffen, Stoffwechselablagerungen und Schlacken zu befreien. Während dieser Kur sollte man die Nahrungsaufnahme reduzieren und durch viel Trinken die Ausscheidung von Schlacken- und Giftstoffen unterstützen.

Apfelessig bekämpft wirksam schädliche Fäulnisbakterien im Darm.

Untersuchungen haben ergeben, dass Essig, zu den Mahlzeiten eingenommen, die Kalorienaufnahme und die Produktion von Blutzucker um fast 30 % sowie die Blutfette (Triglyceride) reduziert. Dadurch wird das Immunsystem gestärkt, die Fließfähigkeit des Blutes verbessert, das LDL-Cholesterin gesenkt und auch die Nierenleistung gesteigert.

Verdünnt nach dem Essen konsumiert, sollen uns solche Essigzubereitungen vor Herzerkrankungen und Arteriosklerose schützen, da sie zu einer Reduktion der Blutfette (Triglyceride) führen. Unsere Großeltern haben immer nach dem Mittagessen die Essigmarinade vom Salat ausgetrunken.

Auch der hohe Anteil an Antioxidantien in Rotweinessig sei noch besonders erwähnt.

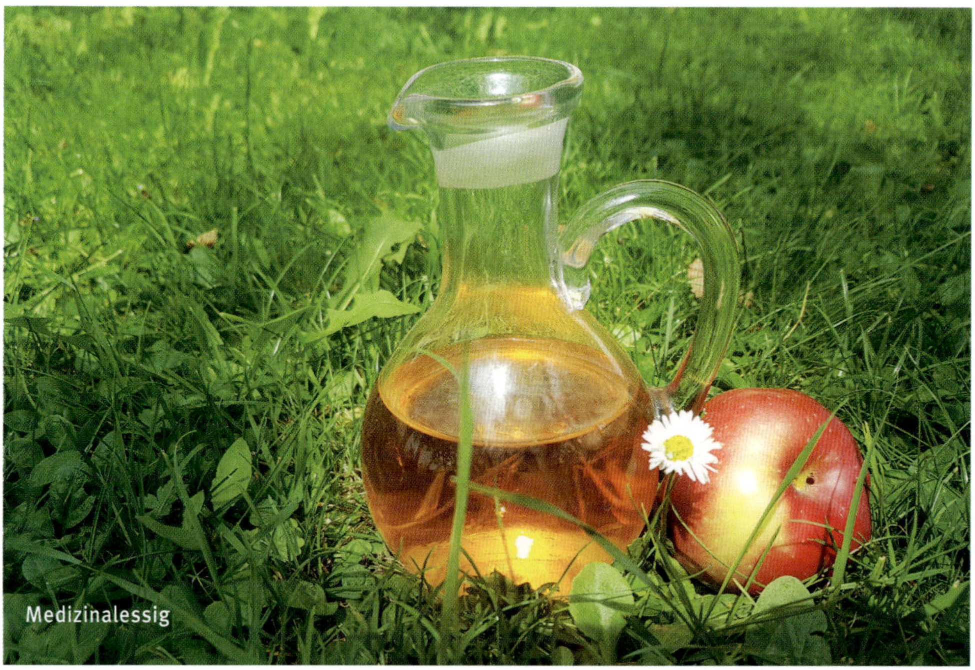

Medizinalessig

Anwendungsmöglichkeiten:

- Medizinalessig als tägliche Würze zu den Speisen und als Salatmarinade
- Medizinalessig mit Wasser verdünnt vor, zwischen oder nach den Mahlzeiten
- Medizinalessig, verdünnt für die Körperpflege
- Medizinalessig als Badezusatz

Antibiotischer Medizinalessig

750 ml Naturessig • 1 Handvoll Kapuzinerkresseblüten und -blätter

Die Kapuzinerkresse mit einem Keramikmesser zerkleinern, in ein sauberes Glas geben und mit Essig auffüllen (die Kräuter müssen immer vom Essig bedeckt sein). Dunkel stellen und immer wieder schütteln.

Nach ca. 4 Wochen – eine Mondphase – filtern und in Flaschen abfüllen, Beschriften nicht vergessen. Sehr hübsch finde ich es, wenn ich in die Flasche ein oder zwei ganze Blüten und ein Blatt als Dekoration gebe.

1 TL Medizinalessig in 500 ml Wasser geben, evtl. mit Honig süßen und schluckweise genießen.

Kapuzinerkresse *(Tropaeolum majus)*: ist auch als natürliches „Antibiotikum" bekannt, weiters ist sie desinfizierend, entzündungshemmend, wundheilend, durchblutungsfördernd, bei Erkältung und Husten schleimlösend, hilft bei Bronchitis und Blasenentzündung, verdünnt als haarwuchsfördernde Spülung, als Badezusatz kräftigt und unterstützt sie den natürlichen Säureschutzmantel und stärkt die Haut.

Eine Kombination von Kapuzinerkresse und Meerrettich (Kren) ist sehr zu empfehlen, da die darin enthaltenen Senföle nicht nur gegen Bakterien, sondern auch gegen Viren wirken.

Tipp „Kapern" – Kapuzinerkressesamen in Essig

Die Samen an einem trockenen, sonnigen Tag pflücken, solange sie noch grün sind. 24 Stunden in Salzwasser legen, dann herausnehmen. In kleine Schraubgläschen füllen. Beliebige Kräuter, Knoblauch, Zwiebeln und Pfefferkörner in Apfelessig aufkochen. Den Sud über die Kressesamen gießen, sodass diese gut bedeckt sind. Die Gläser verschließen und etwa 1 Monat stehen lassen. Nach dem Öffnen schnell verbrauchen.

Ausleitungsessig

1 Handvoll Frühlingskräuter, wie Löwenzahn, Gundelrebe, Birke, Brennnessel, Labkraut, Schafgarbe • 750 ml guter Naturessig vom Bio-Bauern

Die Kräuter mit einem Keramikmesser gut zerkleinern oder gemeinsam mit etwas Essig im Mörser verreiben. In ein sauberes Gefäß geben und mit dem Essig auffüllen, dunkel stellen und immer wieder gut schütteln. Nach 4 Wochen filtern und abfüllen.

Als Kur über 4 Wochen täglich ½ TL mit 1 Liter Quellwasser auffüllen und morgens und mittags ein Glas zur Mahlzeit trinken, da Essig eine anregende, belebende Wirkung für den Organismus hat.

Löwenzahn *(Taraxum officinale)*: für eine gute Leberfunktion, bringt den Organismus und den Stoffwechsel in Schwung.

Gundelrebe *(Glechoma hederacea)*: zur Schwermetallausleitung, stoffwechselanregend, lungen- und nierenunterstützend.

Birke *(Betula pendula)*: unterstützt die Ausscheidung und Entgiftung über die Nieren.

Schafgarbe *(Achillea millefolium)*: unterstützt die Entgiftung der Haut und mineralisiert.

Brennnessel *(Urtica dioica)*: zur Blutreinigung und Blutbildung, aktiviert die Verdauung.

Labkraut *(Gallium mollugo)*: regt die Entgiftung über die Lymphe an.

Ausleitungsessig ist auch als Fußbad zur Entgiftung sehr zu empfehlen, da über die Fußsohlen alle Reflexzonen unserer Organe erreicht werden und die Ausscheidung von Toxinen gefördert wird.

Auch bei unreiner Haut 1 EL Ausleitungsessig mit 100 ml Quellwasser oder Kräutertee aufgießen, in ein kleines Fläschchen füllen und als Gesichtstonic damit täglich das Gesicht reinigen. Aktiviert, klärt, macht einen frischen Teint, verfeinert die Poren, stärkt und festigt.

Verdünnt ist dieser Ausleitungsessig auch als Haarspülung zur Aktivierung der Kopfhaut und Entgiftung nach dem Haarefärben zu empfehlen.

Räuberessig

je 1 EL Wermut, Weinraute, Pfefferminze, Rosmarin, Salbei, Lavendel, Engelwurz, Knoblauch
je 1 Prise Gewürze, wie Zimt, Muskat, Gewürznelken und Kampfer • 0,5 l Weinessig

Für den Räuberessig werden die Kräuter und die Gewürze in dem Weinessig angesetzt.

Zur Pestzeit bekannt war der so genannte Räuberessig. Der Geschichte nach waren es Diebe, die Häuser und Pestopfer ausraubten, Gräber plünderten und sich aber trotz allem nicht an der Pest ansteckten. Ihr Geheimnis war der Räuberessig, mit dem sie sich täglich wuschen. Als man sie fasste, versprach man, ihnen ihr Leben zu lassen – gegen Weitergabe dieser Rezeptur.

Russisches Volksrezept – „Meister Tonikum-Penicillin"

1 Handvoll Knoblauch, Zwiebel, Meerrettichwurzel, Kurkuma, Chili, Ingwer • 750 ml Essig

Alle Zutaten mit einem Keramikmesser gut zerkleinern. In ein sauberes Gefäß geben und mit dem Essig auffüllen, dunkel stellen und immer wieder gut schütteln. Nach 4 Wochen filtern und abfüllen.

Täglich 1 TL, mit etwas Wasser verdünnt, einnehmen.

Als Schutz vor ansteckenden Krankheiten, stärkt das Immunsystem, hilft bei Schnupfen und Erkältung, antimykotisch bei Parasiten, ist antiviral, antibakteriell, fördert die Durchblutung und reinigt das Blut, hilft bei schweren Infektionen.

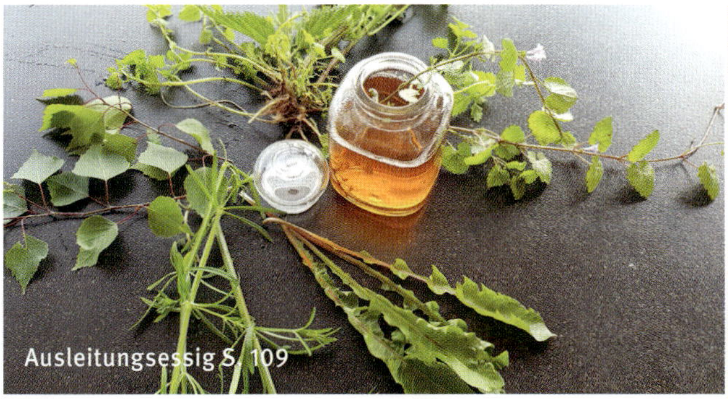
Ausleitungsessig S. 109

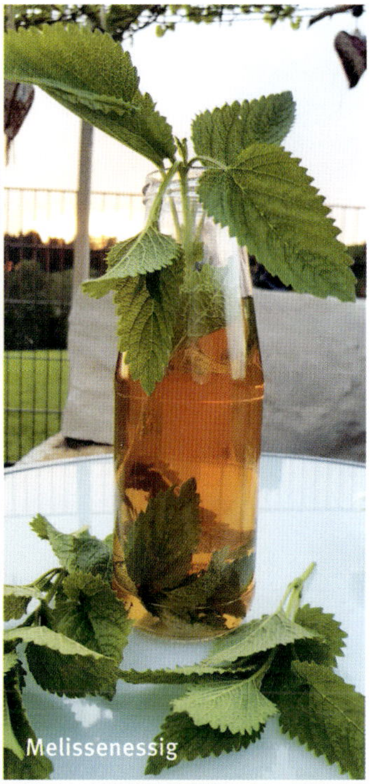
Melissenessig

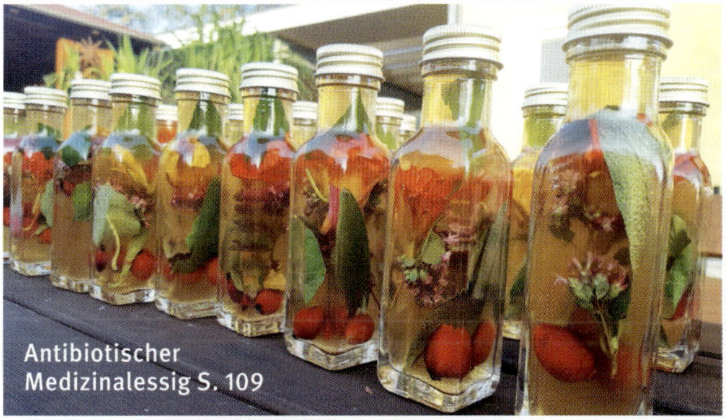
Antibiotischer Medizinalessig S. 109

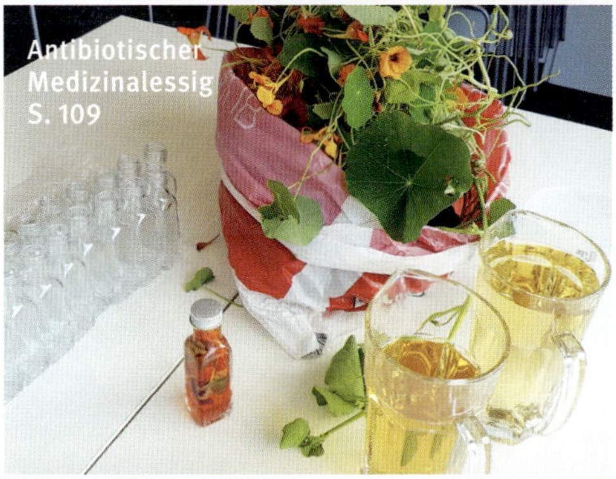
Antibiotischer Medizinalessig S. 109

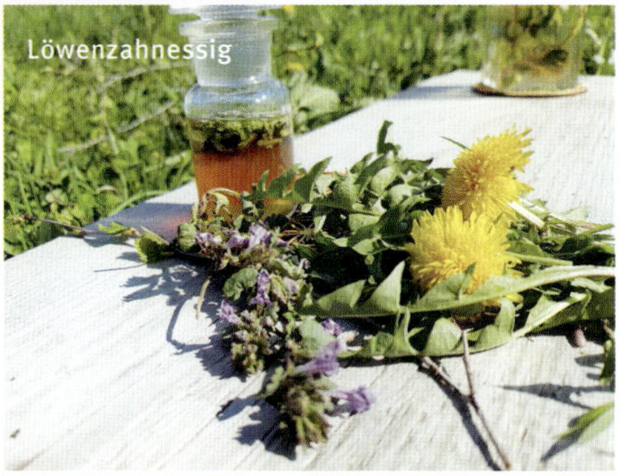
Löwenzahnessig

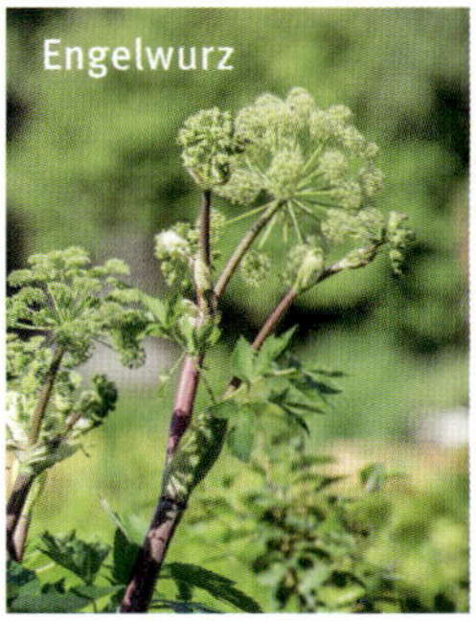
Engelwurz

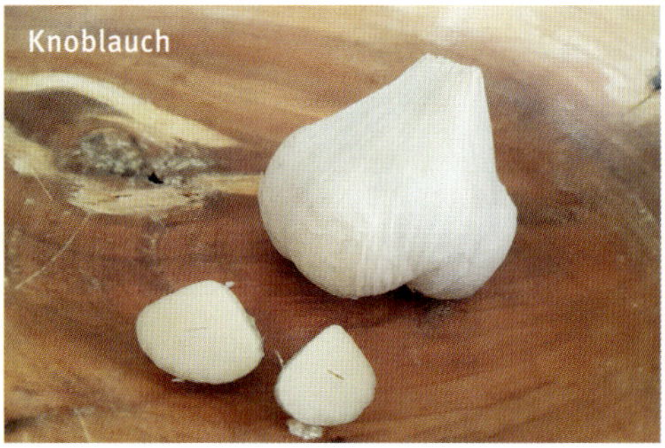
Knoblauch

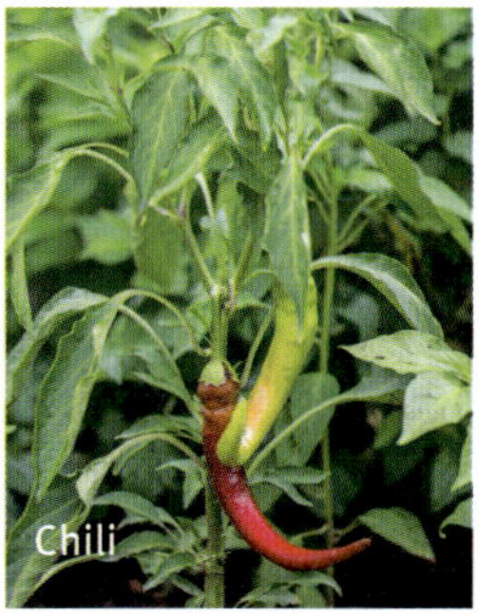
Chili

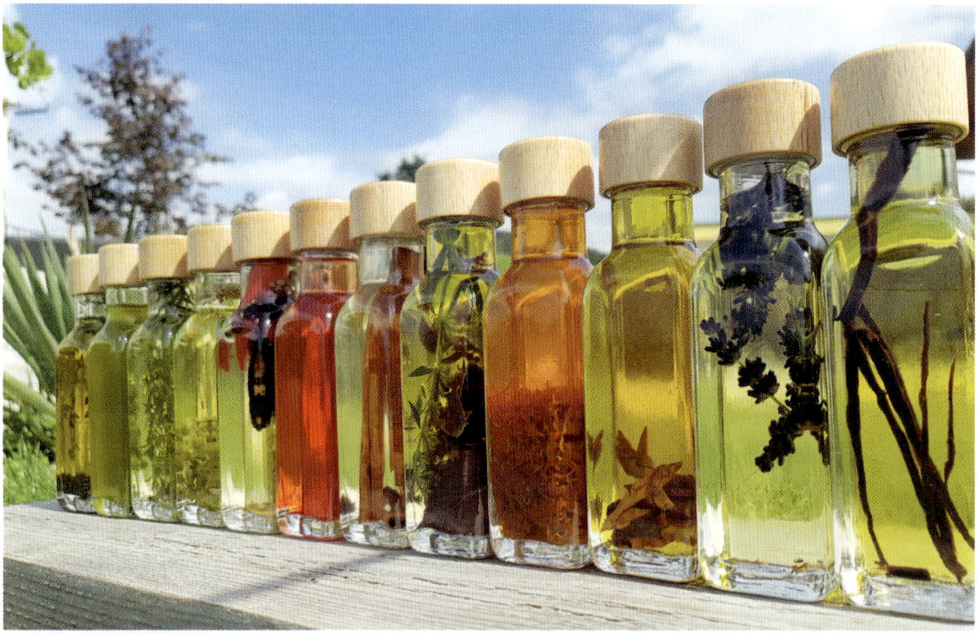

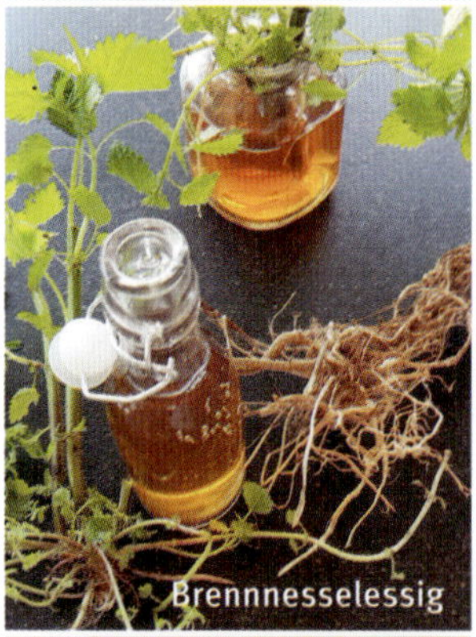

Brennnesselessig

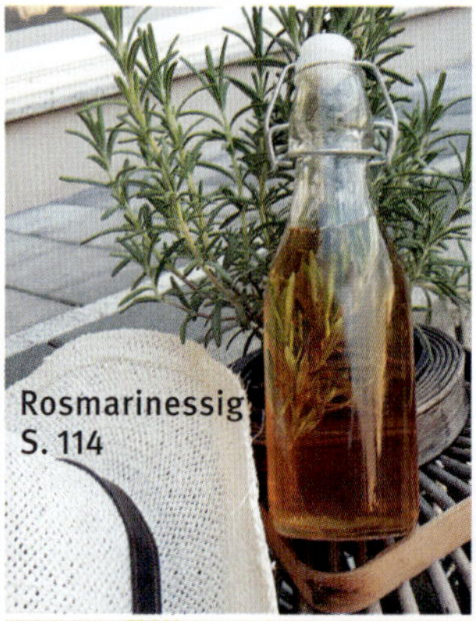

Rosmarinessig
S. 114

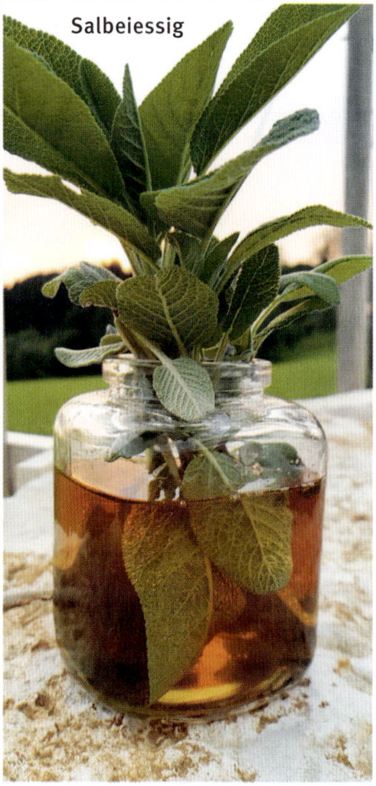

Salbeiessig

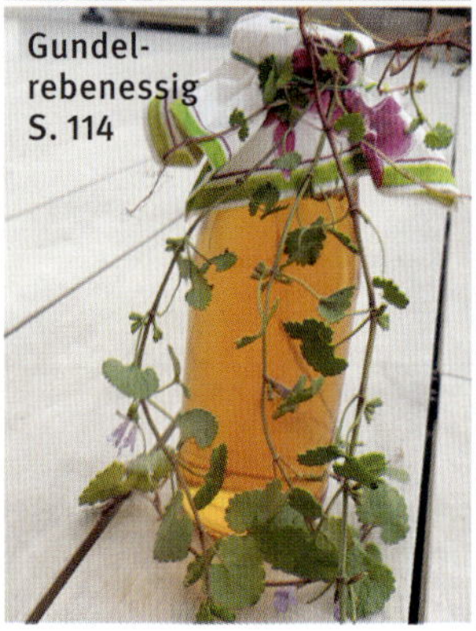

Gundel-
rebenessig
S. 114

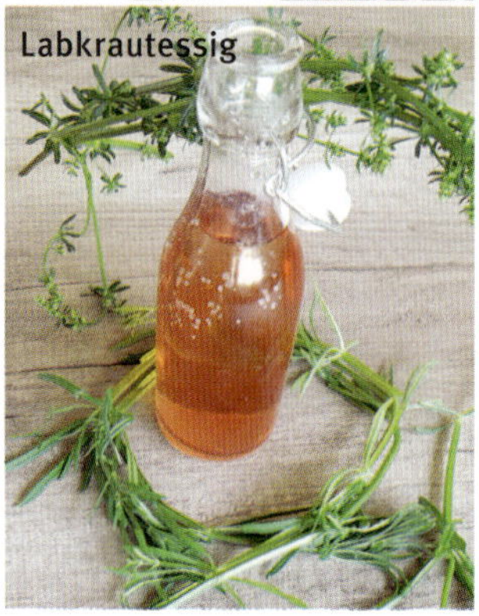

Labkrautessig

Brennnesselessig

1 Handvoll Brennnesseln mit Wurzel • 500 ml Essig • evtl. ½ Bio-Zitrone

Brennnessel und Zitrone mit einem Keramikmesser zerkleinern, in ein sauberes Glas geben und mit Essig auffüllen (die Kräuter müssen immer vom Essig bedeckt sein). Dunkel stellen und immer wieder schütteln. Nach ca. 4 Wochen – eine Mondphase – filtern und in Flaschen abfüllen, Beschriften nicht vergessen.

Brennnessel *(Urtica dioica)*: ist entgiftend, harnsäureausleitend, blutreinigend, man sagt, sie reinigt den Körper von Schlacken und Giftstoffen, die sich in Muskeln, Gelenken und im Blut befinden.

Wirkt entgiftend:

- 1 EL, verdünnt mit 250 ml Wasser, als Detox-Getränk
- als entgiftendes Fußbad,
- als Haartonikum haarwachstumsfördernd
- entgiftend nach dem Haarefärben und
- stärkend für die Kopfhaut.

Salbeiessig

1 Handvoll Salbei • 500 ml Essig

Den Salbei mit einem Keramikmesser zerkleinern, in ein sauberes Glas geben und mit Essig auffüllen (der Salbei muss immer vom Essig bedeckt sein). Dunkel stellen und immer wieder schütteln. Nach ca. 4 Wochen – eine Mondphase – filtern und in Flaschen abfüllen, Beschriften nicht vergessen.

Mit Wasser verdünnt, als Waschung bei häufigem Schwitzen während der Wechseljahre (durch die enthaltenen Gerbstoffe werden die Poren zusammengezogen), bei Fußschweiß, als Haarspülung für glänzendes Haar und als Tonic bei fetter Haut und Pickel.

Salbei wirkt keimtötend, antibakteriell, zusammenziehend, klärend, reinigend, entzündungshemmend und desinfizierend.

Labkrautessig

1 Handvoll Labkraut • 500 ml Essig

Labkraut mit einem Keramikmesser zerkleinern, in ein sauberes Glas geben und mit Essig auffüllen (die Kräuter müssen immer vom Essig bedeckt sein). Dunkel stellen und immer wieder schütteln. Nach ca. 4 Wochen – eine Mondphase – filtern und in Flaschen abfüllen. Beschriften nicht vergessen.

Das Labkraut unterstützt allgemein das Lymphsystem, den Abtransport von Giftstoffen und die Ausscheidung über den Urin und hilft auch bei Lymphstau und geschwollenen Knöcheln.

Anwendung verdünnt mit Wasser:

- als Getränk
- zum Würzen
- als Umschlag bei geschwollenen Drüsen im Halsbereich
- als Fußbad, Körperwaschung und Wadenwickel

Gundelrebenessig

3–5 Zweige Gundelrebe • 200 ml Essig

Gundelrebe und Essig mit Kräutern ansetzen und nach 4 Wochen filtrieren.

Gundelrebenessig unterstützt die Stoffwechselfunktion, wirkt reinigend auf den gesamten Organismus und ist zusätzlich schwermetallausleitend.

Morgens 1 TL Gundelrebenessig mit 250 ml Wasser und 1 TL Honig einnehmen.

Äußerlich als entgiftende Haarspülung oder als verdünntes Tonikum bei Akne, Hautentzündungen und als klärendes Gesichtswasser verwenden.

Rosmarinessig

2 Zweige Rosmarin • 250 ml Rotweinessig • 1 EL Honig

In eine Flasche Rosmarinzweige, Essig und Honig geben und nach 2 Wochen verwenden, es muss nicht abgeseiht werden. Rosmarinessig wird verdünnt mit Wasser bei niedrigem Blutdruck, Schwindel und Kreislaufbeschwerden innerlich angewendet oder als belebende, durchblutungsfördernde Waschung bzw. aktivierender Badezusatz äußerlich.

Weitere Beispiele für Heil- und Kräuteressige

Bärenklauessig von Blatt, Wurzel: allgemein stärkend, energiegebend.
Essig mit der inneren grünen Rinde (Kambium) des Holunderstrauchs: äußerliche Umschläge bei Kopfweh.
Hagebuttenessig: mineralisierend und immunstärkend, Vitamin-C-Lieferant, bei rheumatischen Beschwerden.
Herzgespannessig: mit Wasser verdünnte Wickel und Waschung bei hohem Blutdruck, Unwohlsein, Panik-Gefühl.
Löwenzahnessig (Wurzel, Blatt und Blüten): leberaktivierend, entgiftend, reinigend, stärkend.
Spitzwegerich-Lungenheilessig: allgemein lungenstärkend, bei Husten, äußerlich juckreizstillend.
Walnuss-Blätter-Essig: Mit Wasser verdünnte Waschung bei Hautjucken, hält Insekten fern, hautklärend, magen- und darmstärkend.
Weißdornessig: herzstärkend, blutdruckausgleichend, nach übergangener Grippe

Salzverreibung

Salz ist als wichtiger Baustein des Lebens an allen lebenswichtigen Funktionen beteiligt. Salz und Wasser (= Sole) ist die Urinformation des Lebens und findet sich in vielen Flüssigkeiten im menschlichen Körper: Blut, Lymphe, Urin oder Tränenflüssigkeit, aber auch das Fruchtwasser bestehen aus Wasser und Salz.

Salz und Sole sind perfekte Träger- und Auszugsstoffe für Informationen und Energien, optimale Transportmittel der Nähr- und Vitalstoffe und werden vom Körper sehr gut aufgenommen. Sie verbessern die Kommunikation unserer Zellen und aktivieren die Nervenverbindungen. Ein hochwertiges unbehandeltes Vollsalz enthält viele Mineralstoffe und Spurenelemente.

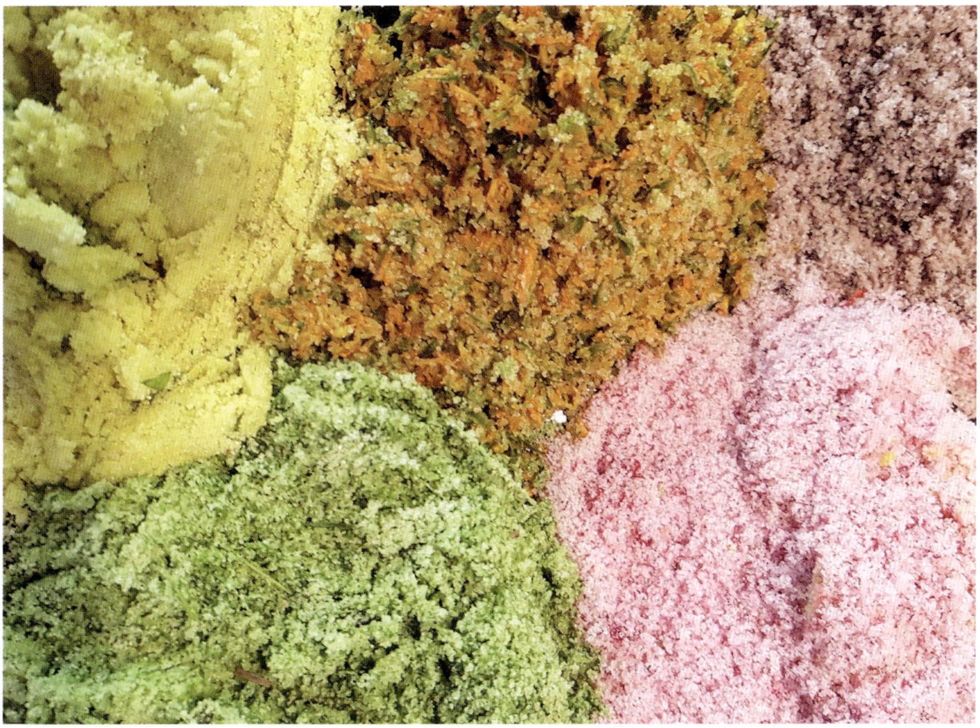

Salzverreibung für die Hausapotheke und als „Mittel **zum Leben**"

Eine sehr schöne Möglichkeit der Kräuterverarbeitung ist es, Kräuter mit hochwertigem Salz zu verreiben. Dadurch hat man eine besonders gute Bioverfügbarkeit der Nährstoffe und einen optimalen „Einschleuser" in die Zellen. Gutes Salz sollten wir immer im Haushalt vorrätig haben, damit wir uns jederzeit ganz einfach unsere energetisch hochwertige Salzverreibung zubereiten können. Durch das Verreiben (Dynamisieren) von Pflanzen und Salz mit dem Mörser bekommen wir die höchste Energie und Heilkraft in unsere Heilmittel. Bei größeren Mengen oder festen Pflanzenteilen kann man auch eine elektrische Küchen- oder Kaffeemühle verwenden. Durch die Verreibung mit Salz können wir wertvolle Pflanzenwirkstoffe, die durch separates Trocknen verloren gehen würden, weitestgehend erhalten, wie z. B. bei Bärlauch, Kapuzinerkresse, Brunnenkresse oder Meerrettich.

Basisrezept Salzverreibung

1 Teil Salz • 1–3 Teile Pflanzen

Die Kräuter mit dem Messer gut zerkleinern und mit dem Salz gemeinsam vermörsern. Für größere Mengen verwendet man eine Küchenmoulinette. Die Kräutermischung wird nun auf einem Teller oder Backblech getrocknet und anschließend nochmals fein gemörsert. Nun kann das Kräutersalz abgefüllt werden.

Trocken und dunkel aufbewahrt, hält dieses Salz mindestens ein Jahr. Eine Prise Salz den Speisen hinzufügen.

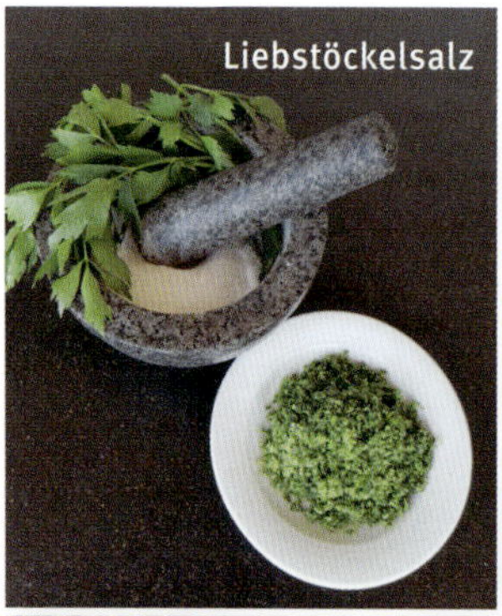

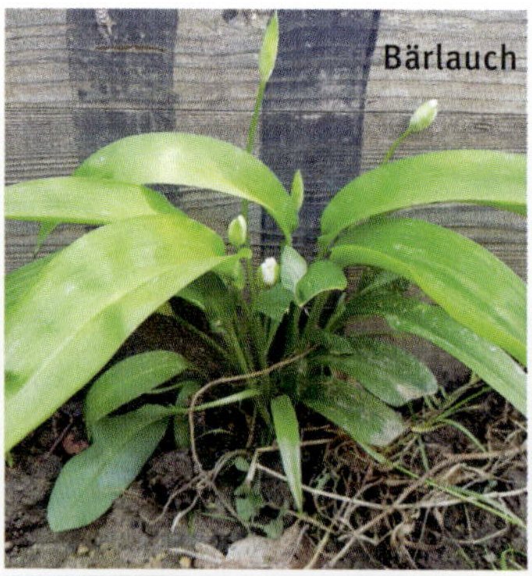

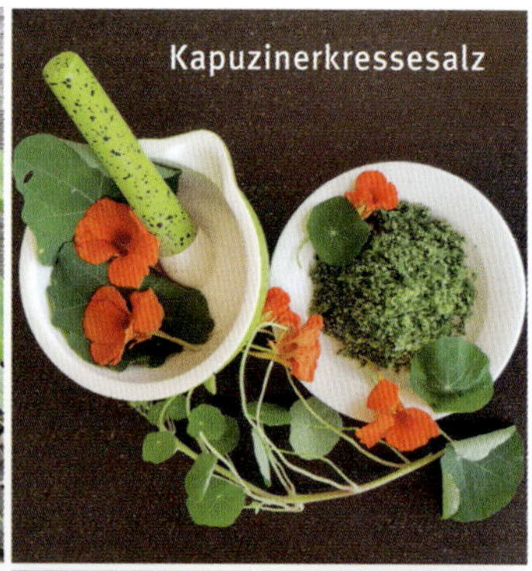

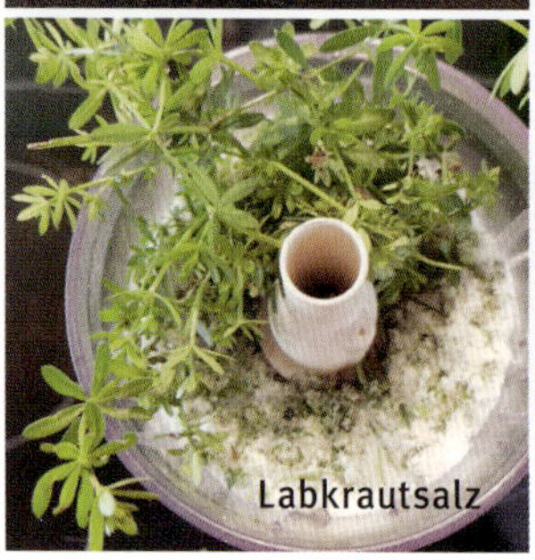

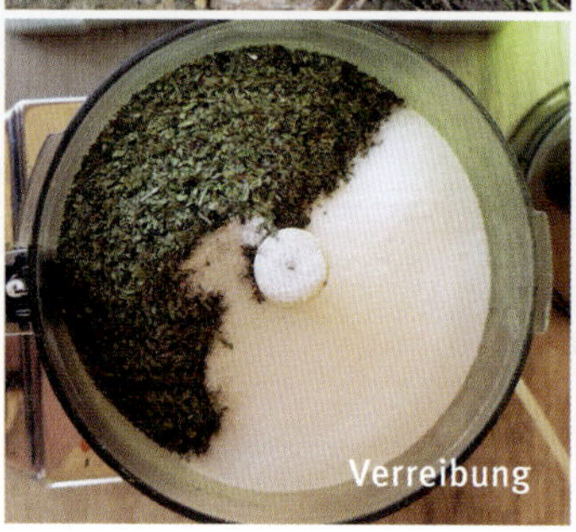

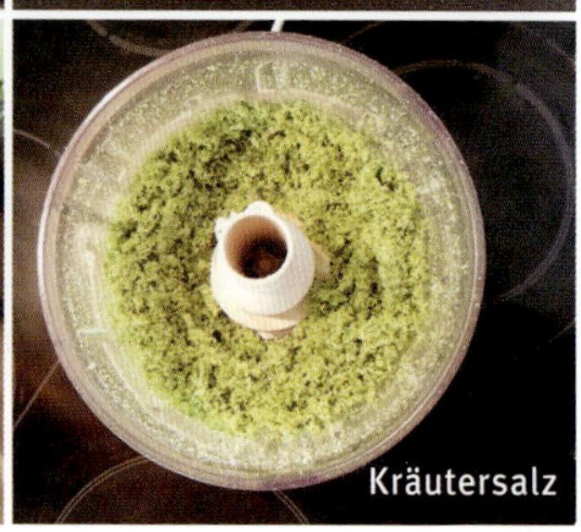

Bärlauchsalz

1 Teil Bärlauch • 1 Teil Salz

Den frischen Bärlauch mit einem Keramikmesser zerkleinern und gemeinsam mit dem Salz im Mörser verreiben. So tritt der Pflanzensaft aus und kann sich optimal mit dem Salz verbinden. Nun kann man die Masse frisch in ein kleines Schraubglas geben, da Salz konservierend wirkt. Oder aber wir streichen diese wunderbare grüne Paste auf ein Backpapier und lassen sie entweder am Kachelofen oder in der Nähe eines Heizkörpers trocknen. Anschließend nochmals mörsern.

Das Bärlauchsalz ist fertig. Dunkel lagern, damit es seine Farbe behält.

Dies ist nicht nur ein leckeres Würzsalz, sondern **Bärlauch** (*Allium ursinum*) ist eine wunderbare Pflanze für die Gefäße, blutdrucksenkend, zur Entgiftung, schwermetallausleitend, reinigend und vitalisierend. Bärlauch ist eine gute Eiseneinschleuserpflanze, wer an Eisenmangel leidet, hat hier eine gute biologische Form gefunden, um dem Organismus die Eisenaufnahme zu erleichtern.

Kapuzinerkressesalz

1 Teil Kapuzinerkresse • 1 Teil Salz

Die frische Kapuzinerkresse (Blüten und Blätter) mit einem Keramikmesser klein schneiden und gemeinsam mit dem Salz vermörsern. Durch die Verreibung tritt der Pflanzensaft aus und kann sich mit dem Salz optimal verbinden. Die Kräutermischung frisch in ein Glas geben oder auf einem Backpapier fein aufstreichen und trocknen lassen. Anschließend nochmals fein mörsern.

Die Senföle in der Kresse (natürliches Penicillin, Antibiotika) unterstützen bei Infektionen der Atemwege, Nebenhöhlenentzündungen, Angina, Mandelentzündung, Bronchitis und Schnupfen. Aber auch für die Harnwege und Nieren ist die Kapuzinerkresse Heilnahrung.

Zum Würzen unserer Speisen, für den Salat, zum Inhalieren, als Fußbad, mit Wasser verdünnt bei Halsweh zum Gurgeln geeignet.

Tipp

Kapuzinerkresse (*Tropaeolum majus*) so oft wie möglich frisch konsumieren, da sie getrocknet ihre Wirkung (Senföle) verliert. Ihre Wirkstoffe können aber in Form einer Salzverreibung, Tinktur, Essig oder als Oxymel konserviert werden!

Liebstöckelsalz

1 Teil Liebstöckel • 1 Teil Salz

Den Liebstöckel zerkleinern und mit dem Salz vermörsern. Die Kräutersalzmischung frisch in ein Glas geben oder auf einem Backpapier aufstreichen und trocknen lassen. Anschließend nochmals fein mörsern. Bei größeren Mengen kann man auch eine Moulinette verwenden.

Das Liebstöckelsalz ist ein wunderbares Suppengewürz und herrlich für die Vorratskammer.

Weitere Salzverreibungen

Diese Zubereitungsart der Salzverreibung kann man auch mit vielen anderen Kräutern versuchen:

Beifußsalz: verdauungs- und energieflussfördernd, besonders bei Fettunverträglichkeit.

Brennnesselsalz (Blatt, Wurzel, Samen): Eisen- und Energielieferant.

Engelwurzsalz: lungen-, magen- und darmstärkend.

Frauenmantelsalz: unterstützt die Wundheilung, muskelstärkend, frauenstärkendes Salz.

Gänsefingerkrautsalz: bei Krämpfen und Magnesiummangel.

Heidelbeerblättersalz: bei Diabestes.

Isländisch-Moos-Salz: für Mineralstoffe, gegen Erschöpfung, bei Lungenleiden.

Knoblauchsalz: heilsam für die Gefäße und Arterien.

Labkrautsalz: aktiviert die Lymphe, Nierenmittel, entgiftend.

Lindenblattsalz: schleimhautschützend, mineralisierend.

Löwenzahnsalz: leberentgiftend, stoffwechselaktivierend, verdauungsfördernd.

Malvensalz: schleimhautschützend, regenerierend, beruhigend.

Meerrettichsalz: antibiotisch, reinigend.

Meisterwurzsalz: verdauungsfördernd, stärkendes Kräftigungsmittel.

Nachtkerzensalz: hautberuhigend, entzündungshemmend.

Ringelblumensalz: entzündungshemmend, wundheilend.

Rosenblütensalz: ausleitend, sinnlich, duftend.

Rosmarinsalz: durchblutungsfördernd, kreislaufstärkend.

Schafgarbensalz: verdauungsfördernd, mineralisierend.

Sesamsalz: Kalziumlieferant, bei Osteoporose.

Spitzwegerichsalz: lungenaufbauend und -stärkend.

Thymiansalz: antibakteriell, magenwirksam.

Vogelmieresalz: vitalisierend, hautwirksam.

Ysopsalz: magen- und lungenstärkend, verdauungsfördernd.

Tipp Ascheverreibung

Eine Salzverreibung mit einer reinen Pflanzenasche (1 Teil Salz und 1 Teil Pflanzenasche): Die Wirkung ist abhängig von der verwendeten Pflanze, aber die Ascheverreibung ist immer entgiftend, ausleitend und mineralisierend.

Beispiele von Salzascheverreibungen: Tannenasche, Lindenholzkohle, Birken- oder Zinnkrautasche.

Mein Lieblings-Blütenkräuter-Jahressalz

Verschiedene Kräuter im Jahreslauf mit dem Salz separat mörsern, trocknen und anschließend mischen.

So kann ich mit jeder Prise guter Würze meinem Körper gute Mineralstoffe zuführen und er kann sich jener Wirkstoffe bedienen, welche er gerade benötigt.

Als Stärkung für:

- die Lunge: Spitzwegerich
- die Verdauung: Meisterwurz
- die Leberfunktion: Löwenzahn
- die Blutbildung: Brennnessel
- die Niere: Goldrute
- die Lymphe: Labkraut usw.

Salzverreibung, äußerlich angewandt

Die Wirkstoffe von Salz und Kräutern werden dabei in Form von Badezusatz, Fußbad, Peeling, Inhalation usw. über die Haut oder die Lunge aufgenommen.

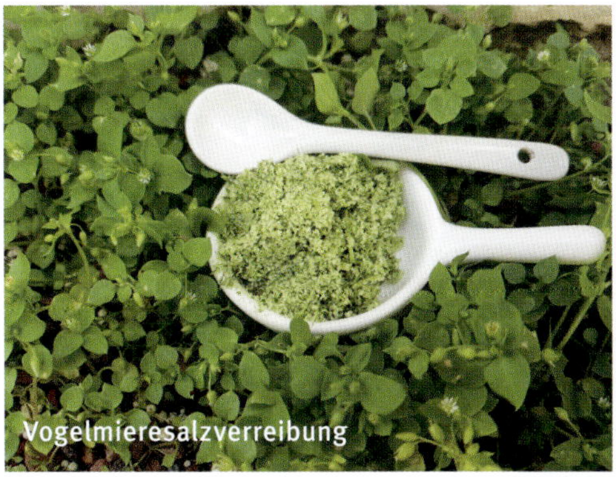
Vogelmieresalzverreibung

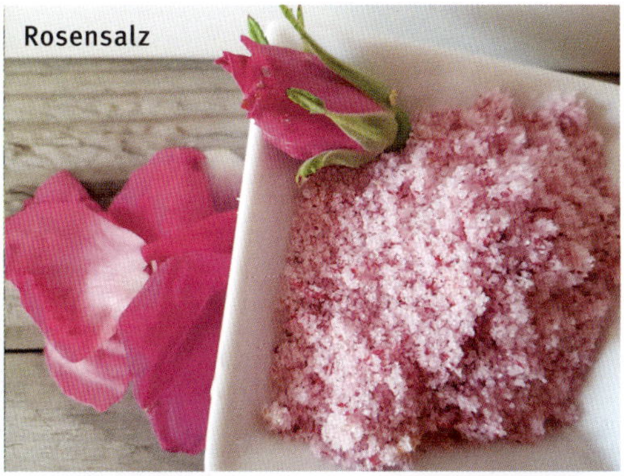
Rosensalz

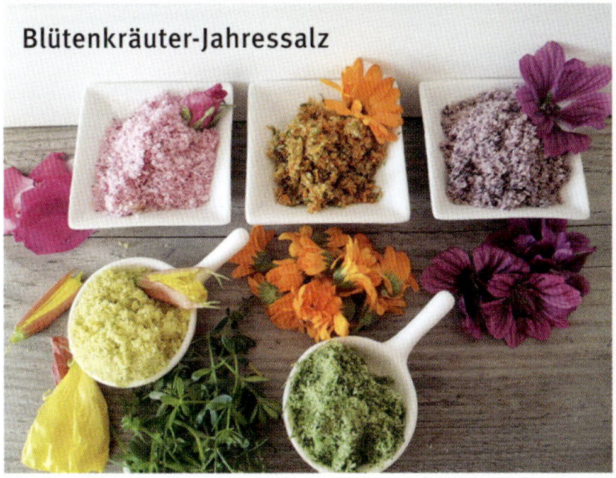
Blütenkräuter-Jahressalz

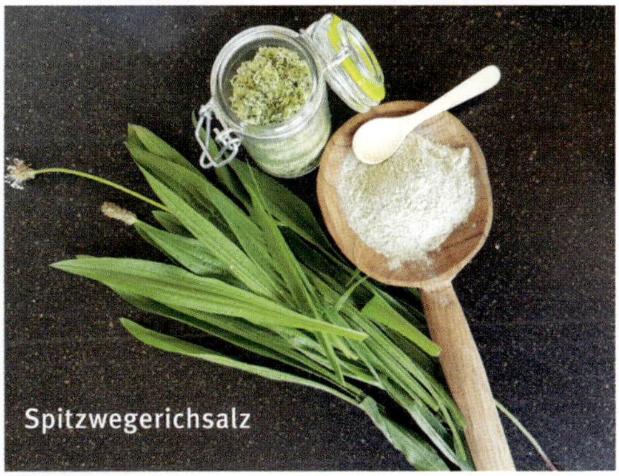
Spitzwegerichsalz

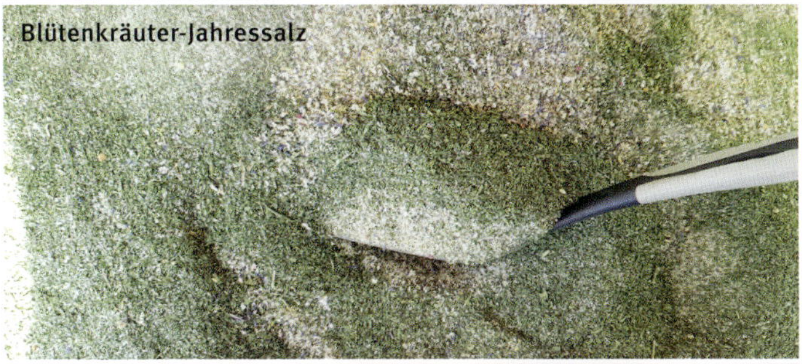
Blütenkräuter-Jahressalz

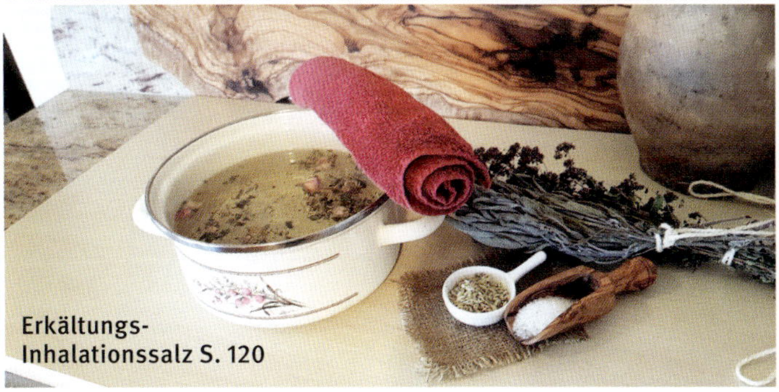
Erkältungs-
Inhalationssalz S. 120

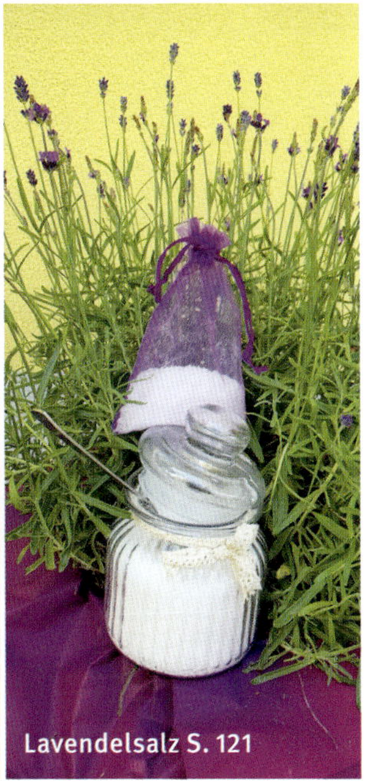
Lavendelsalz S. 121

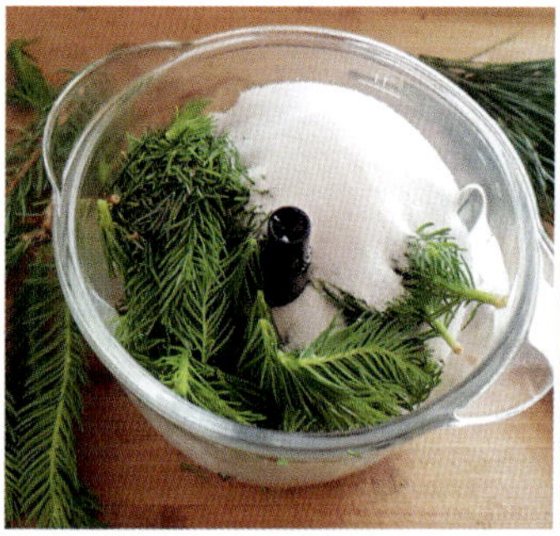
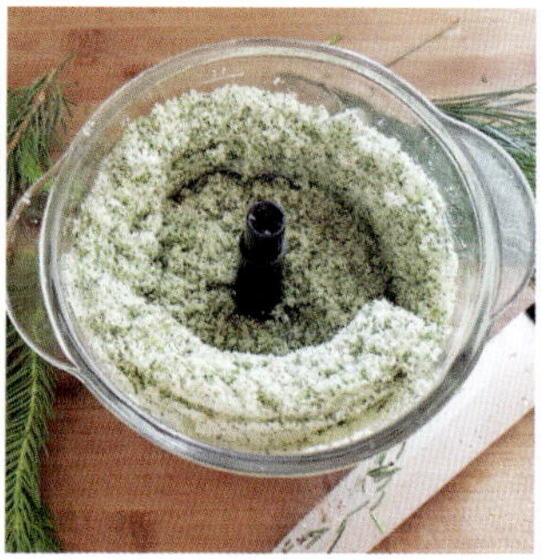
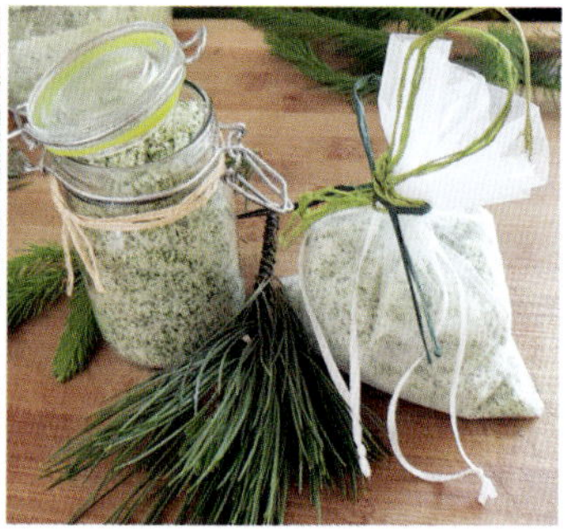

Fichtennadel-Badesalz

1 Teil Fichtennadeln • 1 Teil Meersalz

Frische junge Fichtennadeln mit Salz in einer Küchenmaschine mahlen und in ein Schraubglas füllen. Trocknen ist nicht erforderlich, da Salz ja konservierend wirkt. Bei leichten Muskel- und Nervenschmerzen, rheumatischen Beschwerden oder leichten Erkältungssymptomen ein Vollbad mit 5 EL Badesalz genießen. Am besten das Badesalz in einen Damenstrumpf geben, damit keine Pflanzenteile im Wasser herumschweben und den Abfluss später verstopfen.

Oder aber auch die Verwendung als Diffusor: Bei trockener Heizungsluft einen großen Topf Wasser aufstellen und mit dem Fichtennadelsalz gemeinsam als Raumluftbefeuchter köcheln lassen. Das reinigt und erfrischt das Raumklima und man atmet mit jedem Atemzug gute, gesunde und reine Luft.

Erkältungs-Inhalationssalz

1 Teil Thymian, Salbei, Fenchel • 1 Teil Meersalz

Das Salz mit den Kräutern fein vermahlen und frisch in ein Glas geben. Das Salz muss nicht getrocknet werden, da es konservierend wirkt. Wenn die Nase zu ist und das Atmen schwer fällt, empfiehlt sich eine Inhalation, damit die Atemwege und Bronchien wieder frei werden. Der **Fenchel** ist krampflösend, der **Salbei** entzündungshemmend und der **Thymian** bekämpft wirksam Pilze, Bakterien und Viren.

Weitere Varianten

Lavendel-Badesalz: ausgleichend, beruhigend, entspannend.
Malven-Vogelmiere-Badesalz: bei juckender und irritierter Haut.
Ringelblumen-Kamille-Badesalz: beruhigend, entzündungshemmend, bei Rötungen.
Rosen-Vanille-Badesalz: entspannend, sinnlich, stimmungsaufhellend.
Rosmarin-Badesalz: durchblutungsfördernd, macht wach, aktivierend.
Wacholder-Badesalz: durchblutungsfördernd, desinfizierend, reinigend, wärmend.

Soletinktur

Sole ist eine hervorragende Verbindung von Quellwasser und Natursalz. Wasser und Salz, sprich Sole, ist ein perfektes Trägermittel für Pflanzenschwingungen, Informationen und Energien und ein optimales Transportmittel der pflanzlichen Nährstoffe und wird vom Körper sehr gut aufgenommen, da der menschliche Organismus ja über 50 % aus Sole besteht. Sie hat die Fähigkeit, Wirkstoffe und Informationen gut und lange zu speichern.

Basisrezept für Sole

Um Sole selbst herzustellen, einen unbehandelten Salzstein ins Wasser geben. Dieser löst sich, bis die Sole gesättigt ist. Der restliche Stein löst sich nicht weiter auf (gesättigte Sole = ca. 26 % Salzgehalt). Oder:

3 Teile gutes Wasser (Quellwasser)
1 Teil Salz

Wasser und Salz in ein Schraubglas füllen, zuschrauben und gut schütteln, es sollte immer etwas unaufgelöstes Salz am Glasboden sein, denn diese Überkonzentration an Salz sichert die Haltbarkeit der Sole auch während des Auszugs von Heilkräutern.

Sole-Tinkturen sind basisch, mineralisierend, desinfizierend, knochenstärkend, beruhigend, wundheilend, keimtötend, pilzhemmend, isotonisch, aufbauend, entgiftend, regenerierend, konservierend, entzündungshemmend, nervenstärkend, hautpflegend.

Basisrezept für Sole-Tinktur

1 Teil Salz • 2 Teile Wasser
1 Teil Pflanze/Kräuter

Die Kräuter zerkleinert in ein Glas geben und mit Salz und Wasser auffüllen. Ein sicheres Zeichen für die gute Sättigung bzw. Haltbarkeit der Sole ist, wenn am Glasboden etwas unaufgelöstes Salz zu sehen ist. Immer wieder schütteln und nach 4 Wochen (eine Mondphase) filtrieren. Anschließend in eine Flasche füllen, beschriften und dunkel aufbewahren.

In der Küche wird sie zum Würzen und zum Kochen verwendet, in Wasser verdünnt einnehmen, zum Gurgeln, z. B. bei Halsschmerzen (verdünnt mit Ingwer oder Salbeitee), zum Zähneputzen, als Deo, als Badezusatz und vieles mehr.

Bei der innerlichen Anwendung sollte man das Salz nicht mehr schmecken. Dazu ½ TL Sole auf 1 Liter Wasser oder 3–5 Tropfen Sole auf 1 Glas Wasser einnehmen.

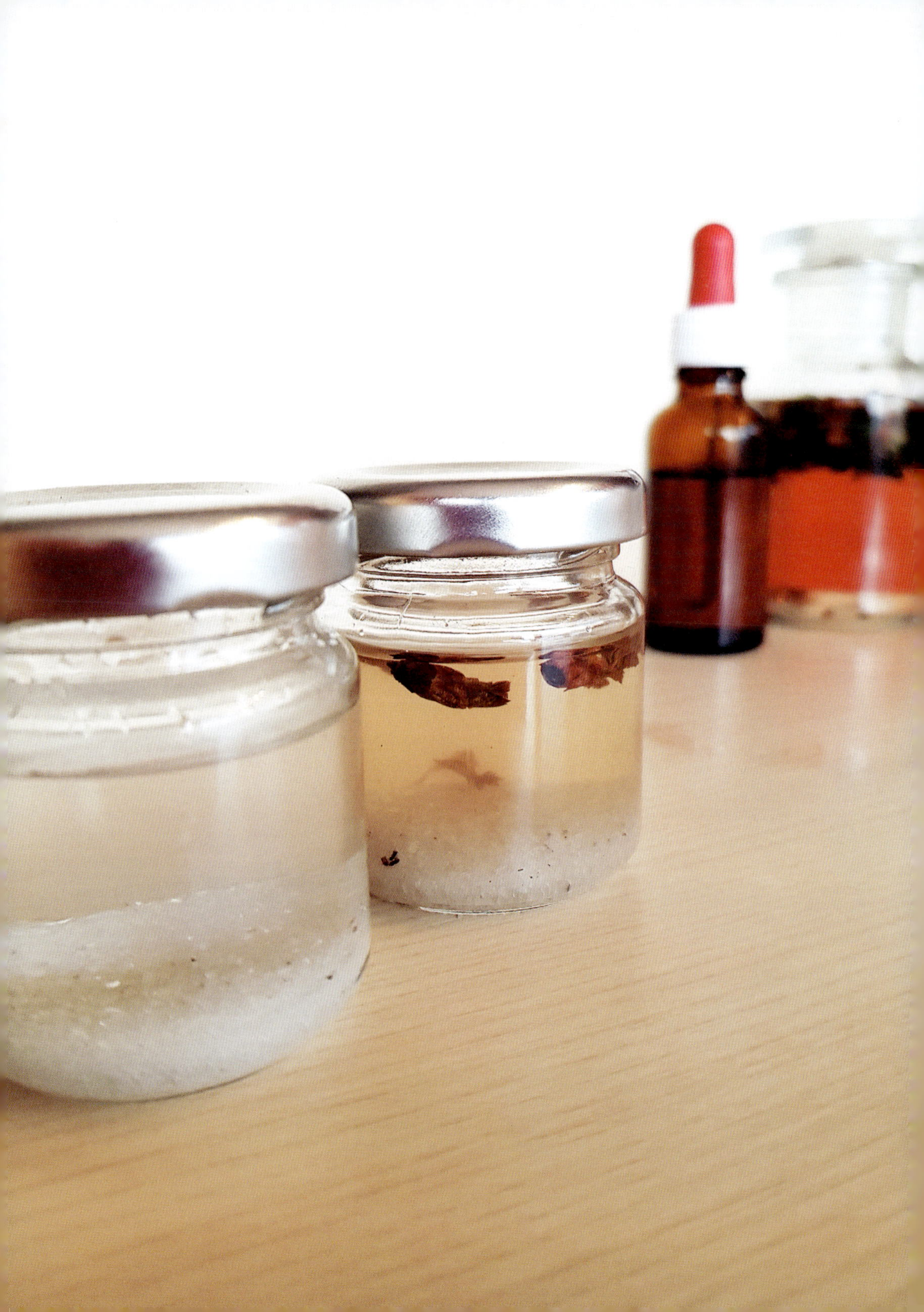

Weitere Rezepte für Soletinkturen

Rosmarin-Ingwer-Sole

1 Zweig Rosmarin • ca. 2 cm dickes Ingerwurzelstück (fingerdick) • 100 ml Quellwasser
50 g Salz

Rosmarin und Ingwerwurzel mit einem Keramikmesser gut zerkleinern, in ein Schraubglas geben, mit Salz und Wasser auffüllen, verschließen und immer wieder schütteln. Ein sicheres Zeichen für gute Haltbarkeit und Sättigung der Sole ist, wenn am Glasboden etwas unaufgelöstes Salz zu sehen ist. Nach ca. 1 Monat abseihen und abfüllen.

Sie dient zur Kreislaufbelebung, besseren Konzentration und bei innerer Kälte. Als Heilsole mit Wasser, zum Würzen in der Küche, zum Zähneputzen, verdünnt als Mundspülung, ins Badewasser, als wärmendes Fußbad, verdünnt als Haarspülung.

Rosmarin (*Rosmarinus officinalis*): zählt zu den Kräutern, die den Kreislauf ankurbeln, wirkt nervenstärkend, bei Migräne, konzentrationsfördernd, krampflösend, desinfizierend, reinigend, anregend, macht wach, hilft bei niedrigem Blutdruck, ist potenzstärkend und wärmend.

Ingwer (*Zingiber officinale*): regt die Verdauungsenzyme an und aktiviert unser Immunsystem, ist allgemein stärkend, bei Übelkeit, zur Bekämpfung von Parasiten, bei Blähungen oder Krämpfen im Verdauungstrakt, unterstützend bei Migräne, belebt den Blutkreislauf und wirkt gut gegen innere Kälte.

Gierschsole bei Gicht und Rheuma

1 Handvoll Giersch • 50 g Salz • 100 ml Quellwasser

Den Giersch mit dem Keramikmesser zerkleinern (ergibt ca. 2 EL Pflanzengut). Gemeinsam mit dem Salz vermörsern, in ein Schraubglas füllen, mit dem Wasser aufgießen, verschließen und immer wieder schütteln. Ein sicheres Zeichen für gute Haltbarkeit und eine Sättigung der Sole ist, wenn am Glasboden etwas unaufgelöstes Salz zu sehen ist. Filtrieren, abfüllen und beschriften, aber auch hier gilt, es muss sich noch etwas Salz am Boden des Glases absetzen.

Tipp

Da wir hier die Pflanze direkt mit dem Salz vermörsern (Turboextraktion) und aufgießen, könnten wir die Sole bereits ab dem 1. Tag verwenden.

Die Sole täglich, mit Wasser verdünnt, zwischen den Mahlzeiten trinken oder aber auch in die Suppe oder in den Salat geben. Als Fußbad bei Gichtbeschwerden im Fußbereich anwenden (für ein Fußbad kann man die ganze Menge Sole verwenden oder auch direkt frisch zubereiten).

Giersch (*Aegopodium podagraria*): auch Erdholler genannt, ist ein ganz tolles Basen-Kräutlein zum Entgiften. Er ist blutreinigend und harnsäuretreibend. In der Volksheilkunde wurde er immer Gicht- und Rheumapflanze genannt. Außerdem enthält er viel Magnesium, Calcium, Silizium, Vitamin C. Man sollte den Giersch auch frisch in Form von Suppe, Salat, Gierschkartoffeln, Smoothies usw. zu sich nehmen.

Einige Kräuter, die sich gut für eine Salz-Sole eignen

Artischockensole: leber- und gallefördernd.
Birkensole: nierenanregend, reinigend, entgiftend.
Brunnenkressesole: bei Schilddrüsenunterfunktion.
Ginkgosole: gedächtnisstärkend, durchblutungsfördernd.
Holunderblütensole: gegen Erkältungen, immunstärkend.
Johanniskrautsole: stimmungsaufhellend, nervenstärkend.
Knoblauch-Zitronen-Sole: bei Arterienverkalkung, cholesterinsenkend.
Malven-Zitronensole: schleimhautberuhigend, erfrischend.
Melissesole: antiviral, beruhigend, ausgleichend, entspannend.
Ringelblumensole: entzündungshemmend innerlich und äußerlich.
Rosmarinsole: kreislaufanregend, wärmend, bei niedrigem Blutdruck.
Salbeisole: entzündungshemmend, antibakteriell.
Tannenwipfelsole: vitalisierend, knochenstärkend.
Thymiansole: antibakteriell, antiviral, desinfizierend.
Vogelmieresole: mineralisierend, hautschützend, juckreizstillend.
Weißdornsole: herzstärkend, beruhigend, blutdruckausgleichend.
Wermutsole: Bitterstoffe, verdauungsfördernd, gegen Parasiten.

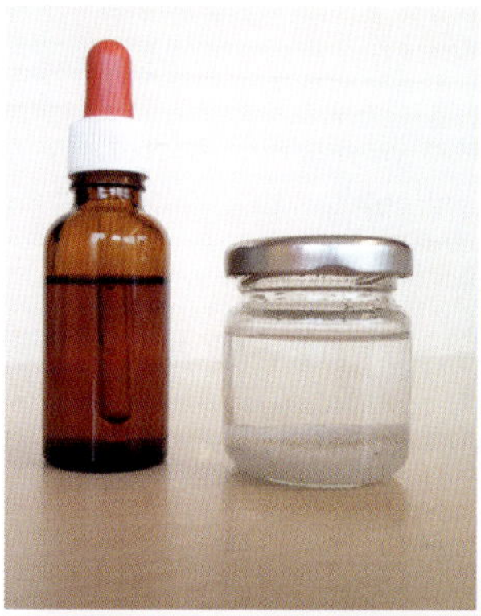

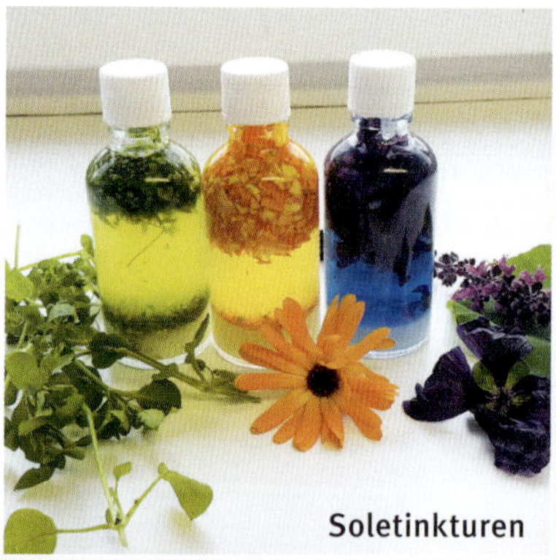

Soletinkturen

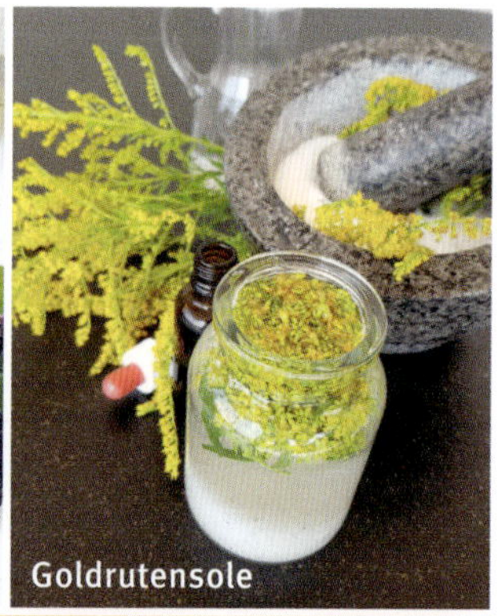

Goldrutensole

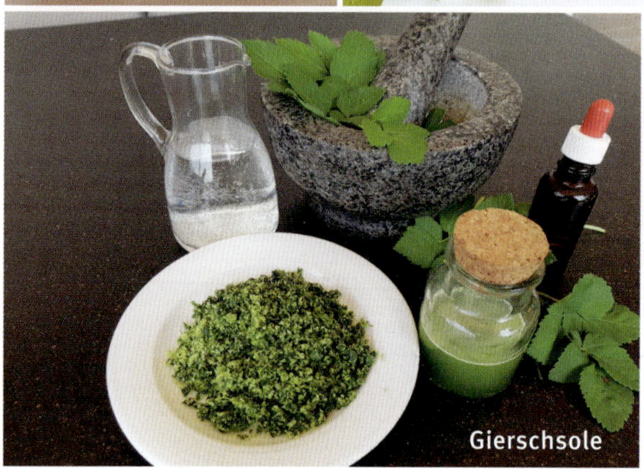

Gierschsole

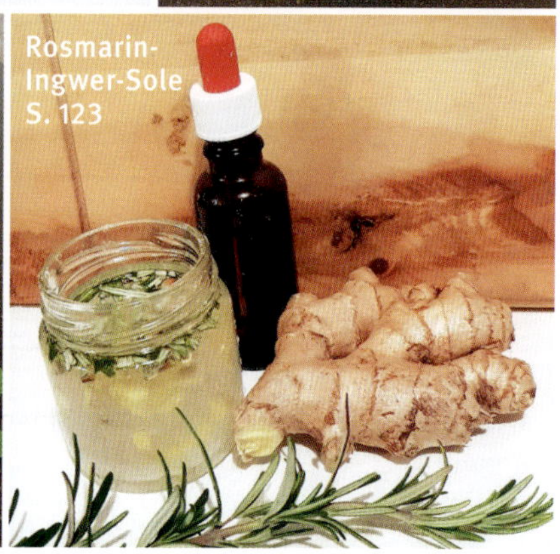

Rosmarin-Ingwer-Sole S. 123

Natronsole

Anstatt Salz kann man auch Natron (Natriumhydrogencarbonat, $NaHCO^3$) für eine Sole verwenden.

Natron ist ein in der Natur vorkommendes Mineral und rein basisch. Es gilt als ein guter Zelleinschleuser. Natronsole wirkt antitumoral, pilzhemmend, entzündungshemmend, desinfizierend, entgiftend und basisch. Die Verwendung ist bei Osteoporose, Übersäuerung und zur Wundheilung empfohlen, es neutralisiert die Magensäure bei Sodbrennen, Reflux und Übersäuerung. Außerdem wirkt Natron keimtötend bei Blasenentzündung, aber auch gut zur kosmetischen Anwendung, als Zahnpflege oder Deodorant geeignet.

Die Herstellung von Natronsole erfolgt wie bei der Salzsole. Die Natronsole hat einen pH-Wert von 8. Wie auch bei der Salzsole sollten die Kräuter in einer übersättigten Sole ausgezogen werden, das heißt, es bleiben immer unaufgelöste Mineralsalze am Boden sichtbar, die die Haltbarkeit sichern.

Tipp

Bei Sodbrennen kann man als Übergangslösung Natronsole verwenden. Da Natron die Magensäure neutralisiert, hilft es sofort! Jedoch muss für eine dauerhafte Heilung die Ursache von Sodbrennen behoben werden.

Nierenstärkende Goldrutensole

½ Handvoll Goldruten, Blütenspitzen • 100 ml Quellwasser • 50 g Natron oder Salz

Die Goldrute gut zerkleinern, gemeinsam mit dem Natron und Wasser in ein Glas füllen, immer wieder schütteln. 4 Wochen ausziehen lassen, filtrieren und in dunkle Fläschchen füllen. Ein sicheres Zeichen für gute Haltbarkeit und Sättigung der Sole ist, wenn am Glasboden etwas unaufgelöstes Natron sichtbar ist.

Goldrute (*Solidago virgaurea*): Nieren- und Blasenkraut. Zur Durchspülung der Harnwege bei Blasenentzündung (der pH-Wert verschiebt sich durch das Natron, was feindliche Bakterien nicht mögen), wirkt bei Wasseransammlungen im Körper ausleitend und zur allgemeinen Nierenstärkung. Verdünnt zum Gurgeln im Mund bei Rachenentzündungen geeignet.

Weitere Varianten für Natronsole

Beifuß-Natronsole: verdauungsfördernd.
Birken-Natronsole: mineralisierend, ausleitend.
Eibisch-Natronsole: bei gereizter Schleimhaut.
Fenchel-Natronsole: bei Blähungen.
Giersch-Natronsole: gegen Gicht und Rheuma.
Gundelrebe-Natronsole: entgiftend, ausleitend.
Hopfen-Lavendel-Natronsole: schlaffördernd, beruhigend.
Kapuzinerkresse-Natronsole: bei Blasenentzündung.
Kamillen-Natronsole: entzündungshemmend.
Kardenwurzel-Natronsole: bei Borreliose ausleitend.
Käsepappel-Natronsole: schleimhautschützend.
Labkraut-Natronsole: lymphanregend.
Linden-Natronsole: bei Nervosität und Unruhe.
Mädesüß-Natronsole: fiebersenkend, schmerzstillend.
Rotklee-Natronsole: unterstützend in den Wechseljahren.
Salbei-Natronsole: bei übermäßigem Schwitzen, entgiftend.
Vogelmieren-Natronsole: hautstärkend und juckreizstillend.
Zinnkraut-Natronsole: zellschützend, knochenstärkend.

Grünes Nährstoff-Pflanzenpulver

Eine einfache Art der Kräuterzubereitung ist die Herstellung eines Pflanzenpulvers, das als **heimisches Superfood** und als natürliches **Basenpulver** gilt.

Als grüne Mehle wurden sie früher bezeichnet und in Notzeiten zum Strecken von Mehl, zum Aufwerten von Speisen, für Menschen als Nahrungsergänzungsmittel, als Medizin und für Tiere als so genanntes Laubheu verwendet. Da unsere heimischen Kräuter, Heilkräuter und Pflanzen viele Mineralstoffe (siehe Seite 205), Vitamine, Proteine, Chlorophyll, Spurenelemente etc. enthalten, können wir uns daraus ein hochwertiges Nahrungsergänzungsmittel herstellen. Dieses grüne Pflanzenpulver vitalisiert, stärkt, mineralisiert unseren Körper, spendet uns Kraft und Energie und dient uns als wertvoller Nahrungs- und Heilmittellieferant.

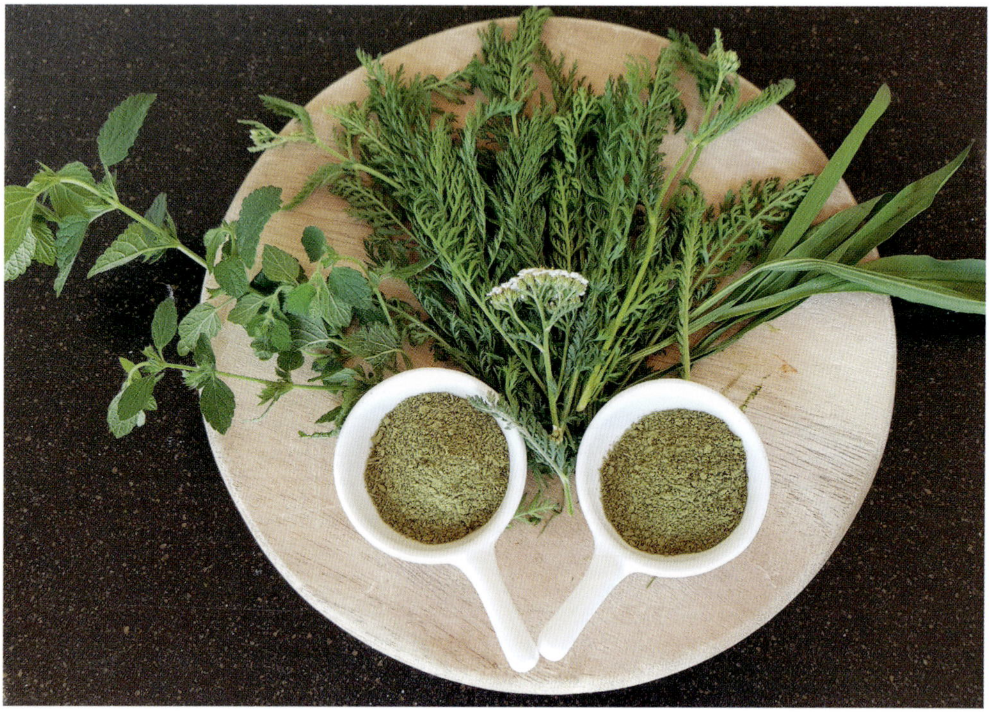

Basisrezept

Sauber geerntete, bei Sonnenschein gesammelte, voller Energie und Leben strotzende Pflanzenteile, auf ein Leinentuch legen (oder in einen mit Backpapier auslegten Karton geben) und an einem trockenen Ort, vor direktem Sonnenlicht geschützt, trocknen lassen.

Mit einem Mörser oder einer Kaffeemühle ganz fein vermahlen.

In saubere Schraubgläser oder Dosen füllen und luftdicht und dunkel aufbewahren. Beschriften nicht vergessen.

Das Pflanzenpulver kann als Nahrungsergänzungsmittel, für Smoothies, in Honig, zu Saucen, in Suppen, in Aufstrichen, ins Joghurt und Müsli, in Palatschinken-, Knödel- und Brotteig eingearbeitet werden.

Ebenso kann es für Kosmetik, als Wundpulver, Auflage und Paste verwendet werden.

Schafgarbenpulver

1 Handvoll Schafgarbenblätter, -blüten

Die getrocknete Schafgarbe mit der Kaffeemühle ganz fein vermahlen.

In saubere Schraubgläser oder Dosen füllen, luftdicht und dunkel aufbewahren. Beschriften nicht vergessen und täglich eine Messerspitze über das Essen streuen.

Das Schafgarbenpulver gilt als wundheilend vor und nach Operationen, als pflanzliches Schüssler Salz besonders mineralisierend für unseren Organismus, krampflösend, verdauungsfördernd und stark entzündungshemmend.

Hier meine persönlichen Lieblingskräuterpulver-Rezepte

Wildes Nährstoffpulver aus Wald und Wiese

3 EL Brennnesselblätter, getrocknet • 3 EL Löwenzahnblätter, getrocknet • 3 EL Spitzwegerichblätter, getrocknet • 3 EL Gierschblätter, getrocknet • 3 EL Schafgarbenblätter, getrocknet
3 EL Gundelrebenblätter, getrocknet

Im Frühling die ersten zarten Blätter der Kräuter sammeln und trocknen lassen. Nun alle getrockneten Pflanzenteile mit der Kaffeemühle oder im Mörser ganz fein vermahlen und evtl. durchsieben. In saubere Schraubgläser oder Dosen füllen und luftdicht und dunkel aufbewahren. Beschriften nicht vergessen.

Dieses Nährstoffpulver mineralisiert, stärkt unseren ganzen Organismus, wirkt reinigend, aktivierend und ist stoffwechselanregend sowie verdauungsfördernd.

Kranewitt und Bibernell

3 EL Bibernellwurzel • 3 EL Wacholderbeeren • 3 EL Meisterwurzblätter, -wurzel, -samen

Alle getrockneten Pflanzenteile und Wurzeln mit der Kaffeemühle ganz fein vermahlen. In saubere Schraubgläser oder Dosen füllen und luftdicht und dunkel aufbewahren. Beschriften nicht vergessen. Ich gebe diese Mischung für die tägliche Anwendung gerne in eine Gewürzmühle.

In die Suppe, zu Kartoffeln, als Fleisch und Grillgewürz zu allen Speisen hinzufügen und kurz mitkochen lassen.

In der Volksmedizin bekannt unter dem Spruch:
Iss Kranewitt und Bibernell – dann stirbst du nicht so schnell.

So sind alle Zutaten seit der Pestzeit als Schutz vor ansteckender Krankheit bekannt.

Diese Mischung stärkt und desinfiziert (antibakteriell, antiviral und keimtötend) den ganzen Verdauungsbereich. Außerdem stärkt es den ganzen Magen- und Darmtrakt bei Infektionen und belastenden Keimen, ist aber auch bei einer Blasenentzündung wirksam. Es stärkt allgemein die Abwehrkräfte, unterstützt die Selbstheilungskräfte und gilt als Kräftigungs- und Energiemittel nach starker Beanspruchung oder Krankheit.

Leberstärkung

3 EL Löwenzahnblätter, -wurzel, getrocknet • 3 EL Mariendistelsamen • 3 EL Beifuß, getrocknet

Alle getrockneten Pflanzenteile und Wurzeln mit der Kaffeemühle fein vermahlen. In saubere Schraubgläser oder Dosen füllen, luftdicht und dunkel aufbewahren. Oder diese Mischung für die tägliche Anwendung in eine Gewürzmühle geben.

In die Suppe, zu Kartoffeln, als Fleisch und Grillgewürz, zu Nudelgerichten, Aufläufen und Aufstrichen hinzugeben, aber es schmeckt auch als Zugabe ins Joghurt, Müsli oder aufs Butterbrot.

Dieses Mischpulver ist zur allgemeinen Leberstärkung, bei Müdigkeit, aktiviert die Drüsentätigkeit im Körper, zur allgemeinen Unterstützung einer guten Verdauung, insbesondere bei Fettunverträglichkeit als Würze zu empfehlen, da es die Fettaufspaltung und Fettverbrennung fördert.

Kräuterbitterpulver

1 EL Wermutkraut, getrocknet • 2 EL Schafgarbenkraut, getrocknet • 2 EL Kümmelsamen
2 EL Fenchelsamen • 2 EL Engelwurzwurzel, getrocknet • 4 EL Löwenzahnwurzel, getrocknet

Alle getrockneten Zutaten in der Küchenmaschine fein mahlen, durchseihen und gut miteinander vermischen. In ein Schraubglas füllen. ½ TL Pulver pur, in etwas Honig, Joghurt, Wein oder Wasser einnehmen. Als Bitterwürze eine Messerspitze zu den Speisen hinzufügen.

Bereits kleine Mengen, vor den Mahlzeiten eingenommen, fördern die Verdauungsleistung, schützen und aktivieren die Leberfunktion, reinigen die Gallenblase, wirken unterstützend bei Blähungen und Verdauungsproblemen, kräftigen, tonisieren und regen das zentrale

Nervensystem an, stärken und erhöhen die Immunkraft, entkrampfen bei Blähungen und Koliken, stärken und wärmen den Bauchraum, den Magen und die Körpermitte.

Und wie eine alte Volksweisheit schon sagt: „Bitter im Mund, ist für Herz und Magen gesund."

Kräuterpulver als Körperpuder

2 Handvoll Latschen- oder Zirbennadeln, getrocknet • 1 Handvoll Eichen- oder Walnussblätter, getrocknet • 2 Tassen weiße oder grüne Tonerde (Reformhaus) • 1 Tasse Kartoffelstärke 1 Tasse Natron

Alle zerkleinerten, getrockneten Pflanzenteile in einer Kaffeemühle ganz fein mahlen, durchsieben und mit dem Natron und der Tonerde vermischen und trocken in Glasdosen aufbewahren.

Bei Bedarf mittels Rasier- oder Kosmetikpinsel das basische Kräuterpulver aus der Dose entnehmen und als Körperpuder, Deo oder Fußpuder verwenden. Durch Tonerde und Stärke wird überschüssiger Schweiß aufgesaugt, das Natron bindet Gerüche und wirkt gegen Bakterien und die Baumnadeln und Blätter wirken desinfizierend, reinigend, durchblutungsfördernd und erfrischend, aber auch zusammenziehend, schweißhemmend und entgiftend.

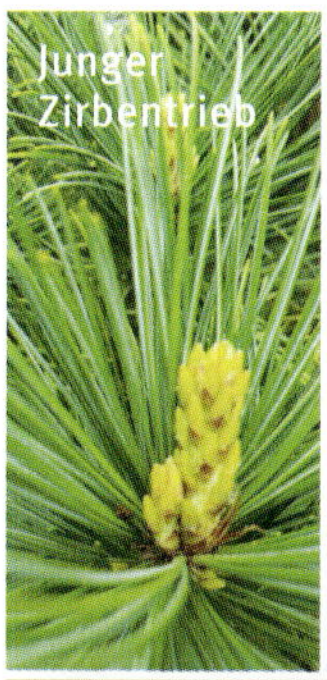
Junger Zirbentrieb

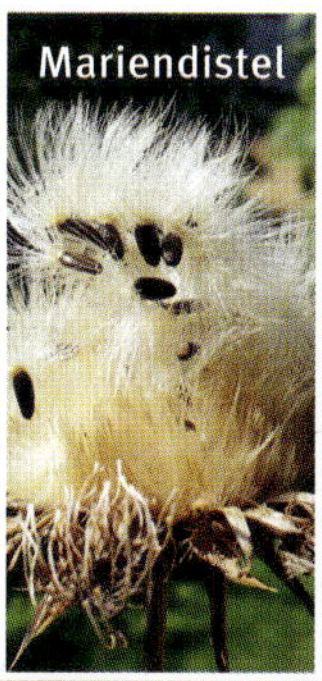
Mariendistel

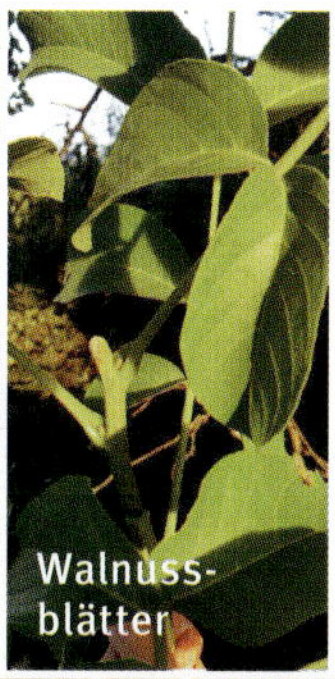
Walnussblätter

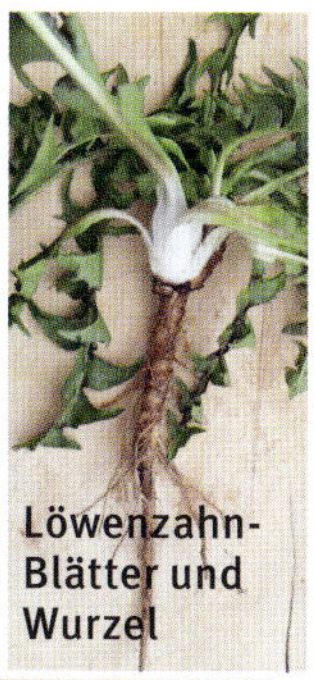
Löwenzahn-Blätter und Wurzel

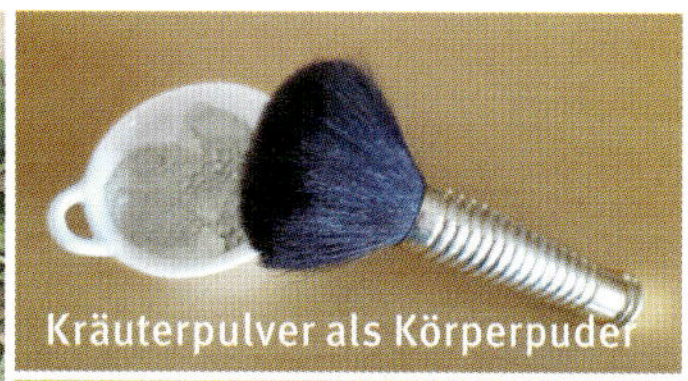
Kräuterpulver als Körperpuder

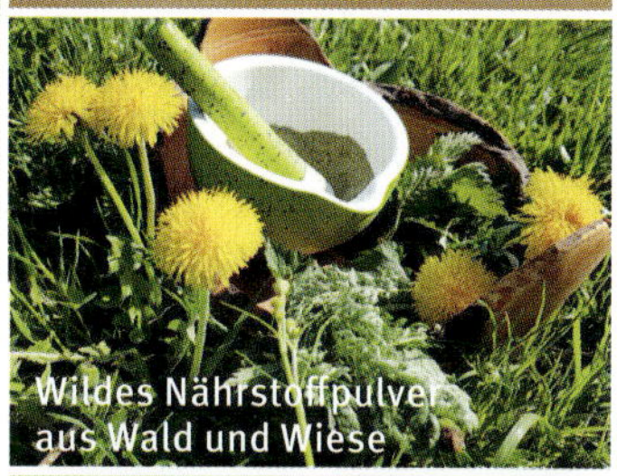
Wildes Nährstoffpulver aus Wald und Wiese

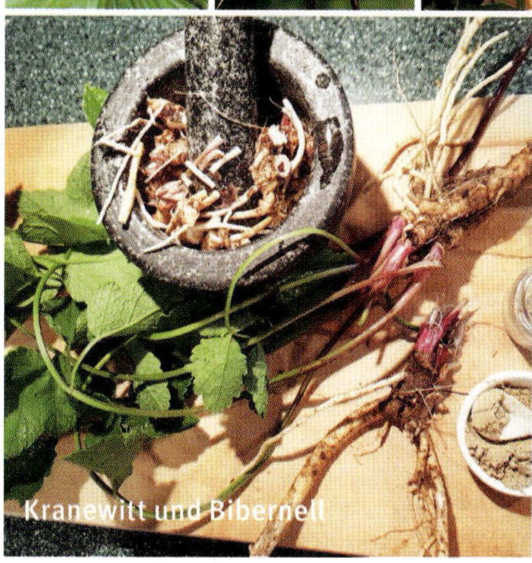
Kranewitt und Bibernell

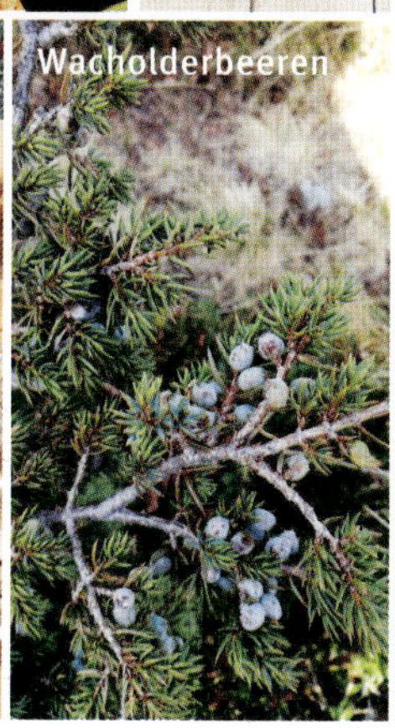
Wacholderbeeren

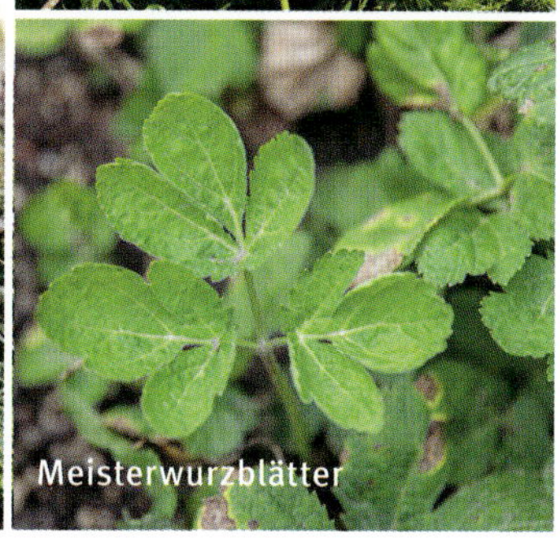
Meisterwurzblätter

Beispiele für Nährstoffpulver

Beifußpulver: zur besseren Fettverbrennung und Verdauung oder Aktivierung der Meridiane.
Beifußwurzelpulver: zur Drüsenanregung, für Nebenniere, Schilddrüse.
Brennnesselpulver: entgiftend, mineralisierend, Eisenlieferant und -aufbauend (auch als Pflanzendünger anzuwenden).
Eierschalen, getrocknet und pulverisiert: bei Osteoporose, als Calcium- und Mineralstofflieferant.
Gänsefußpulver: nährend, vitalisierend, mineralisierend.
Gierschpulver: Basenmittel, zum Entsäuern, gegen Gicht und Rheuma, harnsäureausleitend.
Isländisch-Moos- oder Lärchenbartpulver: antibiotisch, lungenstärkend, schleimlösend, zum Brotbacken und für die Kosmetik.
Knabenkrautpulver: bei starker Abmagerung.
Löwenzahnblätter-, -wurzelpulver: leberstärkend, leberaktivierend, stoffwechselanregend und entgiftend. Löwenzahnwurzel, geröstet und gemahlen: wurde früher als Kaffeeersatz verwendet.
Lungenkrautpulver: lungenstärkend, bei sämtlichen Atemwegsinfekten, für Raucher
Malven- oder Käsepappelpulver: schleimhautschützend, wundheilend, beruhigend.
Rote-Rüben-Pulver: Eisen und Mineralstofflieferant.
Wiesenbärenklauwurzelpulver: starkes heimisches Energie- und Kräftemittel.
Zinnkrautpulver: knochen- und nierenstärkend sowie bindegewebsfestigend.
Zistrosenpulver: für die Immunstärkung.

Baummehle

Es werden junge frische Blätter von Bäumen getrocknet, zu grünem Baummehl pulverisiert und in Gläser abgefüllt. Bei Bedarf täglich den Speisen hinzufügen.

Birkenblättermehl: ausleitend, nierenunterstützend, knochenstärkend.
Haselmehl (Kätzchen, im Jänner gesammelt, und junge Haselnussblätter): stark mineralisierend, lungenstärkend.
Lindenmehl: nährend und beruhigend für Nerven, Magen und Darm (Schleimstoffe).
Junge Eschenblätter: entgiftend, ausleitend, reinigend

Vital-Vitaminpulver

Bunte farbenfrohe Beerenpulver kann man aus getrockneten Früchten herstellen. Die Beeren trocknen oder Reste vom Entsaften bzw. Rückstände vom Durchsieben von Marmelade, Sirupeinkochen usw. im Backrohr trocknen und in einer Kaffeemühle zu einem feinen Pulver vermahlen.

Zur Stärkung des Immunsystems mit hohem Vitaminanteil und wertvollen zellschützenden, vitalisierenden Inhaltsstoffen.

Geeignet sind Heidelbeere, Himbeere, Aroniabeere, Preiselbeere, Johannisbeere, Hagebutte, Weintraube (OPC), Apfel, Holunderbeere, Eberesche und viele mehr.

Wenn die Früchte entsaftet oder ein Smoothie durchgesiebt wird, dann bleiben Fruchtfleisch-Rückstände übrig. Diese kann man im Backrohr trocknen und pulverisieren und teelöffelweise bei Bedarf ins Joghurt oder ins Essen geben. Werden sie mit einem Bio-Ur-Rohzucker vermahlen, dann ergibt das einen Früchte-Instanttee zum Auflösen in heißem Wasser.

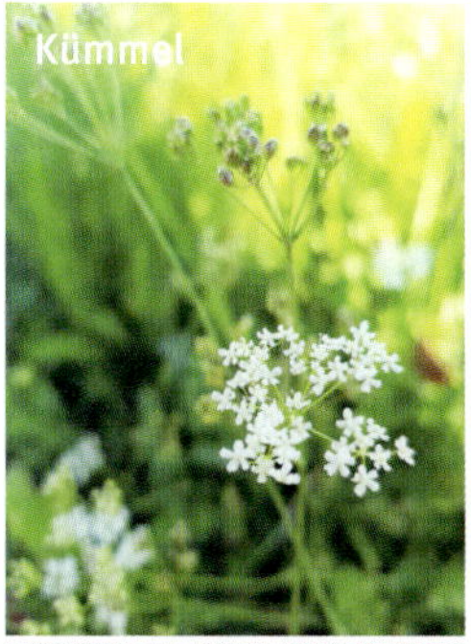
Kümmel

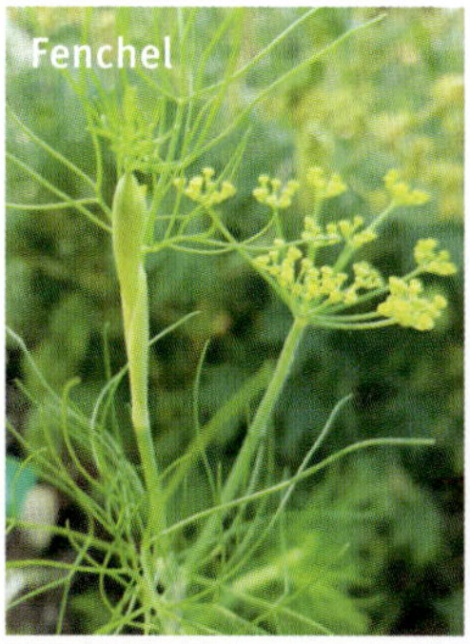
Fenchel

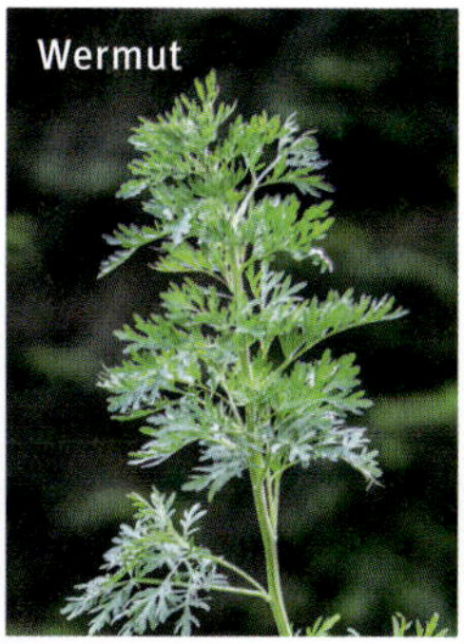
Wermut

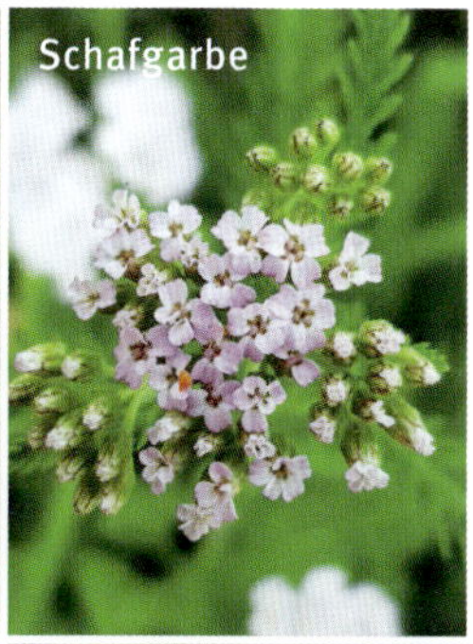
Schafgarbe

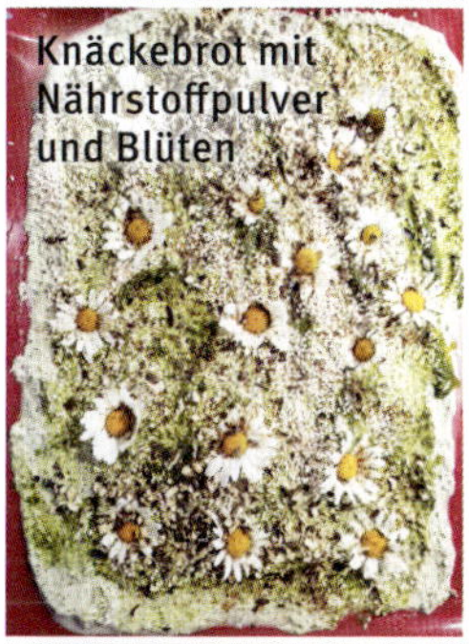
Knäckebrot mit Nährstoffpulver und Blüten

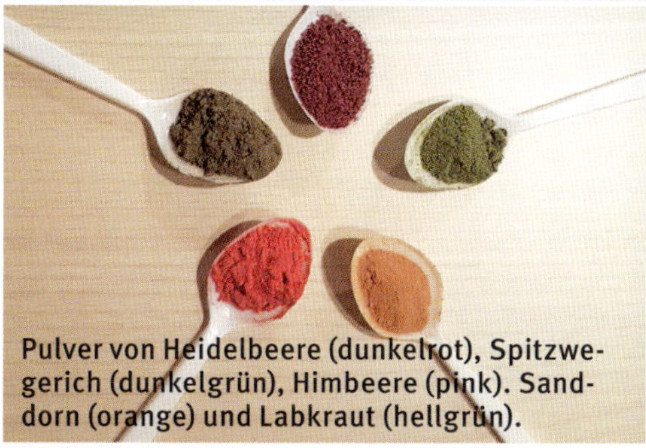
Pulver von Heidelbeere (dunkelrot), Spitzwegerich (dunkelgrün), Himbeere (pink). Sanddorn (orange) und Labkraut (hellgrün).

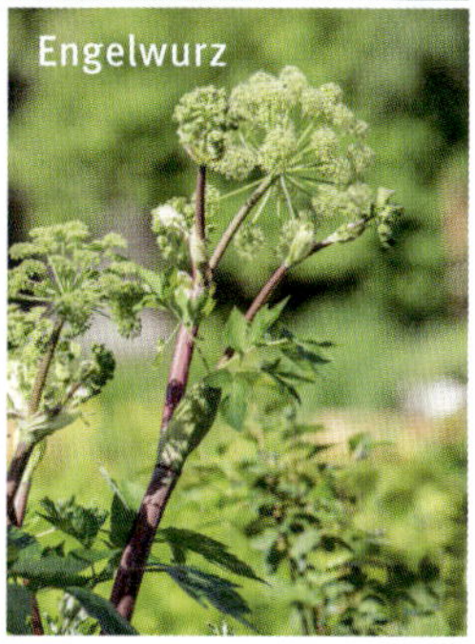
Engelwurz

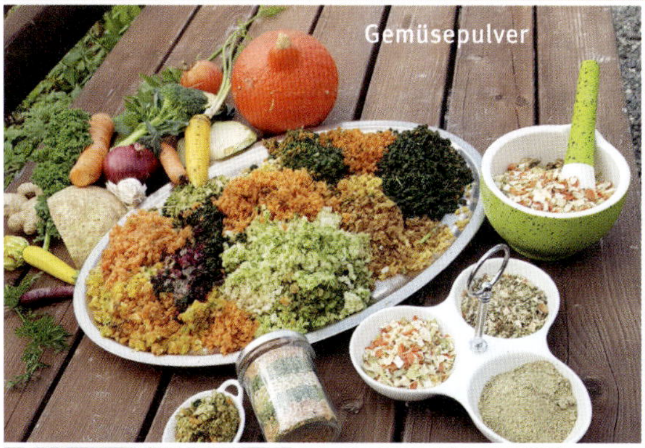
Gemüsepulver

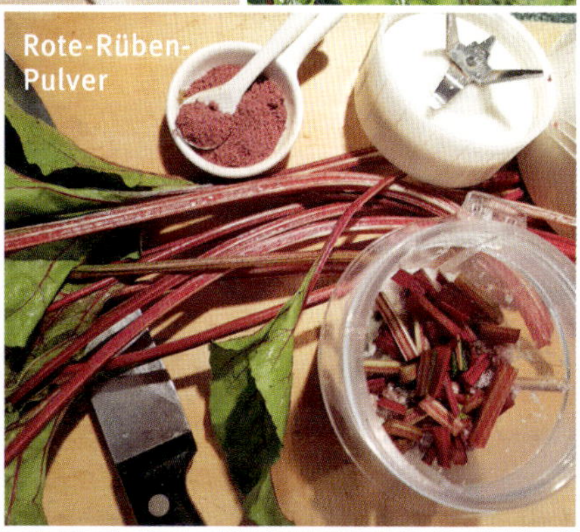
Rote-Rüben-Pulver

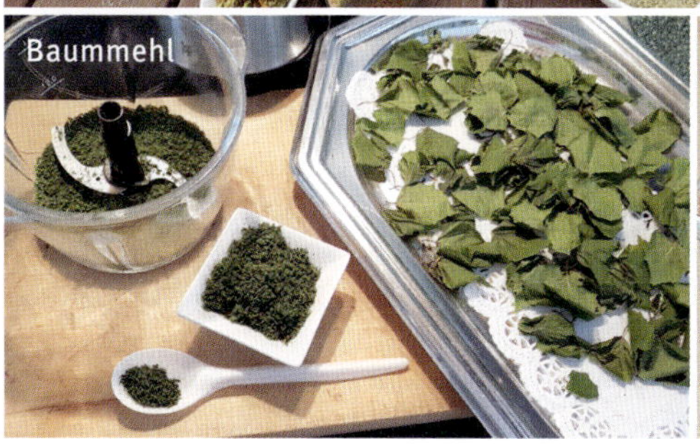
Baummehl

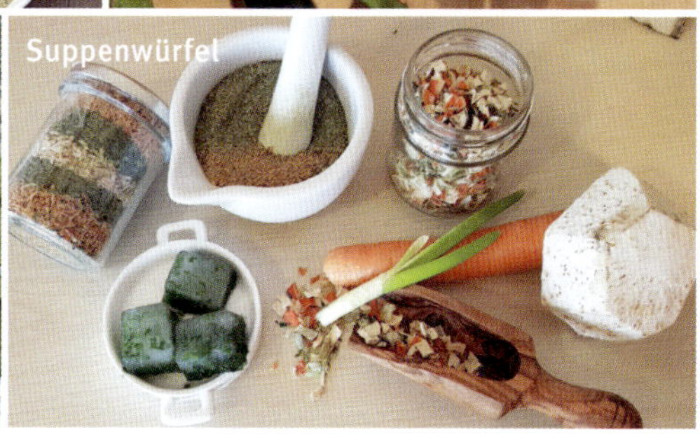
Suppenwürfel

Heimische Superfoods

„Die Natur nährt uns mit all dem, was wir zum Leben brauchen."

Rezepte mit dem Grünen Nährstoff-Pflanzenpulver

Knäckebrot mit grünem Nährstoffpulver oder frischen grünen Pflanzen

250 g Dinkelmehl • ca. ⅛ l warmes Wasser • 2 EL Öl • 2 EL Nährstoffpulver oder 1–2 Handvoll frische Kräuter, wie z. B. Brennnessel, Löwenzahn, Schafgarbe, Liebstöckl, fein zerkleinert 1 EL Brotgewürz • Kräutersalz nach Bedarf • Sesam, Leinsamen, Brennnesselsamen, Sonnenblumenkerne nach Wunsch • Blüten zum Dekorieren (Margerite, Ringelblume, Rotklee ...)

Alle Zutaten miteinander verrühren, die Masse soll sich am befetteten Backblech gut dünn aufstreichen lassen, evtl. einige Sesamkörner darüberstreuen.

Im vorgeheizten Backrohr bei 180 C° ca. 20–30 Minuten backen, das Rohr zwischendurch kurz öffnen, damit die Feuchtigkeit entweichen kann.

Wenn das Brot schön knusprig ist, aus dem Rohr nehmen, abkühlen lassen und schneiden oder in Stücke brechen.

Schmeckt lecker mit einem Sauerrahm-Kräuterdip (siehe S. 38) oder eignet sich einfach so zum Knabbern als reiner Kraft- und Nährstofflieferant für zwischendurch.

Das basische Pikante Wurzel-Kräuter-Pulver

1 Handvoll Kräuter, wie Brennnessel, Giersch, Wegerich ... • 1 Handvoll Wurzelgemüse, wie Karotte, Sellerie, Pastinake ... • evtl. Wacholderbeeren, Mariendistelsamen, Kurkuma, Pfeffer, Chili oder Ingwer

Kräuter und Wurzelgemüse waschen und gut zerkleinern. Im Backrohr trocknen lassen und in der Kaffeemühle gemeinsam mit den Gewürzen fein mahlen. In einer Glasdose trocken aufbewahren.

Das pikante Wurzel-Kräuter-Pulver als Würze zu den Speisen verwenden. Oder einen Teelöffel des Pulvers mit heißem Wasser aufgießen, 10 Minuten ziehen lassen, abseihen und schluckweise genießen. Fürs Büro könnteman eine Suppeneinlage und eine Prise Salz dazugeben und man hat eine leckere, gesunde und stärkende Mahlzeit. Es ist eine andere Art, einen Kräutertee pikant zu genießen.

Kräuterpulver als „die gesunde heiße Tasse": Dieses Heißgetränk ist basisch, es mineralisiert, wärmt und vitalisiert, es unterstützt den Körper bei der Entgiftung und Entsäuerung, hat wenig Kalorien und ist doch stärkend und sättigend – also auch optimal beim Abnehmen.

Suppenwürfel zum Tiefkühlen

Auch empfehlenswert ist es, Schnittlauch, Kräuter und Wurzelgemüse in der Küchenmaschine zu zerkleinern, in Eiswürfelformen zu geben und mit etwas Wasser einzufrieren. Wenn sie gefroren sind, in Dosen tiefgekühlt lagern und einzeln entnehmen.

Frische Suppenwürze im Glas

1 Teil Wurzelgemüse • ca. ½ Teil Salz

Das Wurzelgemüse (je nach Saison) durch den Faschierer (Fleischwolf) drehen, mit Salz vermischen und in ein Einmachglas geben. Verschließen, kühl aufbewahren und bei Bedarf 1 EL in die Suppe geben. Die Haltbarkeit ist durch die relativ hohe Menge Salz (ca. 20–50 %) sehr gut.

Wurzelwürzpulver

Gemüsewurzeln säubern, zerkleinern, im Backofen oder Dörrapparat trocknen lassen, in der Kaffeemühle fein zu einem Pulver mahlen und trocken im Glas aufbewahren.

Als Suppenwürze oder Wurzelwürze über das Essen oder aufs Butterbrot streuen. Als Würze ohne Salz verwenden.

Suppenpulver und Suppenwürze selbstgemacht

3 Teile Wurzelgemüse oder Salzverreibungen, getrocknet und pulverisiert, von Sellerie, Pastinaken, Zwiebel, Karotten, Kohlrabi, Kürbis, Karfiol, Fenchel • 1 Teil Kräuter, getrocknet und pulverisiert, wie Löwenzahn, Brennnessel, Gundelrebe, Giersch, Liebstöckel, Petersilie, sowie Blätter von Kohlrabi, Rote Rüben, Selleriegrün, Karottengrün … • ½ Teil Gewürze, wie Pilze, getrocknet und gemahlen, Knoblauch (Geschmacksträger), etwas Kurkuma und Schwarzer Pfeffer, Ingwer, gemahlen • Bio-Hefeflocken aus dem Reformhaus als Vitamin-B-Lieferant • Dinkel, gemahlen • Salz nach Bedarf und Geschmack

Alle Zutaten in der Kaffeemühle vermahlen, mischen und für Suppen als Suppenwürze oder als Universalwürze verwenden.

Tipp

Ich kann die Gemüseabschnitte den Sommer über, so wie sie anfallen (z. B. Abschnitte bei der Herstellung einer Gemüsesuppe), zerkleinern, trocknen und in einer verschließbaren Dose aufbewahren und im Herbst pulverisieren und zu Suppenpulver weiterverarbeiten.

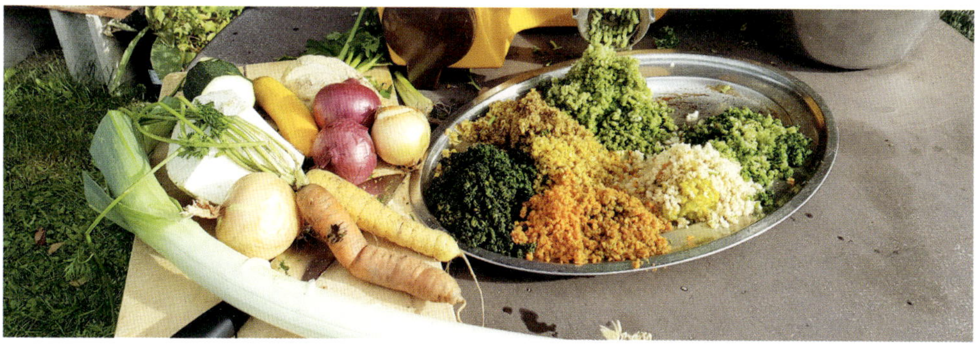

Pulverisierte Pflanzen- und Baumasche

Detox einmal anders

Pflanzenasche ist die mineralische Essenz der Pflanzen. Nach der Veraschung von Pflanzen sind im Rückstand zahlreiche Mineralstoffe, wie Kieselsäure, Calcium, Magnesium, Eisen, Phosphor, Kalium oder Natrium, gebunden, je nach Art der Pflanze. Asche ist hochbasisch und hat eine ausgesprochen gute Bioverfügbarkeit sowie eine medizinische Wirksamkeit. Der hohe Mineralstoffgehalt macht die Asche zu einem wichtigen knochenstärkenden Mittel, sie kann aber auch als Nahrungsergänzungsmittel zur Mineralisierung oder bei Übersäuerung eingenommen werden. Asche ist blutstillend und wundheilend, pilzhemmend, antibakteriell, desinfizierend, ausleitend und reinigend. Schamanen, Krieger, Soldaten sowie römische Gladiatoren, einfache Landsleute vitalisierten und stärkten sich mit einem mineralisierenden Aschetrunk, der ihre Knochen kräftigte, Vergiftungen linderte und ihre Verletzungen nach dem Kampf schneller heilen ließ.

Asche- und Kohle-Zubereitungen wirken basisch, mineralisierend und entgiftend. Sie üben einen positiven Einfluss auf das Knochensystem aus, binden Toxine (Schwermetalle usw.) und helfen, sie auszuleiten und auszuscheiden. Je nach verwendeter Pflanze bzw. Baum ist die Wirkung unterschiedlich. Wichtig ist, darauf zu achten, Pflanzenmaterial nur aus unbelasteter Natur zu beziehen.

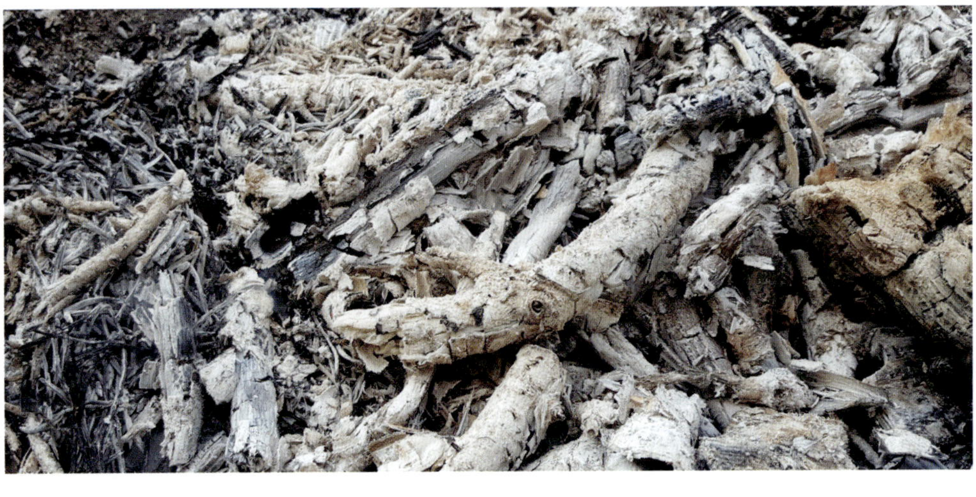

Herstellung von Asche

Bei der Herstellung von Asche wird das Holz oder die Pflanze komplett ohne Hilfsmittel verbrannt, übrig bleibt die reine Asche, sie wird gemörsert und zu einem feinen Pulver gesiebt. Dabei werden die enthaltenen Mineralstoffe bioverfügbar und bleiben größtenteils erhalten. Asche mit Wasserzubereitungen könnte man auch als Aschetinktur, Aschesole oder Aschelauge bezeichnen.

Herstellung von Kohle

Bei der Herstellung von Kohle, wie z. B. Lindenholzkohle, wird das Holz schnell verbrannt und mit Wasser abgelöscht, übrig bleibt ein verkohltes Holz, das fein zerstoßen, gemörsert und gesiebt wird und so eine noch größere Oberfläche hat, um Giftstoffe zu binden.

Aschetinktur

100 ml Quellwasser • 2 EL Pflanzenasche

Die Pflanzenasche in ein verschließbares Glas geben, mit dem Quellwasser aufgießen, zuschrauben und gelegentlich schütteln. Dabei sinkt die Asche immer zu Boden ab. Solange sich unaufgelöste Asche im Glas befindet, ist das ein sicheres Zeichen für eine gesättigte Aschesole, somit auch für Haltbarkeit. Die Flüssigkeit wird durchsichtig und klar.

Ca. 2-mal täglich 15 Tropfen von der Aschetinktur werden in einem Glas Wasser innerlich zur Entgiftung, Ausleitung und Mineralisierung eingenommen.

Oft kann unser Organismus Mineralstoffe aus der Nahrung nicht so einfach aufnehmen. Um eine noch bessere Bioverfügbarkeit der pflanzlichen Mineralstoffe zu erhalten, wird das durch die Veraschung der Pflanze entstandene Aschepulver mit den Wirkstoffen der Heilpflanze kombiniert. So wird durch die gemeinsame Wiedervereinigung ein noch wirksameres Einschleusermedium geschaffen.

Asche als Zugabe zu Tinkturen-Beispiel

1 EL Zinnkrautasche • 1 EL Zinnkraut, getrocknet • 50 ml Alkohol

Die Zinnkrautasche mit dem Zinnkraut mörsern, beides in ein Glas geben und mit Alkohol aufgießen. Öfters schütteln, nach 4 Wochen abseihen und zur Knochenstärkung verwenden.
Weitere Mineralstoffquellen:
Eisen: Brombeere, Brennnessel, Franzosenkraut

Magnesium: Melisse, Rosskastanie, Huflattich

Kieselsäure: Vogelknöterich, Hafer, Zinnkraut

Für weitere Alternativen: siehe natürliche Mineralstoffe, S. 205

Anwendungen von Asche

1 TL Asche in ¼ l Wasser getrunken, wirkt, um Toxine zu binden, ausleitend sowie bei schwerem Durchfall und Vergiftungen.

1 TL Asche beim Brotbacken, zum Essen als natürliches Mineralstoffpulver dazugeben (so machen es heute noch viele Urvölker). Asche wird als Fußbad, Fußpuder, als mineralischer Dünger, zum Reinigen, als Wundpuder und in der Kosmetik als Zusatz in Shampoo, Tonic, Zahnpflege und Deo verwendet.

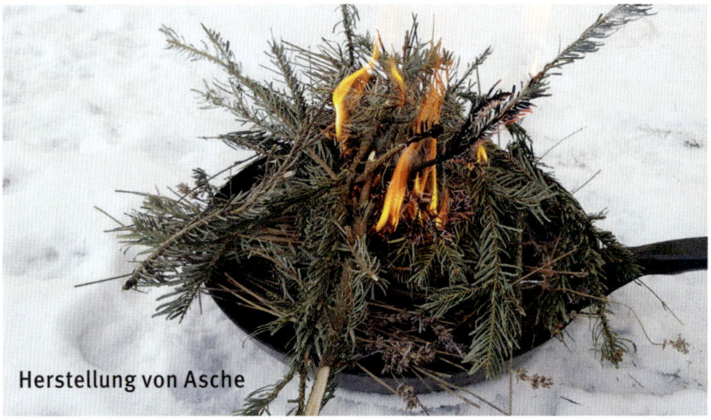

Herstellung von Asche

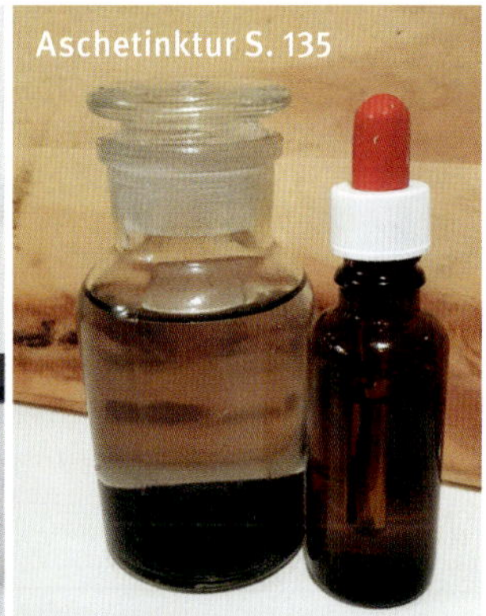

Aschetinktur S. 135

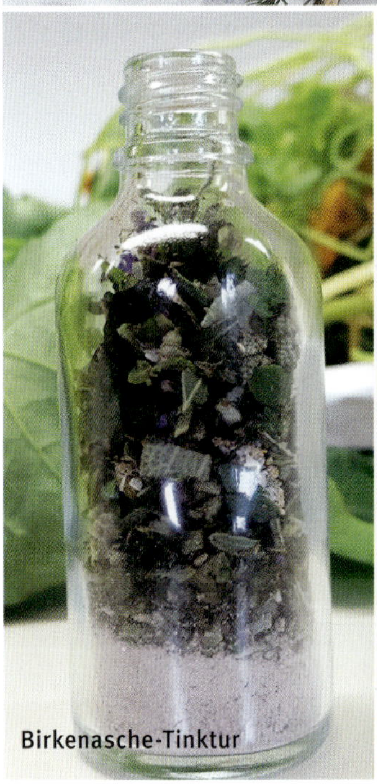

Birkenasche-Tinktur

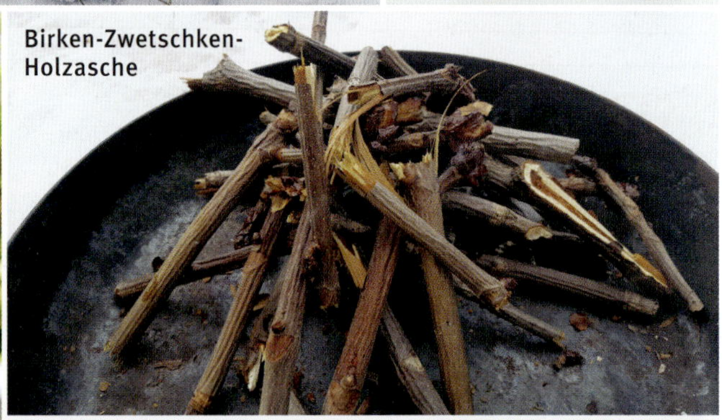

Birken-Zwetschken-Holzasche

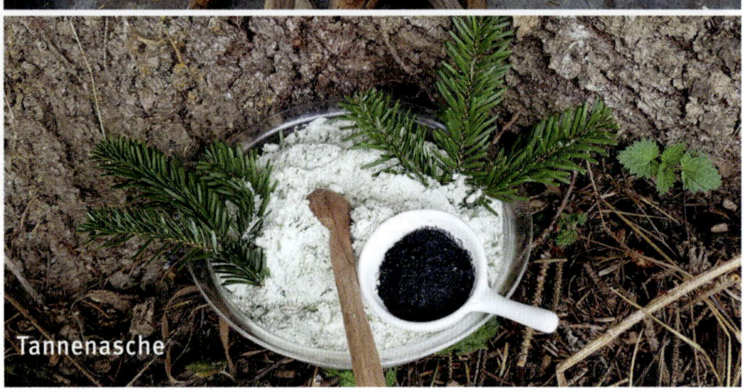

Tannenasche

Die Wirkung der Asche ergibt sich durch den verwendeten Heilbaum oder die Heilpflanze

Birkenasche: entgiftend, reinigend, ausleitend, mineralisierend.
Lindenasche: magen- und darmschützend, entzündungshemmend, äußerlich wundheilend.
Rosskastanienasche: venenwirksam, besonders reinigend, als Waschlauge.
Tannenasche: mineralisierend für die Zähne, bei Karies, bei Osteoporose, knochenstärkend.
Weiden- und Pappelasche: stark entzündungshemmend, wundheilend, antibakteriell.
Zinnkrautasche: als pflanzliches Silicium, für Haut und Bindegewebe, knochenstärkend, mineralisierend.
Zwetschkenholzasche: entgiftend, reinigend zum Zähneputzen und als Spülung für die Kopfhaut.

Birkenasche-Tinktur

100 ml Wasser • ca. 2 EL Birkenasche

Asche und gutes Quellwasser in eine Flasche geben, schütteln und stehen lassen. Es setzt sich etwas Asche am Glasboden ab, das heißt, die Aschetinktur ist gesättigt und somit haltbar und bereit, verwendet zu werden.

Die Aschetinktur kann sich in den ersten Tagen noch etwas verändern. Die Flüssigkeit wird durchsichtig und klar.

Ca. 10 Tropfen in einem Glas Wasser vor den Mahlzeiten einnehmen.

Birkenasche-Tinktur wird vor allem zur allgemeinen Entgiftung, zum Binden von Giftstoffen und Schwermetallen, zum Ausleiten nach vermehrter Antibiotikaeinnahme aber auch zur Mineralisierung des Knochengerüstes verwendet.

Birken-Zwetschken-Holzasche

Das Rezept stammt aus der Volksheilkunde. Aus der Rinde und den Blättern des Zwetschken- und Birkenbaums eine Asche machen und aus der Asche (1 EL Asche mit 1 Liter Wasser oder Birkenblättertee) eine Lauge herstellen.

Den Kopf öfters mit dieser Lauge waschen, anschließend mit stark verdünntem Essigwasser spülen. Das hilft gut, wenn die Kopfhaut schuppt und juckt, und unterstützt die Stärkung von Kopfhaut und Haaren.

Tipp Vereinte Kraft

Man kann die Aschezubereitung mit der jeweiligen Pflanzentinktur kombinieren.

Durch die verschiedenen Zubereitungen, die unterschiedliche Aufspaltung der Pflanzeninhaltsstoffe und die anschließende Wiedervereinigung bekommt man eine ganz besonders wirksame Tinktur:

- Tannenaschetinktur mit Tannenknospentinktur, -harz-, -triebspitzen-, -zapfen-, -rinden
- Pappelasche mit Pappelknospentinktur, -blätter-, -rinden-, -kätzchen
- Fichtenasche mit Fichtentinktur aus -harz, -wipferl, -rinde, -zapfen
- Rosskastanienasche mit Tinktur aus -knospen, -blüten, -rinde, -frucht

Herstellung von Ölauszügen

Ein Kräuteröl wird oft als Ölauszug, Ölansatz oder als Mazerat bezeichnet.

Durch die Extraktion von Öl und Kräutern gehen die fettlöslichen Wirk- und Heilstoffe der verwendeten Pflanze in das Öl über. Sie werden für die Küche, kulinarisch als Würze, als Heilöl, zur Pflege und in der Kosmetik verwendet.

„Die Natur ist pflegend, nährend und heilend! Es findet ein fließender Übergang zwischen Nahrungsmittel, Hautpflege und Heilmittel statt und so lasse ich nur an meine Haut, was ich auch essen würde.“

Alle qualitativ hochwertigen naturbelassenen Öle können für Ölauszüge verwendet werden. Sie sind reich an ungesättigten Fettsäuren und enthalten zahlreiche Vitamine. Sie gelten äußerlich verwendet als hautschützend, regenerierend, entzündungshemmend, reinigend, aufbauend, nährend, elastizitätsfördernd, fördern die Zellneubildung und erhöhen die Widerstandsfähigkeit der Haut.

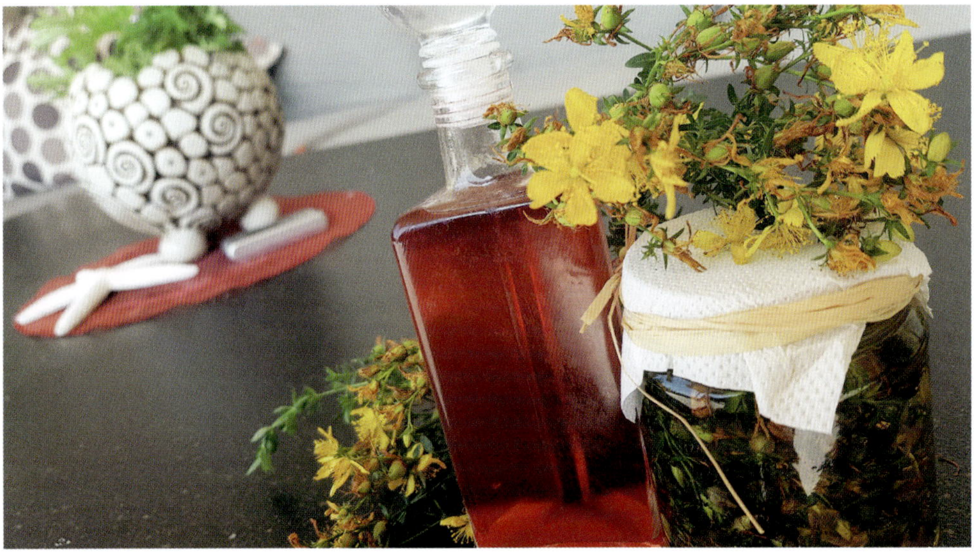

Verwendet werden z. B.:
Distelöl: geruchsneutral, enthält Linolsäure, Vitamin E und A, bei fetter Haut geeignet, zieht gut ein.
Hanföl: hoher Fettsäureanteil, wirkt entzündungshemmend, beruhigend und entgiftend.
Jojobaöl: gut bei trockener Haut, lange haltbar und gehört eigentlich zu den Wachsen.
Kokosöl: gut hautpflegend, zellschützend, je nach Temperatur ist es fest oder flüssig.
Mandelöl: gutes Hautpflegeöl, wird gerne kosmetisch verwendet, elastizitätsfördernd.
Olivenöl: zellschützend, entzündungshemmend, bei trockener Haut verwenden, bleibt etwas ölig.
Sesamöl: antioxidativ, schützt, pflegt, nährt und ist gut hautverträglich, Vitamin E, guter Sonnenschutz.
Sonnenblumenöl: wirkt antioxidativ, hoher Vitamin-E-Anteil, nährend, gut hautverträglich.
Traubenkernöl: gilt als besonders vitalisierend, hautregenerierend und antioxidativ.

Kaltauszug – Mazeration (lat. *macerare* „einweichen")

Zu diesem Zweck werden frische, bei Sonnenschein geerntete oder aber leicht angetrocknete Kräuter verwendet. Ganz frische Kräuter haben oft zu viel Feuchtigkeit gespeichert, die schnell zu einer mikrobiellen Verunreinigung oder Schimmelbildung führen kann. Eine unangenehme Geruchsbildung ist immer ein Zeichen von einer Verkeimung, sodass der Auszug nicht mehr verwendet werden sollte!

Die Kräuter gut zerkleinert in ein Schraubglas geben und dieses mit Öl auffüllen. Das Glas sollte bis obenhin mit Öl befüllt werden. Je weniger das Öl mit Sauerstoff in Kontakt kommt, desto geringer ist die Gefahr von Oxidation. Gut verschlossen 2–4 Wochen an einem warmen, nicht sonnigen Ort stehen lassen. Filtrieren, in dunkle Flaschen abfüllen und kühl aufbewahren. Beschriften nicht vergessen.

Sonnenmethode

Möchte man Kräuter in der Sonne ausziehen und die „Sonnenenergie" nutzen, verwendet man diese Methode.

Manchmal benötigt die Pflanze die Sonne, um ihre Wirkstoffe zu aktivieren (z. b. Johanniskrautöl). Wenn man ein speziell mit Sonnenlicht angereichertes Öl herstellen möchte, um über dieses Licht die Schwingung in den Körper zu transformieren, wird diese Methode angewandt.

Beispiel Solarplexusöl, das die Körpermitte stärkt: Sonnenblumenöl mit so genannten Sonnen-Blüten in den Heilfarben Gelb und Orange (Ringelblumenblüte, Nachtkerze, Königskerze, Sonnenblume, Johanniskraut, Mohn ...).

Warmauszug – schneller Ölauszug

Eine raschere und sichere Auszugsmöglichkeit ist der „Warmauszug".

Dazu gibt man die zerkleinerten Pflanzen in einen Topf mit Öl oder mörsert diese Pflanzenteile gemeinsam mit einem Teil des Öles. Die Kräuter und das noch kalte Öl können auch mit dem Mixstab zerkleinert werden.

Nun wird es bis zum Siedepunkt erwärmt. Dann ca. ½–1 Stunde bei Restwärme weiter ausziehen lassen und immer gut umrühren. Oder über Nacht stehen lassen und nochmals erwärmen und filtrieren. Gleich weiterverarbeiten oder in dunkle Flaschen abfüllen und beschriften. Kühl und dunkel lagern! Nach meiner Erfahrung halten diese Öle ca. 1 Jahr!

Tipps

Kaltgepresste Öle sollte man nicht sehr hoch erhitzen, da bei der Erhitzung ein Teil der wertvollen Inhaltsstoffe zerstört wird und sich schädliche Stoffe bilden können.

Soll das Mazerat duften (z. B. nach Lavendel, Kamille, Vanilleschote ...), eignen sich Mandelöl, neutrales Sonnenblumenöl oder Distelöl sehr gut, während ein kaltgepresstes Olivenöl einen starken Eigengeruch hat, sich aber beispielsweise für Johanniskrautöl gut eignet.

Rosmarinöl

250 ml Sonnenblumenöl • 1 Tasse Rosmarin

Den Rosmarin zerkleinern und im Öl ausziehen lassen, abseihen und verwenden.

In der Küche als Würze zu Rosmarinkartoffeln und zum Grillen, äußerlich zum Einreiben müder Beine verwenden, wirkt durchblutungsfördernd für Kopf, Beine und Nacken.

Bohnenkrautöl

1 Tasse Bohnenkraut • 250 ml Distelöl

Das Bohnenkraut zerkleinern, mit Distelöl bedecken, zwei Wochen kühl stellen, abseihen und verwenden.

Sehr gutes Öl zum Grillen, zu Bohnengerichten besonders gut für die Verdauung, Magen und Darm. Es wirkt desinfizierend, anregend, nervenstärkend, wärmend und aphrodisierend.

Chiliöl

250 ml gutes Olivenöl • verschiedene ganze Chilis in unterschiedlicher Größe und Farbe je nach Schärfe • 1 EL Gewürze, wie bunte Pfefferkörner, Wacholderbeeren, Senfkörner

Die Chilis in das Öl einlegen. Die Gewürze dazugeben und zuschrauben, 4 Wochen ausziehen lassen, abseihen.

Als Dekoration oder als Mitbringsel bzw. Geschenk in hübsche Flaschen abfüllen und eine getrocknete Chili mit Gewürz hinzufügen. Schaut super aus!

Tipp

Knoblauchöl, das ganz gleich hergestellt werden kann wie das Chiliöl, ist gut für die Gefäße und hilft bei zu hohem Cholesterin.

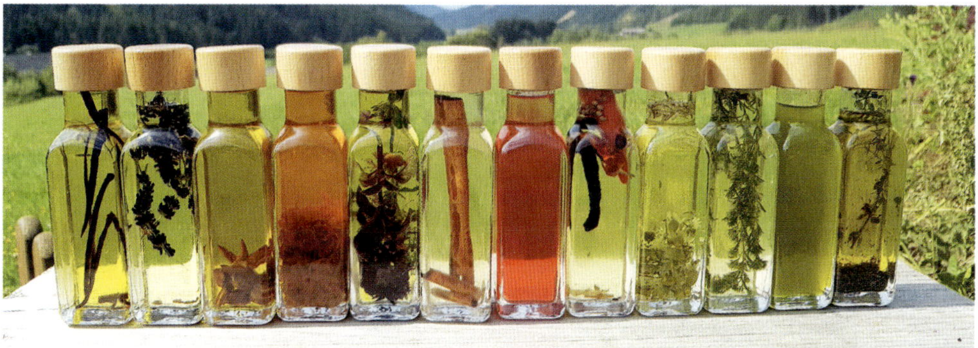

Salbeiöl

250 ml Öl • 1 Tasse Salbei

Den Salbei zerkleinern, im Topf mit dem Öl erhitzen (einmal aufwallen lassen), mindestens 1 Stunde stehen lassen, abseihen, abfüllen und dunkel lagern.

Als Würzöl für die Anwendung in der Küche, 1 TL innerlich eingenommen, wirkt es entzündungshemmend und pflegt die Schleimhäute bei Hals- und Rachenbeschwerden, bei Zahnfleischproblemen, zur Zahnpflege, bei Druckstellen im Mund und zur Körperpflege.

Äußerliche Anwendung: bei Hautirritationen, nach Insektenstichen, wundheilend, desinfizierend, schweißhemmend, keimtötend und reinigend.

Zahnöl

100 ml Hanföl • 1 EL Pfefferminze, gut zerkleinert • 2 Gewürznelken • 1 kleines Stück Ingwer
1 Prise Salz oder Birkenzucker • 1 Stück Weihrauch, mit 1 TL warmem Alkohol mörsern

Alle Zutaten ins Öl geben, mixen und erwärmen, 1 Stunde bei Restwärme ziehen lassen, filtern und abfüllen.

Etwas Öl auf die Zahnbürste geben und damit das Zahnfleisch und die Zähne putzen.

Sinnliches Duft- und Massageöl

200 ml neutrales Basisöl • Vanilleschote • Tonkabohne • Zimtrinde
evtl. je 5 Tropfen ätherisches Öl, wie Ylang-Ylang, Jasmin

Die Gewürze gut zerkleinert mit dem angewärmten Öl bedecken. Bei Raumtemperatur ausziehen lassen und nach 2–4 Wochen abseihen, abfüllen und verwenden.

Nach dem Duschen auf die noch feuchte Haut einmassieren, zur Massage und zur Körperpflege bei trockener Haut verwenden. Das Vanilleöl gilt auch als besonders stimmungsaufhellend.

Lungenöl

200 ml Olivenöl • 1 Prise Salz • je 1 Zweig von Spitzwegerich, Gundelrebe, Thymian, Königskerze, Ysop, Majoran

Die Kräuter zerkleinern, im Topf mit Öl erhitzen, mindestens 1 Stunde oder über Nacht stehen lassen, nochmals erwärmen, abseihen, abfüllen und dunkel lagern.

Bei Husten, Erkältung und bei trockenem Hals- oder Rachenentzündung 1 TL einnehmen, das wirkt wie eine schützende Salbe von innen, äußerlich auch Brust oder Nebenhöhlen damit einschmieren. In der Küche kann es als schmackhaftes Würzöl, für Salat und zum Kochen verwendet werden.

Beruhigendes Bäuchleinöl

100 ml Sonnenblumenöl oder Johanniskrautöl • 2 EL Fenchelsamen, gemörsert 2 EL Kamillenblüten • 1 EL Lavendelblüten

Die Zutaten gemeinsam in einem Topf erwärmen und nach einer Stunde filtern und in eine dunkle Flasche abfüllen.

Bei Bedarf den Bauch im Uhrzeigersinn einschmieren und ein warmes Tuch darüber legen. Auch die Fußsohlen damit einmassieren, da das Öl über die Reflexzonen wirken kann.

Kinder lieben es, wenn sie mithelfen können oder sogar ihren eigenen Balsam herstellen dürfen.

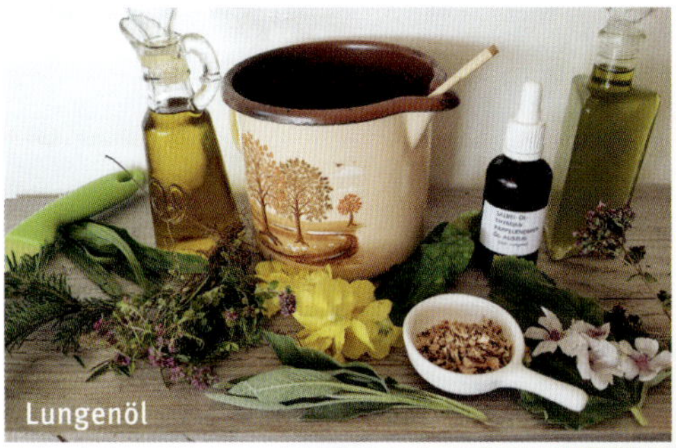
Lungenöl

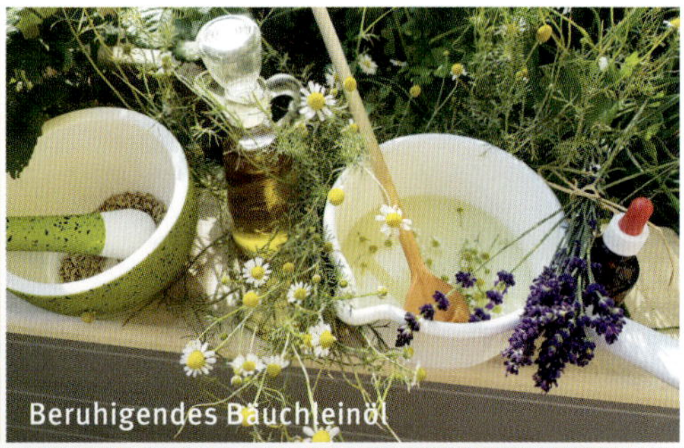
Beruhigendes Bäuchleinöl

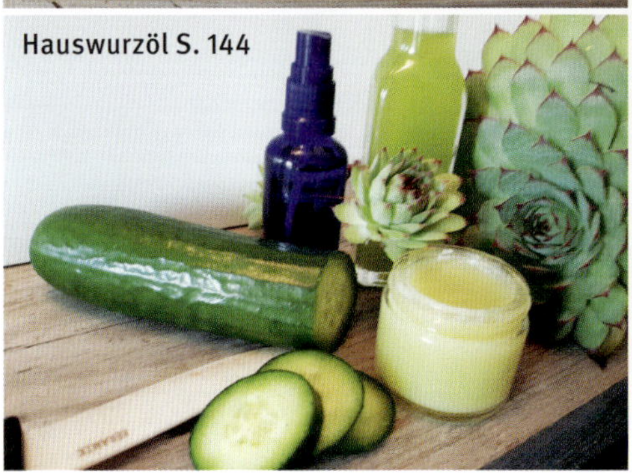
Hauswurzöl S. 144

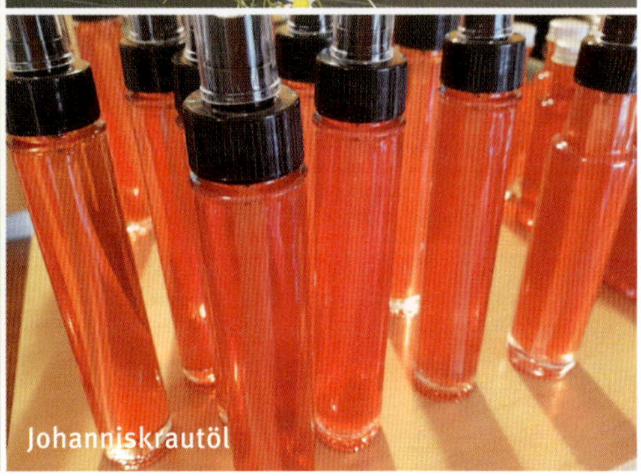
Johanniskrautöl

Nachtkerzenöl

1 Handvoll Nachtkerzenblüten • 1 TL Nachtkerzensamen • 250 ml Sonnenblumenöl

Die Nachtkerzenblüten grob zerkleinern, die Samen mörsern, in ein Gefäß mit Öl geben und mit dem Mixstab mixen. Einmal kurz aufwallen lassen, eine Stunde ziehen lassen und in eine Flasche abfüllen.

Das Nachtkerzenöl pur als Pflegeöl anwenden, zur Salbe weiterverarbeiten oder in der Küche kulinarisch verwenden.

Nachtkerzenöl enthält wertvolle Linol- und Linolensäure, welche stark entzündungshemmend wirken und unser Immunsystem unterstützen und stärken. Die enthaltenen Flavonoide wirken entzündungshemmend, wundheilend, zellschützend und antibakteriell. Besonders gute Wirksamkeit konnte man bei überempfindlicher gereizter Haut, Neurodermitis und Schuppenflechte feststellen. Man sollte es für mehrere Wochen innerlich und äußerlich anwenden.

Weitere Ölauszüge

Johanniskrautöl

50 g Johanniskrautblüten (oberen Teil mit Blättern) • 200 ml hochwertiges Olivenöl

Die Johanniskrautblüten in ein Schraubglas geben. Die Blüten vorher evtl. etwas mörsern, mit dem Olivenöl übergießen, das Öl sollte die Blüten mindestens eine Fingerbreite überdecken, sonst kann es leicht schimmeln.

Das Glas mit einem Leinentuch für die erste Woche verschließen, damit eine evtl. noch vorhandene Restfeuchte entweichen kann (das Öl könnte schimmeln oder gären).

Wichtig: Das Glas jetzt in die pralle Sonne ans Fenster stellen und mit einem Schraubverschluss verschließen, wenn möglich täglich schütteln. Dadurch werden die Wirkstoffe der Pflanze intensiv ausgezogen.

Wenn der Ansatz eine leuchtend rubinrote Farbe hat (nach ca. 4 Wochen), das Öl mit einem Sieb, einem Teefilter oder einem Leinentuch filtrieren. Das rote Öl in eine Glasflasche füllen, beschriften und dunkel lagern.

Johanniskraut blüht in der sonnigsten Zeit des Jahres (um den Johannistag, den 24. Juni, bis in den Sommer hinein). Der optimale Erntezeitpunkt liegt zwischen 10:00 und 14:00 Uhr. Die Blüten dürfen beim Sammeln nicht feucht sein, wenn sie es doch sind, besser einen Tag übertrocknen lassen.

Tipp

Johanniskraut, äußerlich angewandt, macht lichtempfindlich, was die Neigung zu Sonnenbrand bei empfindlicher heller Haut erhöht. Bei längerer, innerlicher hochdosierter Anwendung kann es Wechselwirkungen mit Medikamenten geben! Fragen Sie vor der Anwendung Ihren Arzt.

Äußerliche Anwendung: bei Verbrennungen, nach einem Sonnenbrand, zur Narbenpflege, zur Wundheilung, bei Bandscheibenproblemen, bei Nervenschmerzen, Muskelschmerzen, als Pflege bei trockener, gereizter oder irritierter Haut anwenden, bei Ohrenschmerzen auf einen Wattebausch geben, als Solarplexusöl zur Stärkung der Körpermitte und zur Massage.

Innerliche Anwendung: 1 TL bei Halsschmerzen, 1 TL morgens nüchtern bei Magen-Darm-Entzündungen, bei Verdauungsbeschwerden, bei Halsweh, Zahnfleischproblemen und gereizten Schleimhäuten einnehmen.

Johanniskraut (*Hyperikum perforatum*): ist das Nervenberuhigungsmittel schlechthin – als „Arnika der Nerven" immer wieder bezeichnet. Es hilft bei Schädigungen der Nervenbahnen durch Operation, Verletzung usw. Johanniskraut ist schmerzlindernd, muskulaturentspannend, beruhigend, entzündungshemmend und wärmend. Als Kompressen aufgelegt, öfters aufgetragen, hilft es bei Gicht, Rheumatischen Beschwerden, Ischias- und Wirbelsäulenschmerzen, bei Seitenstechen und Hexenschuss.

Hautstraffendes Celluliteöl

200 ml Distelöl • 10 Efeublätter • 1 Handvoll Zinnkraut • 1 Bio-Zitrone mit Schale (oder Grapefruit) • 5 EL Rosmarin, zerkleinert • etwas Zimt • Wacholderbeeren, gemörsert

Die Kräuter, die Zitrone und die Gewürze zerkleinern und mit dem Öl (Mixstab) mixen, im Topf erhitzen (einmal aufwallen lassen), mindestens 1 Stunde stehen lassen, nochmals erwärmen, abseihen, abfüllen und dunkel lagern.

Nach dem Duschen auf die noch feuchte Haut auftragen und gut einmassieren. Um eine optimale Wirkung zu erzielen, sollte man eine konsequente Anwendung über einen längeren Zeitraum einplanen.

Efeu (*Hedera helix*): wirkt reizend und hemmt die Wassereinlagerung im Gewebe.
Rosmarin (*Rosmarinus officinalis*): wärmt und dient der Durchblutungsanregung.
Zinnkraut (*Equisetum arvense*): enthält Silicium und stärkt und strafft das Gewebe.
Zimt und Wacholderbeeren (*Juniperus communis*): wärmen und aktivieren das schlaffe Bindegewebe.
Zitrone oder **Grapefruit**: wirken reinigend, entschlackend und zellerneuernd auf das Bindegewebe.

Hauswurzöl – „die heimische Aloe Vera"

einige Hauswurzblätter • 100 ml Öl, wie z. B. Traubenkernöl

Das Öl und die zerkleinerte Hauswurz mörsern oder mit dem Mixstab zerkleinern, um alle Inhaltsstoffe optimal aufzuspalten. Kurz erhitzen (einmal aufwallen lassen) und mindestens 1 Stunde stehen lassen, das verlängert die Haltbarkeit. Das Hauswurzöl filtrieren und abfüllen. Das Hauswurzöl wird auf die noch leicht feuchte Haut aufgetragen, dies fördert das Einziehen des Öles.

Hauswurz (*Sempervivum tectorum*): eine meiner Lieblingspflanzen, ist früher als Schutzsymbol auf Hausdächer und in Gärten gesetzt worden. Ihre Blattanordnung hat etwas von der Göttlichen Symmetrie, wie ich finde. Früher nannte man sie auch Dachwurz, da sie Blitz, Donner und alles Böse abwehren sollllte. Die Hauswurz enthält Apfelsäure, die besonders gut bei Schuppenflechte Linderung bringt. In Kosmetikzubereitungen kann man die Hauswurz zur Gesichtspflege, in Aftersun-Lotion, als Feuchtigkeitsspender bei trockener Haut, bei Gesichtsflecken und Sommersprossen verwenden. Ebenso wurde Sie bei schlechtheilenden Wunden, Geschwüren, Verletzungen, Insektenstichen und Verbrennungen verwendet.

Bei schmerzhafter Gürtelrose hilft ein Ölauszug oder eine Breiauflage mit Hauswurz (Wasser und Hauswurz zu einer Paste mörsern und mit einem Leinentuch auflegen).

Bei Ohrenschmerzen war sie ein altes Hausmittel sowie auch bei Überbeinen oder Schleimgeschwülsten (Hygromen = mit Flüssigkeit gefüllte Zysten).

Sie wirkt entzündungshemmend, kühlend, wundheilend, schmerzstillend, abschwellend, feuchtigkeitsspendend, klärend, hautregenerierend, zusammenziehend, beruhigend und hautstraffend.

Tipp

Für noch mehr Feuchtigkeit kann man dem Ölauszug 2 EL geraspelte Gurke hinzufügen.

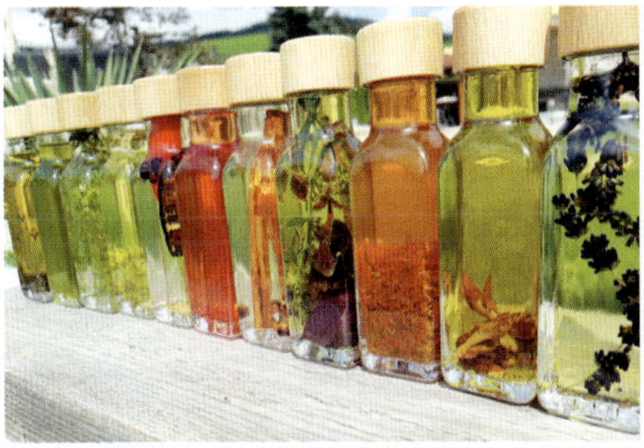

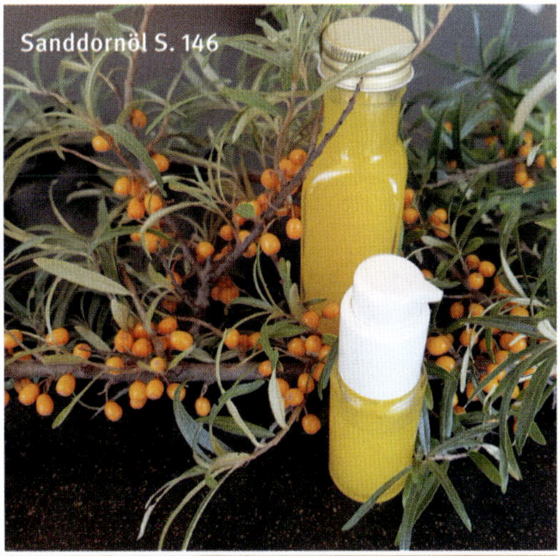

Sanddornöl S. 146

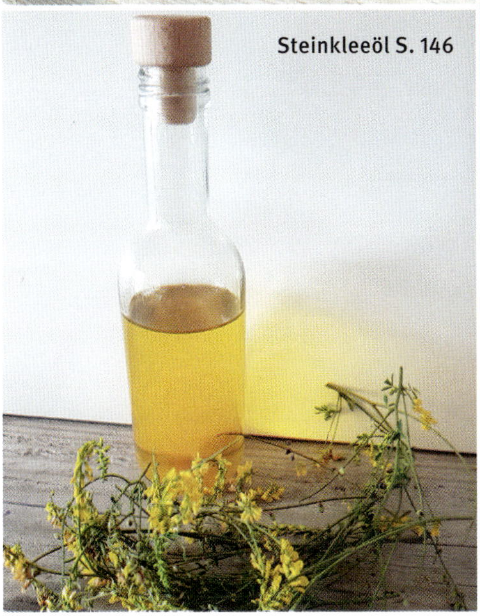

Steinkleeöl S. 146

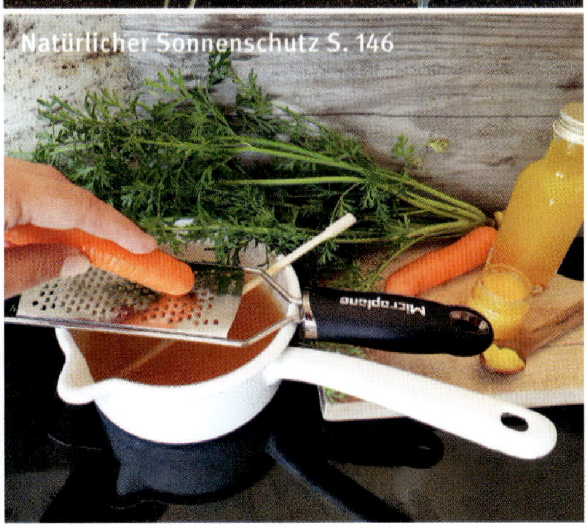

Natürlicher Sonnenschutz S. 146

Steinkleeöl

1 Handvoll Steinkleeblüten, leicht angetrocknet • 200 ml Distelöl

Für einen Warmauszug die Kräuter zerkleinern und mit dem Öl mixen, im Topf erhitzen (einmal aufwallen lassen) und mindestens 1 Stunde stehen lassen. Abseihen, abfüllen und dunkel lagern.

Für einen Kaltauszug den Steinklee gut zerkleinert in ein Gefäß geben, mit Öl übergießen, mit einem Tuch bedecken und ein Monat ausziehen lassen.

Steinklee (*Melitlotus officinalis*, der obere blühende Teil): Das Cumarin und die vielen sekundären Pflanzenstoffe im Steinklee erweitern die Blutgefäße und mindern die Gefäßdurchlässigkeit, was eine Verbesserung der Durchblutung und vor allem des Bluttransportes durch die Venen bewirkt. Deshalb ist eine Kuranwendung mit Steinklee (ca. 3 Wochen einschmieren) wunderbar bei Krampfadern, wenn die Beine nachts gefühllos werden, bei Kribbeln oder bei Krämpfen in den Waden. Der Ölauszug wird auch bei Verspannungen, Karpaltunnelsyndrom, Hämorrhoiden, Venenstau und schwachem Bindegewebe verwendet und natürlich kann er zu einer Salbe weiterverarbeitet werden.

Sanddornöl

1–2 EL Sanddornbeeren • 1 Prise Salz • 100 ml Sonnenblumenöl

Sanddornbeeren, die Prise Salz und das Sonnenblumenöl mit dem Mixstab mixen, einmal aufwallen lassen, über Nacht nachziehen lassen, filtrieren und dunkel lagern.

Dieses Öl mit hohem Vitamin-C-Anteil schmeckt auch gut zu Salaten, ist aber eines der besten Hautpflegemittel und durch die natürliche Fruchtsäure als Anti-Age-Creme nach dem Sommer geeignet.

Sanddorn (*Hippophae rhamnoides*): Mit seinen entzündungshemmenden Eigenschaften verspricht das Sanddornöl eine Linderung bei chronischen Hauterkrankungen, wie Schuppenflechte, Neurodermitis, Allergien, Strahlungsschäden, Geschwüren, die Abwehr- und Schutzmechanismen der Haut werden gestärkt. Das Gewebe wird gestrafft, die Faltenbildung reduziert, Pigmentstörungen vorgebeugt, als nährende, reizmindernde Pflege vor und nach der Sonneneinstrahlung, bei Sonnenallergie, als Radikalfänger und Sonnenschutz.

Tipps

Natürlicher Sonnenschutz (SF 8)

100 ml Sanddornöl

100 ml Karottenöl

100 ml Kokosöl

Für das Karottenöl 1 geraspelte Karotte mit 100 ml Sesamöl ansetzen, aufwallen lassen und filtrieren.

Alle Öle angewärmt zusammenfügen, gut schütteln und mehrmals täglich als Pflege verwenden.

Anti-Age-Serum – Quitten-Apfel-Öl

1 Apfel • 1 Quitte • 500 ml Öl, wie neutrales Traubenkernöl • 1 Prise Salz

Quitte und Apfel mit Kerngehäuse direkt in den Topf zum Öl reiben (um eine Oxidation der Früchte zu vermeiden), erwärmen bzw. kurz aufkochen lassen. Eine Stunde bei Restwärme nachziehen lassen und filtrieren.

Zur Hautpflege bei trockener Haut, als Tagespflege, bei irritierter Haut, bei Hautjucken, als After-Sun-Lotion, als natürliche Fruchtsäurebehandlung zur Zellerneuerung, als Körperpflege bei trockener Haut, als Wind- und Wetterpflege, als Anti-Age-Serum, macht eine schöne glatte straffe Haut, hilft bei trockenen Haarspitzen, zur Gesichtsreinigung oder als Make-up-Entferner. Als nährendes Serum, als Hautöl pur verwenden oder zu Körperpflegeprodukten weiterverarbeiten.

Auch ein wunderbar fruchtiges Öl für die Küche, wie als Salatöl, zur Rohkost.

Natürliche Bio-Inhaltsstoffe Lehrinhalt: Grüne Kosmetik (Gabriela Nedoma):

- Gerbsäure: zusammenziehend, wundheilend.
- Wasser, organisch: feuchtigkeitsspendend.
- Pektine: entgiftend, reinigend, straffend.
- Flavonoide: entzündungshemmend, antioxidativ, zellschützend, wundheilend.
- Wachse: schützend, für Geschmeidigkeit.
- Ätherische Öle: desinfizierend, heilend, antibakteriell.
- Schleimstoffe: feuchtigkeitsspendend, beruhigend.
- Enzyme: aktivierend, hauterneuernd, verjüngend, mehr Spannkraft.
- Vitamine: Elastizität, antioxidativ, mineralisierend, vitalisierend.

Tipp

Das Öl immer auf die angefeuchtete Haut auftragen, so zieht es viel besser ein.

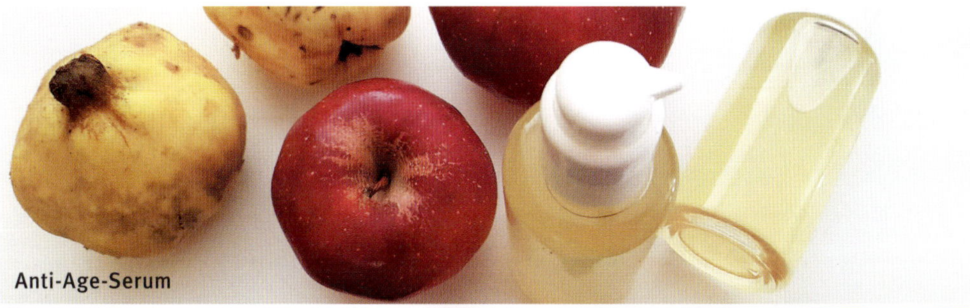

Anti-Age-Serum

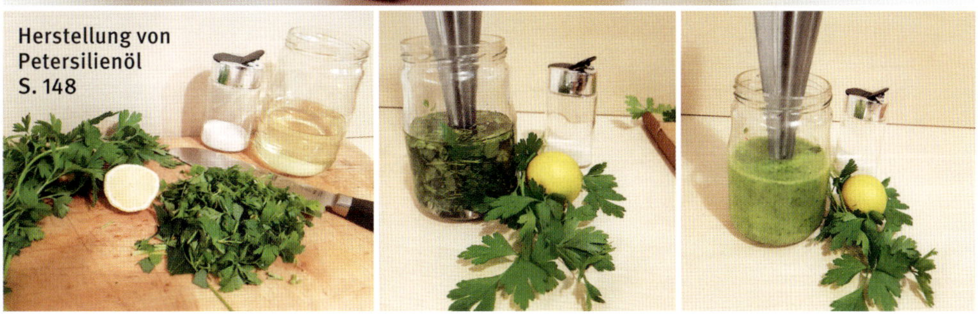

Herstellung von Petersilienöl S. 148

Petersilien-Öl

250 ml Sonnenblumenöl • 1 Bund Petersilie • 1 Prise Salz • 1 kleines Stück Bio-Zitrone samt Schale

Die Petersilie grob zerkleinern, in ein Gefäß mit dem Öl geben, die restlichen Zutaten hinzufügen und mit dem Mixstab mixen. Sauber in Gläser abfüllen und bei Bedarf den Speisen hinzufügen.

Dieses tiefgrüne Petersilienöl passt hervorragend zu Kartoffeln, Spätzle, Saucen, als Salatdressing, in einen Aufstrich, zu Fisch, Nudelgerichten, aber auch zu Gemüse oder aufs Butterbrot.

Petersilienöl als Gesichtsreinigung aufgetragen, wirkt super bei Pigmentflecken. Durch das enthaltene Vitamin C und das Chlorophyll wirkt es stark reinigend, aktivierend und zellerneuernd.

Tipp

Als Pesto einfach zu 100 ml Petersilienöl 2 EL Cashewnüsse oder Sonnenblumenkerne mitmixen.

Kapuzinerkresse-Öl

150 ml Rapsöl • 1 Handvoll Kapuzinerkresseblätter, -blüten • 1 Prise Salz
½ Stück Bio-Zitrone mit Schale

Kapuzinerkresse grob zerkleinern, in ein Gefäß mit Öl geben, restliche Zutaten hinzufügen und mit dem Mixstab mixen. Sauber in Gläser abfüllen und bei Bedarf den Speisen zufügen.

Dieses tiefgrüne Kapuzinerkresse-Öl kann auch als Paste oder Pesto im Kühlschrank aufbewahrt und bei Bedarf entnommen werden. Es schmeckt super zu Spaghetti, Fisch, als Brotaufstrich, als Salatmarinade, in den Palatschinkenteig, auf die Kräuterpizza usw.

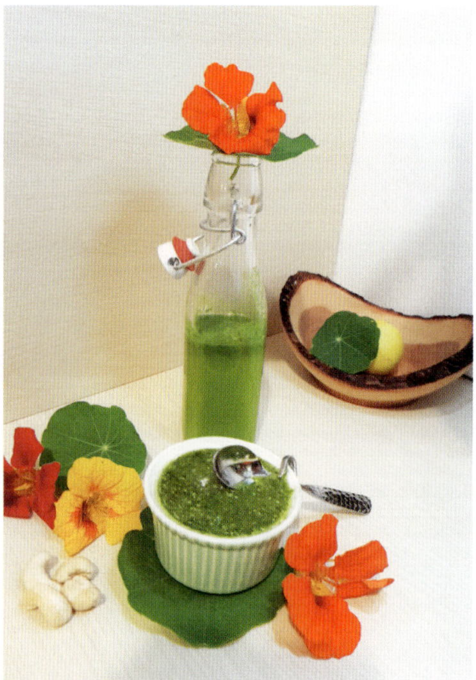

In allen Teilen enthält die Kapuzinerkresse Senfölglycoside, die wie ein „Antibiotikum" die Vermehrung der Bakterien verhindern, ohne dabei die natürliche Darmflora zu zerstören. Das natürliche „Antibiotikum" wird durch den Verzehr aus dem natürlichen ätherischen Öl freigesetzt. Als pflanzliches natürliches „Antibiotikum" mit Breitbandwirkung hilft es bei Angina, Bronchitis, Erkältungskrankheiten und bei Blasenentzündung.

Salben

Die Herstellung von Salben ist eine besondere Zubereitungsform, man sollte sich dafür Zeit nehmen. Salben sind öl- oder fetthaltige Zubereitungen mit Wirkstoffen aus Kräutern, ätherischen Ölen, Früchten und Gewürzen, aber ohne zusätzlichen Wasseranteil, die mit Hilfe von Bienenwachs oder Kakaobutter gefestigt werden. Über die Haut kann der Körper die Wirkstoffe der Heilpflanzen gut aufnehmen. Wir verwenden nur hochwertige biologische, natürliche Öle, Kräuter und Zutaten.

Bitte kein Melkfett, Paraffin oder Vaseline verwenden! Aufgrund ihrer Beschaffenheit können solche Mineral- und Erdöle nicht in die Haut eindringen und auch keine Wirkstoffe transportieren, sodass sie bei längerer Anwendung die natürliche Feuchtigkeitsregulation und den Schutzmantel der Haut stören, man spricht dann von Paraffinabhängigkeit.

Früher wurden Salben oft aus Tierfett oder Ghee (= Art Butterschmalz) hergestellt. Schweineschmalz ist bis heute eine der heilsamsten Salbenzubereitungen und eignet sich auch bei Allergien und Hautunverträglichkeiten, da das Schweineschmalz (Bio!) dem menschlichen Hautfett am ähnlichsten ist. Hohe, beste Qualität vom Schweineschmalz ist geruchsneutral.

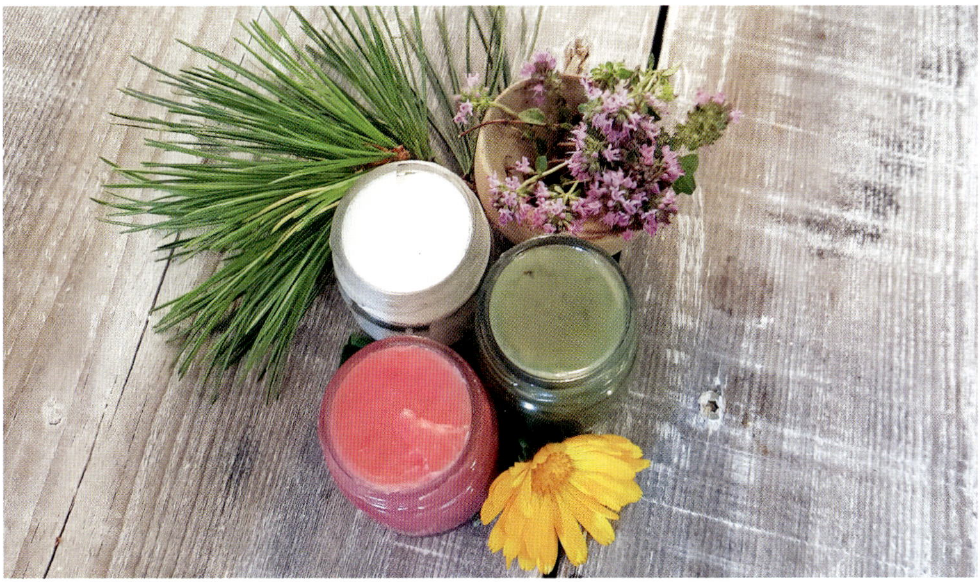

Grundrezept für Salben

Basissalbe

200 ml gutes Öl • 20 g Bienenwachs • 1 Handvoll frische Kräuter oder 2 EL Kräuter, getrocknet

Die Kräuter gut zerkleinern, mit dem Öl gemeinsam mörsern oder mixen, unter ständigem Rühren (am besten rechtsdrehend im Uhrzeigersinn) einen Ölauszug bereiten, ca. 1 Stunde oder über Nacht ziehen lassen. Nochmals erwärmen, filtrieren, gemeinsam mit dem Bienenwachs einschmelzen und in kleine saubere Döschen abfüllen. Erst nach dem Erkalten verschließen, da sich sonst am Deckel Kondenswasser bilden könnte, das die Haltbarkeit beeinträchtigt.

Möchte man ätherische Öle dazugeben, lässt man die Salbe etwas abkühlen und fügt erst dann das ätherische Öl hinzu.

Möchte man eine Tinktur in die Salbe einrühren, so gibt man 1 EL Lanolin (Wollfett aus der Apotheke) als Emulgator in den Ölauszug und rührt dann die Tinktur (ca. 20 ml) ein. Diese wird sich mit der Salbe optimal verbinden.

Tipp

Bei der Verwendung von getrockneten Kräutern sollten diese unbedingt mit Alkohol oder Quellwasser besprüht werden (um ihre wasserlöslichen Wirkstoffe zu aktivieren), dann einige Minuten quellen lassen und wie gewohnt weiterverarbeiten.

Alternativ von Wasser kann auch z. B. ein kleines Stück geraspelter Apfel oder Karotte als Wirkstoff und Feuchtigkeitsspender dazugegeben werden, damit die getrockneten Kräuter nicht frittieren und auch der wasserlösliche Inhaltsstoff der Heilpflanze zur Wirkung freigesetzt wird! Es können aber auch Tinkturen eingerührt werden.

Auch eine Prise Salz im Ölauszug entzieht den Pflanzen Feuchtigkeit für eine bessere Aufspaltung der Wirkstoffe, es mineralisiert und sorgt für zusätzliche Haltbarkeit.

Dieses Basissalbenrezept ist je nach verwendeten Inhaltsstoffen abwandelbar:

Brennnessel-Labkraut: entgiftend.
Lavendel: entspannend.
Malve-Kamille: beruhigend.
Ringelblume: wundheilend.
Rosmarin: anregend.
Wacholder: durchblutungsfördernd.

Rezepte für Salben

Beinwell-Knochensalbe

250 ml Öl • 25 g Bienenwachs • 1 Handvoll frische Beinwellwurzel, im Herbst oder Frühjahr gegraben • 1 Prise Salz

Die Beinwellwurzeln gut zerkleinern, mit dem Öl und der Prise Salz mixen, gemeinsam erhitzen und unter ständigem Rühren, am besten im Uhrzeigersinn oder in Form einer liegenden 8, einen Ölauszug bereiten. Filtrieren und gemeinsam mit dem Bienenwachs einschmelzen und abfüllen.

Bei Bedarf täglich Gelenke und Muskeln damit einschmieren.

Beinwell (*Symphytum officnale*): Das enthaltene Allantoin und die Kieselsäure regen die Bildung von Kallus an, sie beschleunigen die Heilung bei Knochenbrüchen. Beinwell hilft auch bei Venenerkrankungen mit schlechtheilenden Geschwüren und Wunden heilen besser, bei Gicht, Rheuma, Prellungen, Zerrungen, Verstauchungen, Sehnenscheidenentzündung, Schleimbeutelentzündung und sonstigen Muskel- und Knochenverletzungen. Die Wirkstoffe sorgen dafür, dass sich Blutergüsse schneller auflösen, auch bei Schwellungen und Schmerzen. Nach Kieferoperationen die Beinwellsalbe äußerlich auf den Kieferknochen auftragen.

Tipp Beinwellbrei-Umschlag

Die Reste von der Salbenbereitung oder frische Beinwellwurzeln und Blätter verreiben, mit etwas Quark mischen, auf ein Leinentuch streichen und auf die betroffene Stelle auflegen.

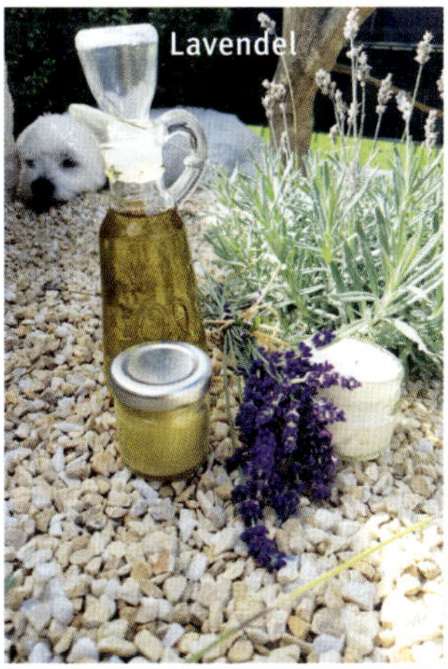
Lavendel

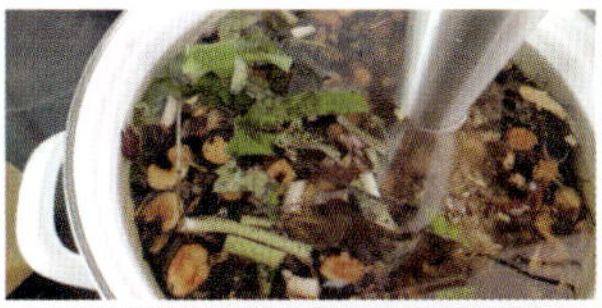

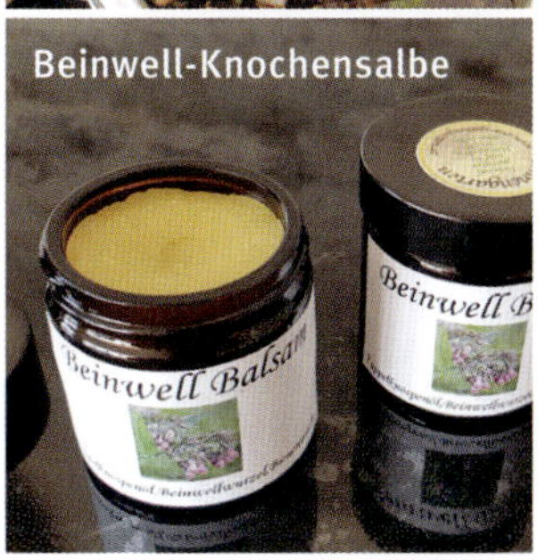

Beinwell-Knochensalbe

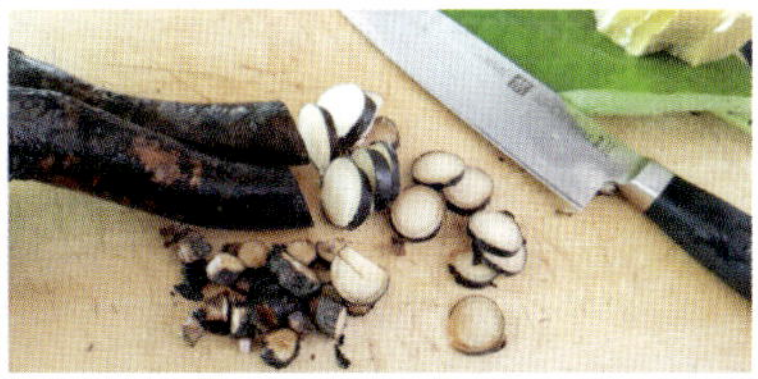

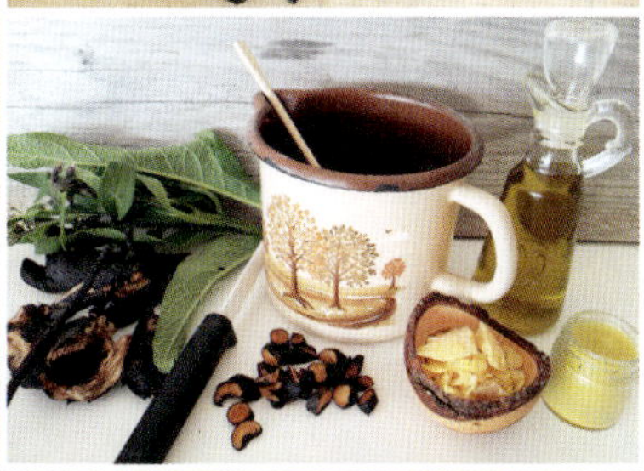

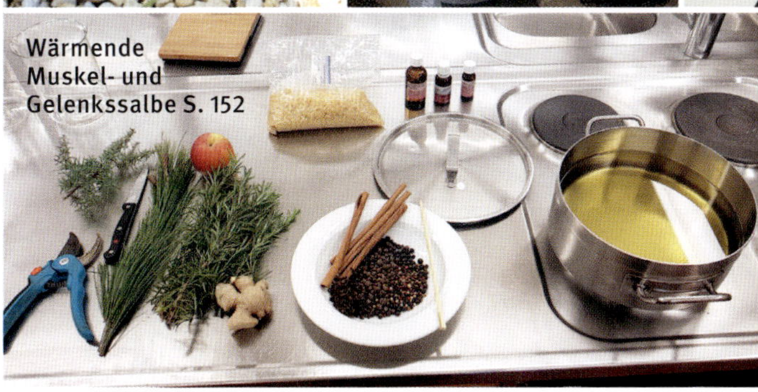
Wärmende Muskel- und Gelenkssalbe S. 152

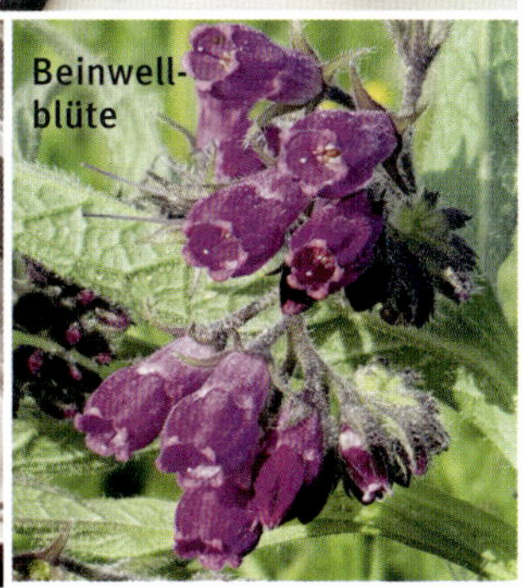
Beinwellblüte

Wärmende Muskel- und Gelenkssalbe

3 EL Beinwellwurzeln • je 1 EL von Zirben-, Latschen-, Fichten- oder Tannennadeln • je 1 TL Rosmarin, Ingwer, Wacholder, Lorbeer, Chili und Zimt • 300 ml Johanniskrautöl • 30 g Bienenwachs je 5 Tropfen ätherisches Öl von Wacholder, Latsche und Rosmarin

Die Beinwellwurzeln, Kräuter und Gewürze gut zerkleinern, mit dem Öl mixen, gemeinsam erhitzen und unter ständigem Rühren einen Ölauszug bereiten. Filtrieren und gemeinsam mit dem Bienenwachs einschmelzen und abkühlen lassen. Das ätherische Öl zuletzt einrühren und abfüllen.

Diese Salbe regt die Durchblutung an und wirkt bei Muskelverspannungen und kalten Füßen wärmend und aktivierend, nach dem Sport, bei Ischiasproblemen, Hexenschuss, bei Steifigkeit der Gelenke, bei Muskelkater und auch bei schmerzhaft verhärteten Muskelgruppen verbessert sie die Beweglichkeit.

Ringelblumenbalsam

Rezept 1

200 ml Bio-Öl • 20 g Bienenwachs • 1 Handvoll Ringelblumenblüten

Die Ringelblumenblüten gut zerkleinern, mit dem Öl in einen Topf geben, einmal mit dem Mixstab mixen, erhitzen und mind. 1 Stunde oder über Nacht nachziehen lassen. Nochmals erwärmen, anschließend filtrieren. Das Ringelblumenöl nun mit dem Bienenwachs gemeinsam einschmelzen und in saubere Gläser oder Dosen abfüllen.

Bei Verwendung als Pflegebalsam oder als Körperöl auf die noch feuchte Haut auftragen, da der Ölauszug dann besser einzieht. Auch sehr gut als Wind-und-Wetterbalsam verwendbar.

Ringelblume (*Calendula officinalis*): ist die Pflanze für die Hautpflege und die Kosmetik, bei Entzündungen von Haut und Schleimhaut, Geschwüren, Ekzemen, zur Wundheilung, bei Verletzungen, Quetschungen, Blutergüssen, Stich-, Schürf- und schlecht heilenden Wunden, Wundliegen und nach einer Strahlentherapie in der Krebsbehandlung.

Rezept 2

250 ml Bio-Öl • ½ Karotte, geraspelt
1 Handvoll Ringelblumenblüten • 1 Prise Salz
25 g Bienenwachs

Alle Zutaten (ohne Bienenwachs) gut zerkleinern, mit dem Öl in einen Topf geben, einmal mit dem Mixstab mixen, einmal kurz aufkochen lassen und mind. 1 Stunde oder über Nacht nachziehen lassen. Nochmals wärmen, anschließend filtern, mit dem Bienenwachs schmelzen lassen und abfüllen. Bei hygienischer Arbeit ist der Auszug ca. 1 Jahr haltbar.

Die Wirkstoffe der Ringelblume sind öl- und wasserlöslich sowie hitzestabil. Durch den Feuchtigkeitsanteil der Karotte werden die öl- und wasserlöslichen Wirkstoffe optimal und gleichmäßig ausgezogen und können so ihre Wirkung verstärken. Die darin enthaltenen Carotinoide und Flavonoide sind ein besonderer Haut- und Zellschutz, sie sind wundheilend, feuchtigkeitsspendend, schützen uns vor freien Radikalen und wirken der Hautalterung entgegen. Sie sind ein wahrer Jungbrunnen und aktivieren die Zellbildung.

SOS-Stift

100 ml Öl • je 1 EL von Ringelblume, Schafgarbe, Spitzwegerich • 20 g Bienenwachs

Alle Kräuter gut zerkleinern, mit dem Öl in einen Topf geben, einmal mit dem Mixstab mixen, einmal kurz aufkochen lassen und ½ Stunde oder über Nacht nachziehen lassen. Anschließend filtern, gemeinsam mit dem Bienenwachs wärmen, bis das Wachs geschmolzen ist, dann in kleine Stifthülsen oder Dosen abfüllen.

Als Erste Hilfe für unterwegs bei kleinen Verletzungen, Insektenstichen und als Pflegestift für trockene rissige Lippen, Hände, Ellbogen usw. bestens geeignet.

Schafgarbe, Ringelblume und Spitzwegerich wirken antibakteriell, juckreizlindernd, wundheilend und entzündungshemmend

Universalsalbe

Bei uns im Alpenraum sagt man, Harze sind das kraftvolle Blut der Bäume. Sie sind häufig Bestandteil volksmedizinischer Salben, vor allem der Zugsalben, mit denen Eiterungen, Entzündungen oder Späne herausgezogen werden. Aber die Salbe daraus gilt auch als eine der wichtigsten Heilsalben für den Bewegungsapparat, unterstützt und hilft bei Muskelschmerzen, Verstauchungen, Verletzungen, Gicht und Rheuma und hat eine durchblutungsfördernde, schmerzlindernde, entzündungshemmende, wärmende und herausziehende Wirkung, wird aber auch bei Husten, Ohrenschmerzen und Erkältungen verwendet.

Diese Salbe fand früher als Haussalbe in jeder Hausapotheke ihren fixen Platz, man hatte eine für alles. Die verwendeten Kräuter variierten von Haus zu Haus.

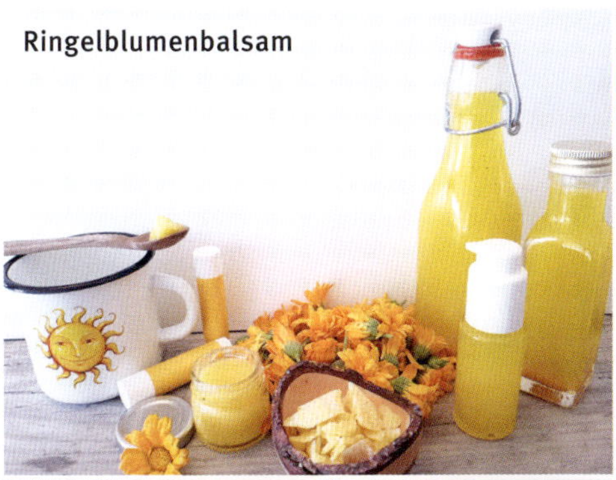
Ringelblumenbalsam

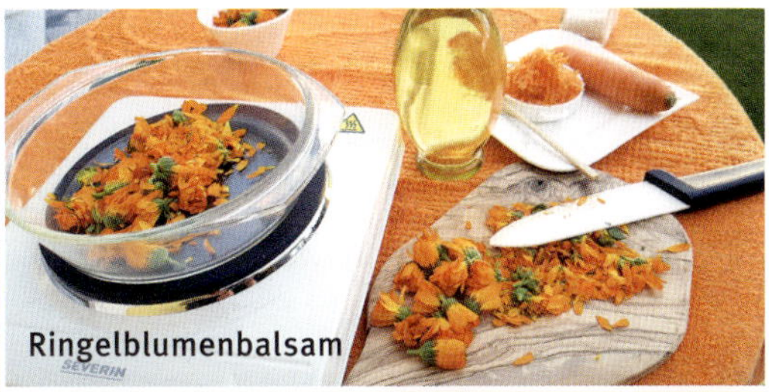
Ringelblumenbalsam

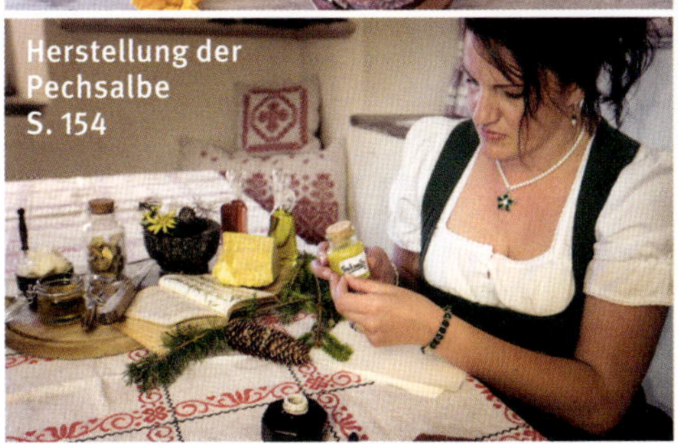
Herstellung der Pechsalbe S. 154

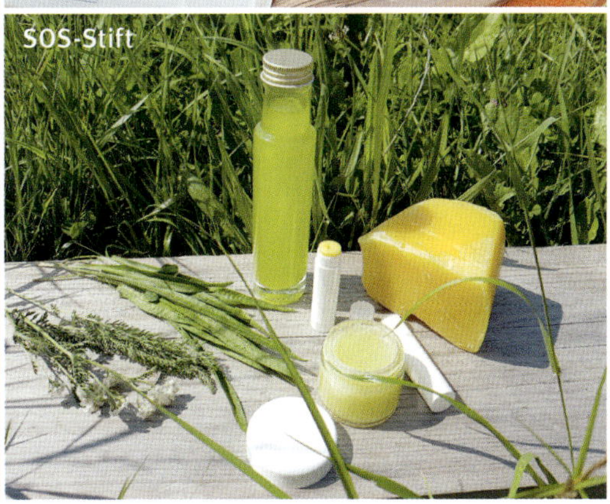
SOS-Stift

Pechsalbe von Wald und Wiese

250 ml Olivenöl • ca. 1 Handvoll gut zerkleinerte heilsame Wald- und Wiesenkräuter, wie z. B. Wegerich, Schafgarbe, Arnika oder auch Fichten- und Tannennadeln • 1 EL Fichtenpech (äußeres Harz der Fichte) • 1 EL Lärchenpech (inneres Harz der Lärche) • 25 g Bienenwachs

Die Kräuter klein schneiden, das Fichtenpech (ist ganz fest) im Mörser pulverisieren. Die zerkleinerten Kräuter, das Öl, das Fichtenpech und das flüssige Lärchenpech in einem beschichteten Topf langsam erhitzen. Immer wieder umrühren und unter der Siedetemperatur ziehen lassen. Die Salbe zweimal erwärmen und durch ein Feinsieb filtrieren. Dafür verwende ich hier gerne einen Nylonstrumpf, da das Sieb ansonsten verklebt. Das Wachs hinzugeben, erwärmen, bis es schmilzt, und die fertige Salbe in Gläschen füllen. Mindestens 1 Jahr haltbar.

Jede Familie hatte ihr eigenes kleines Geheimrezept!

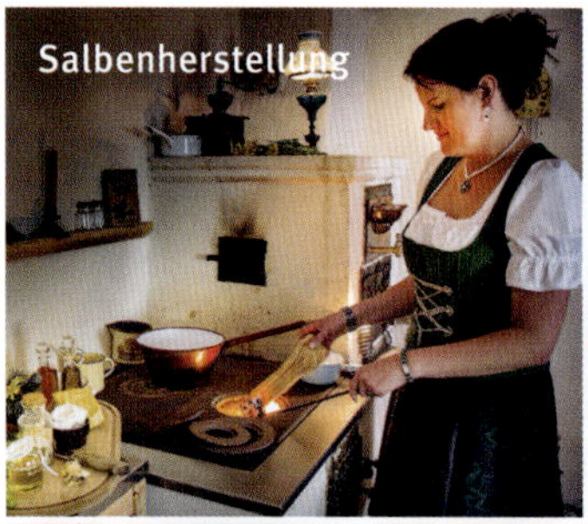
Salbenherstellung

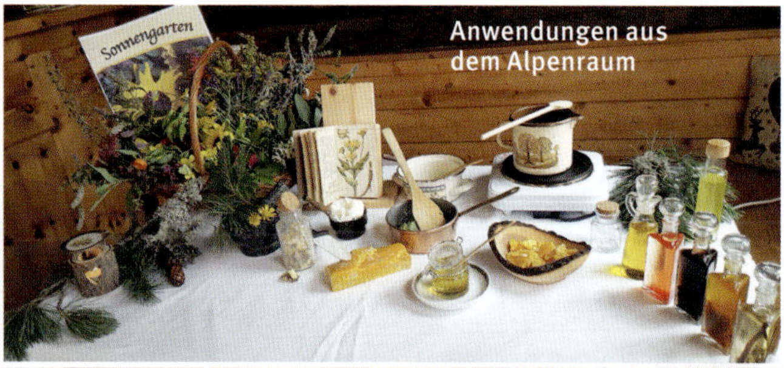
Anwendungen aus dem Alpenraum

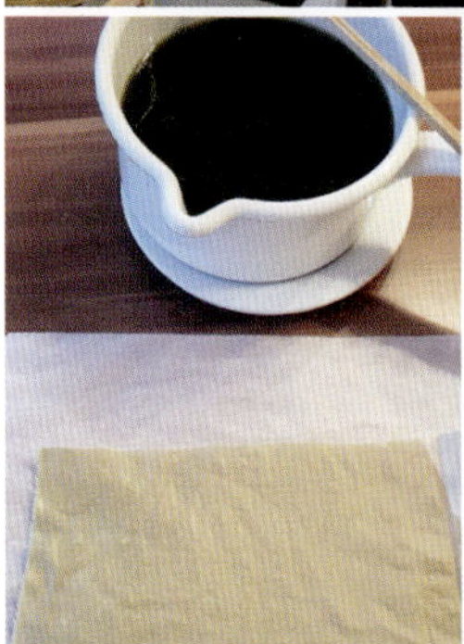

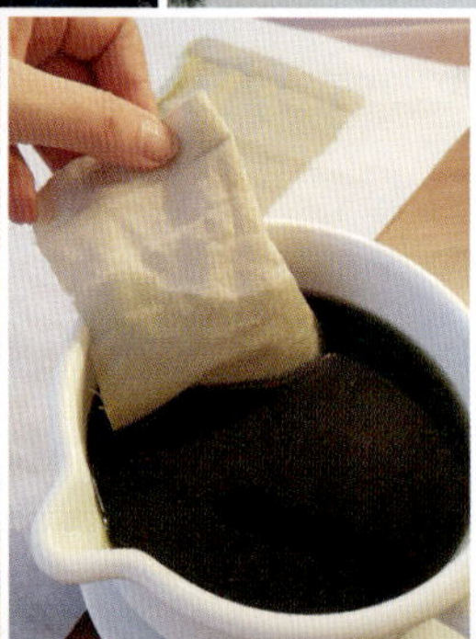
Lungenfleck

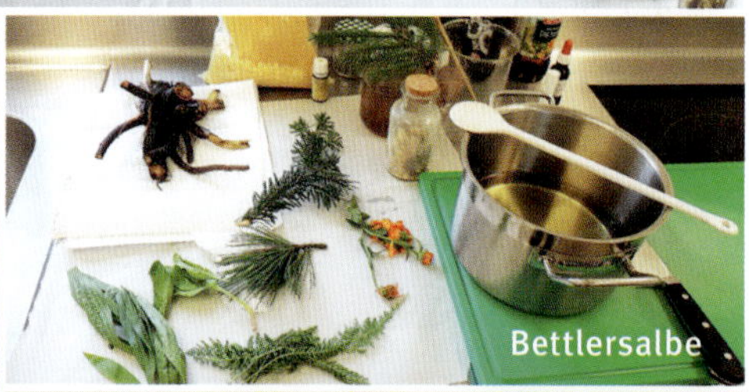
Bettlersalbe

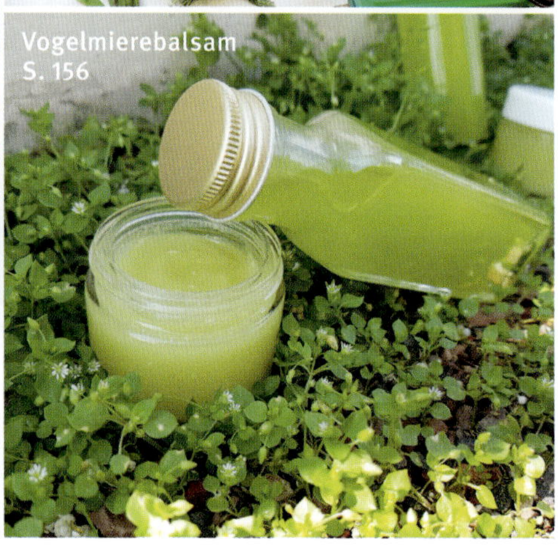
Vogelmierebalsam S. 156

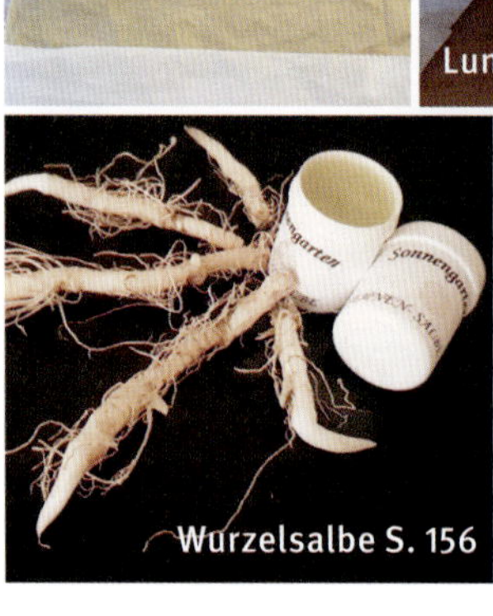
Wurzelsalbe S. 156

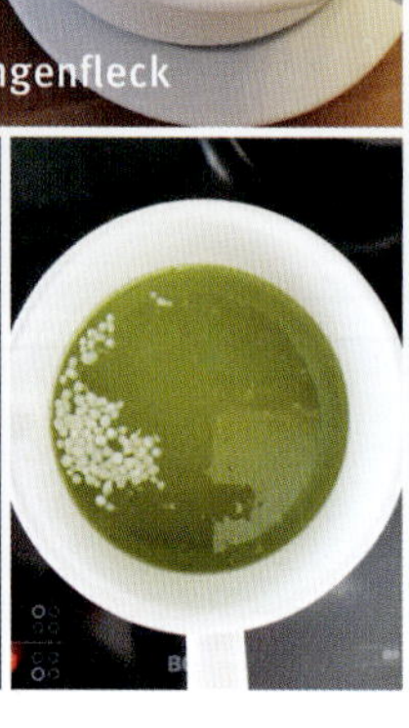

„Pechpflaster"

1 Tasse Schweineschmalz • 1 TL Bienenwachs • 1 EL Fichtenpech (Harz) • 1 EL Lärchenpech (Harz) • 1 EL Beinwellwurzel, getrocknet und pulverisiert • 1 EL Arnikatinktur • optional Kräuter, fein gemörsert, wie Schafgarbe, Sanikel, Königskerze usw.

Schmalz, etwas Bienenwachs, Fichtenpech, Lärchenpech, Beinwellwurzel und Arnika werden am Herd gemeinsam geschmolzen, abgekühlt, zu einer Paste gerührt, auf ein Leinentuch gestrichen und großflächig auf Gelenke, Schulter, Rücken, Knie usw. aufgelegt. Das Pflaster wird ein bis zwei Tage auf der schmerzenden Stelle gelassen. Danach wird die Haut mit einer guten Fettsalbe gepflegt, da sie meist gerötet ist.

Ein Pechpflaster kann bei Mensch und Tier verwendet werden.

Lärchenpech und Butter

2 EL Butter • 1 EL Lärchenpech • 1 EL Honig

Zu gleichen Teilen Butter mit Lärchenpech und Honig in einer Tasse verrühren, leicht erwärmen und auf ein Tuch streichen. Auf Lunge, Brust, am Rücken zwischen den Schulterblättern oder aber auch bei Kreuzschmerzen auflegen und warmhalten.

„Lungenfleck"

200 ml Ölauszug von Thymian, Salbei, Fichten- und Latschennadeln, Lorbeerblätter, Wacholder
60 g Bienenwachs • 2 EL Lärchenpech • 2 EL Fichtenpech

Aus den Kräutern einen warmen Ölauszug bereiten, dieser wird abgeseiht und mit dem Bienenwachs, dem Fichten- und Lärchenpech gemeinsam geschmolzen und gut umgerührt. Durch den noch leicht warmen Bienenwachs-Ölauszug werden Leinentücher in der Größe DIN A5 (Leinenfleck) gezogen und zum Festwerden auf Butterpapier gelegt. Dann ein zweites Butterpapier darüberlegen ... so kann der Lungenfleck gut aufbewahrt werden. Bei Bedarf auf die angewärmte Haut (Brust oder Rücken) legen und, mit einer Wärmeflasche fixiert, über Nacht einwirken lassen.

Das Pech (Harz) hat eine antirheumatische und vor allem eine schmerzstillende Wirkung. Es gilt als durchblutungsfördernd, wärmend, desinfizierend und entzündungshemmend. Solche Wachstücher (Lungenfleck) können mit verschiedenen Kräutern gemacht werden.

Bettlersalbe

Die Kräuter, die man gerade zur Verfügung hat verwenden, wie z. B. Balsampappelblätter, Birkenblätter, Wacholder-, Eichen- und Eschenblätter, Fichtennadeln, Baumflechten, harzige Fichtenzapfen, Brennnesselblätter, Johanniskraut, Schafgarbe, Gundelrebe, Wegerich ...

Die bei Sonnenschein gesammelten Kräuter zerkleinert in Schmalz (alternativ Öl und Bienenwachs) langsam dahinköcheln lassen und immer wieder umrühren, bis die Masse eine schöne grüne Farbe annimmt. Etwas nachziehen lassen, nochmals erwärmen, die Kräuter abseihen und in Dosen abfüllen.

Bei Wunden, zur Körperpflege oder bei Gelenkschmerzen täglich einschmieren.

Wurzelsalbe für Sehnen

200 ml Olivenöl • 1 EL Salomonsiegelwurzel • 1 EL Meisterwurzwurzel • 1 EL Beinwellwurzel
20 g Bienenwachs

Zuerst mit den gut zerkleinerten Wurzeln einen Ölauszug machen. Bei getrockneten Wurzeln werden diese vorher gut mit Alkohol oder Weihrauchtinktur befeuchtet und kurz stehen gelassen. Dann mit dem Öl mixen, erwärmen (einmal aufwallen lassen), nachziehen lassen und abseihen. Nun den Ölauszug mit dem Bienenwachs zu einer Salbe schmelzen lassen.

Mehrmals täglich sanft einmassieren. Diese Salbe hilft bei Entzündungen der Achillessehne, Schleimbeutelentzündung, Sehnenverkürzungen, Sehnen- und Sehnenscheidenentzündung, Hallux, Überbein, Arthroseknoten und Gichtknoten.

Vogelmierebalsam

1 Handvoll Vogelmiere • 1 Prise Salz • 200 ml Distelöl • 20 g Bienenwachs

Die Vogelmiere gut zerkleinern, mit Öl übergießen, kurz mixen, anschließend erwärmen und ca. 1 Stunde nachziehen lassen, dann filtrieren. Das Öl mit Bienenwachs zu einer Salbe schmelzen lassen und abfüllen. Haltbarkeit ca. 1 Jahr. Das Öl kann aber auch pur auf die noch feuchte Haut aufgetragen werden. Empfohlen zur Gesichts- und Körperpflege.

Vogelmiere *(Stellaria media)*: ist bei allen juckenden, brennenden und nässenden Hautausschlägen, Ekzemen oder anderen Problemen der Haut, wie z. B. Neurodermitis, zu empfehlen. Das enthaltene Chlorophyll ist das grüne Blut der Pflanze, das umgewandelte Sonnenlicht, es wird zur Wundheilung verwendet und gilt als Bestes Anti-Age-Mittel. Chlorophyll wirkt desinfizierend, entgiftend, regenerierend, entzündungshemmend und zellerneuernd. Eine Kosmetik mit hohem Chlorophyllanteil aktiviert, bringt unsere Haut und unsere Aura zum Strahlen.

Thymian-Bronchitisbalsam

200 ml Olivenöl • ca. 10 g Kräuter, wie Thymian, Majoran, Engelwurz, Fichtennadeln • je 1 TL Fenchel und Anis, gemörsert • 10 g Bienenwachs • 1 Prise Salz • 10 Tropfen ätherische Öle, wie Thymian, Majoran, Latschenkiefer

Fenchel und Anis mörsern, mit den gut zerkleinerten Heilkräutern im Öl einmal aufwallen und mind. 1 Stunde oder über Nacht nachziehen lassen. Dann alles durch ein Sieb in den

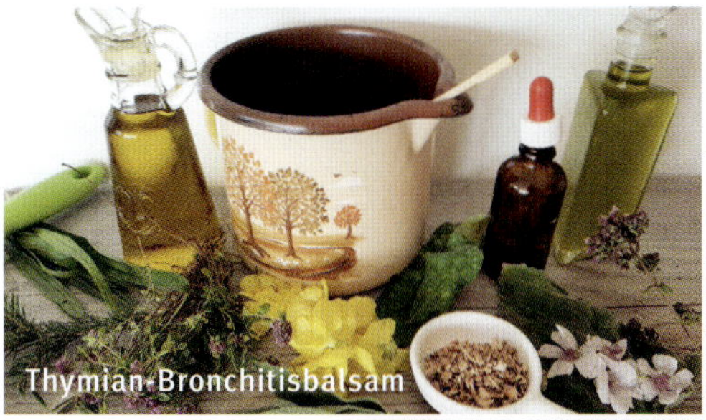
Thymian-Bronchitisbalsam

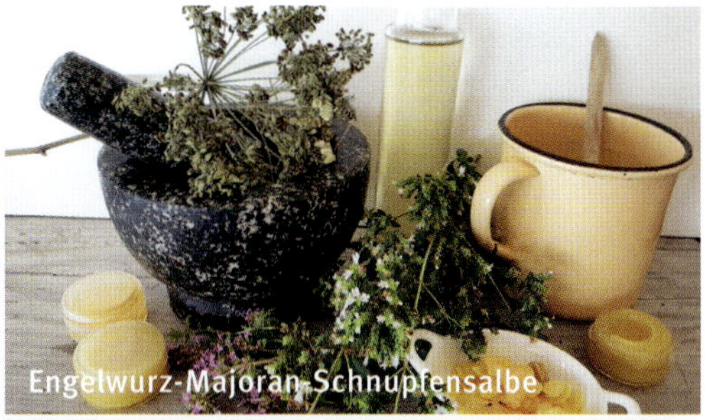
Engelwurz-Majoran-Schnupfensalbe

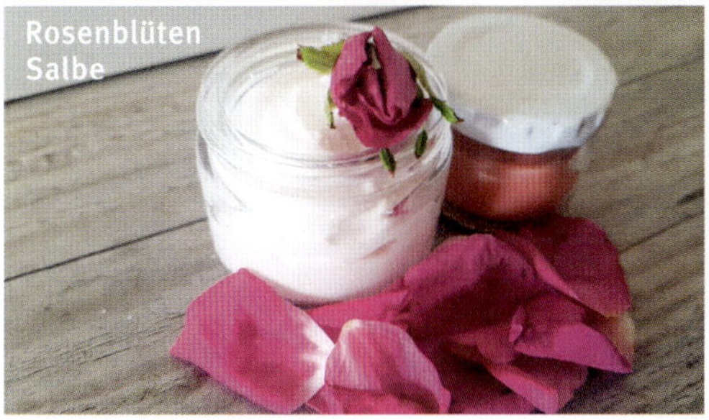
Rosenblüten Salbe

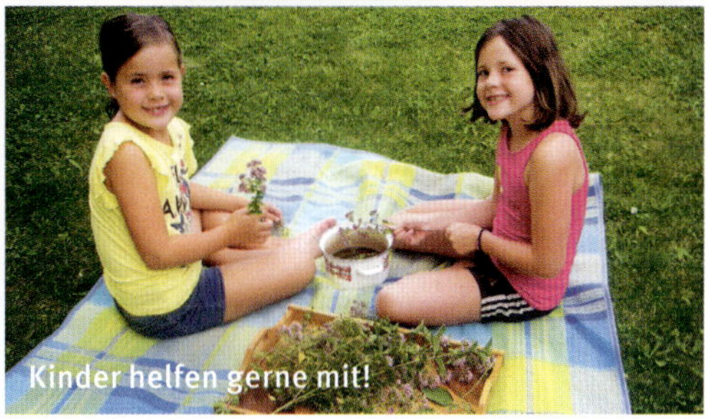
Kinder helfen gerne mit!

Topf gießen und das Bienenwachs dazugeben, schmelzen lassen, umrühren und in kleine saubere Tiegel abfüllen.

Morgens und abends Brust oder Rücken (zwischen den Schulterblättern) eincremen. Auch wunderbar als Schnupfenbalsam zu verwenden, dabei gibt man ganz wenig von der Salbe auf die Nasenflügel, Nasennebenhöhlen und in die Nasenöffnung. Kleinen Kindern kann man die Fußsohlen damit einschmieren, da der Balsam über die Fußreflexzonen gut wirken kann.

Dieser Balsam wirkt bei Erkältung, Husten, Schnupfen und erleichtert das Durchatmen. Er ist schleimlösend und eine Wohltat für die Bronchien. Das enthaltene ätherische Öl der Fichte wirkt bakterienabtötend und man kann diese Kräutermischung auch gut zum Inhalieren verwenden.

Engelwurz-Majoran-Schnupfensalbe

100 ml Olivenöl • 1 EL Engelwurzsamen und -wurzeln • 2 EL Majoran • 10 g Bienenwachs • je 3 Tropfen ätherisches Engelwurz- und Majoranöl

Die Samen und die Wurzeln mörsern, den Majoran zerkleinern, mit dem Öl erhitzen, filtrieren und mit dem Bienenwachs schmelzen lassen. Auf Wunsch kann man ätherisches Engelwurz- oder Majoranöl einrühren und abfüllen.

Diese Schnupfensalbe verwendet man bei Heuschnupfen, Schnupfen, Nebenhöhlenproblemen, Sinusitis. Auf die Nasenflügel sanft auftragen.

Tipp

In der TCM spricht man davon, dass Majoran den Schleim aus dem Kopf und der Lunge leitet.

Tipp

Diese Salbe kann man auch gegen Blähungen bei Kleinkindern verwenden.

Schneller Schnupfen- oder Hustenbalsam

2 EL Kokosöl • 2–5 Tropfen eines ätherischen Öles, wie z. B. Thymian, Majoran, Engelwurz, Latschenkiefer

Das Kokosöl kurz auf den Heizkörper stellen, bis es weich wird, aber nicht ganz schmilzt, dann das ätherische Öl einrühren, kaltstellen und fertig!

Wenn man binnen 10 Minuten einen Husten oder Schnupfen bekommt, dann kann dieser schnelle Schnupfenbalsam rasche Hilfe bringen. Dieses Rezept ist in wenigen Minuten gerührt und sehr wirksam!

Fieberblasensalbe

100 ml Öl • 1 Handvoll Kräuter, wie Melisse, Storchenschnabel und Braunelle • 20 g Bienenwachs • 5 Tropfen ätherisches Melissenöl

Kräuter und Öl mixen, aufwallen lassen, ca. 1 Stunde ziehen lassen, nochmals erwärmen, abseihen und mit dem Bienenwachs gemeinsam schmelzen lassen. Nun das Melissenöl hinzugeben und in kleine Döschen füllen.

Akut oder auch vorbeugend auf die entsprechende Stelle auftragen. Auch das Benetzen der Fieberblase mit der Tinktur eines der oben genannten Kräuter wäre eine gute Unterstützung.

Melisse, Storchenschnabel und Braunelle gelten als stark antiviral und haben schon vielen Menschen bei ihrem Fieberblasen-Problem geholfen.

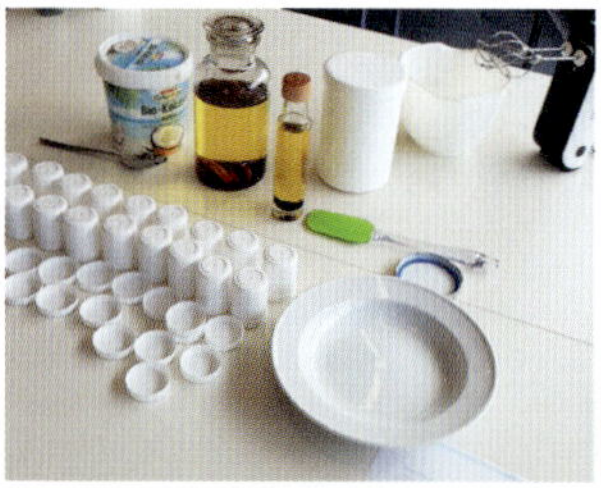

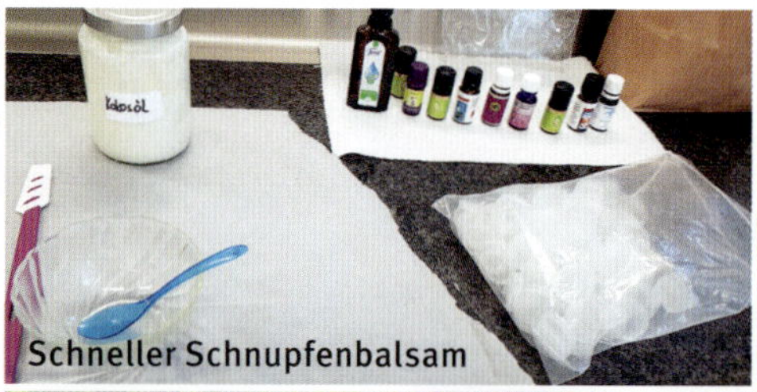

Schneller Schnupfenbalsam

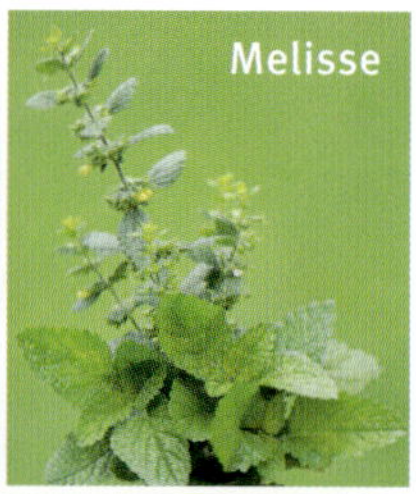
Melisse

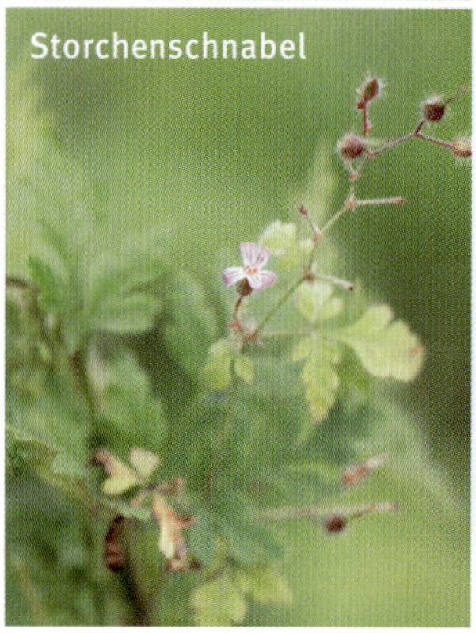
Storchenschnabel

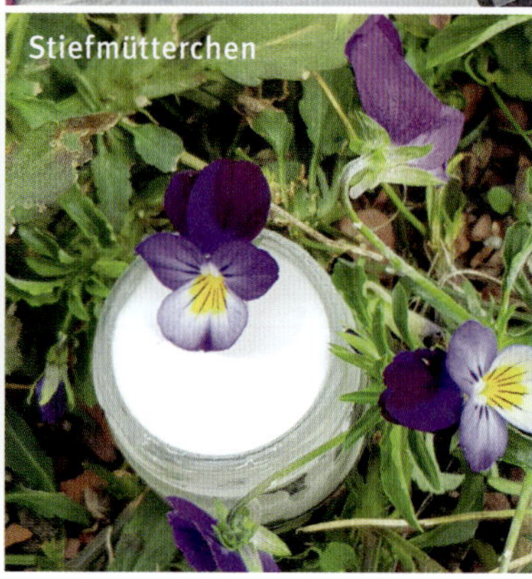
Stiefmütterchen

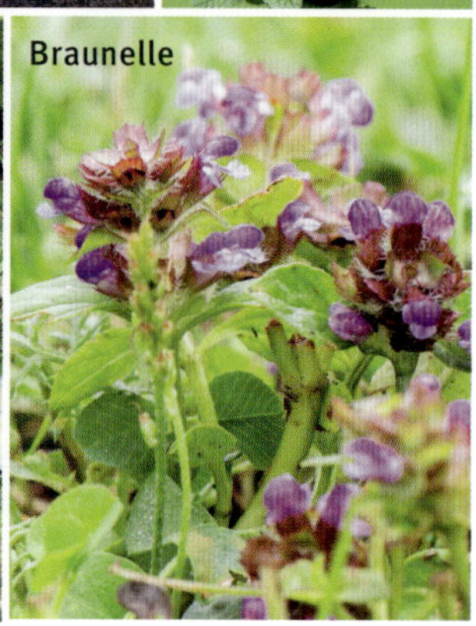
Braunelle

Einreibungen, Sprays

Die Einreibung ist ein flüssiger Auszug – einer Pflanze mit Öl, Alkohol oder Wasser. Sie wird pur oder verdünnt äußerlich auf die Haut aufgetragen. Damit die Haut durch den Alkohol nicht austrocknet, wird der Auszug mit Öl ergänzt oder die Haut wird direkt nach dem Auftragen der Einreibung mit einer guten Salbe gepflegt.

Vor dem Auftragen ist es wichtig, die betroffenen Stellen warm zu waschen, damit sich die Hautporen öffnen und die Einreibung in die tiefen Hautschichten gut eindringen kann. Meiner Erfahrung nach kann es hilfreich sein, die Einreibung mit Hilfe einer Pump- oder Sprayflasche aufzutragen.

Basisrezept

1 Teil Pflanze • 2–5 Teile Alkohol

Die gut zerkleinerten Pflanzenteile, Kräuter oder Wurzeln in ein sauberes Schraubglas geben, mit dem Alkohol übergießen und 4 Wochen bei Zimmertemperatur ausziehen lassen. Gelegentlich schütteln, filtrieren, beschriften und anwenden.

In Akutfällen macht man eine Turbo-Extraktion und mörsert die Pflanzen mit dem Alkohol bzw. mixt ihn mit dem Mixstab, schüttelt ihn und nach mind. 1 Stunde ist der Auszug bereit zur Verwendung.

Wald-und-Wiesenfranzbranntwein aus Omas Hausapotheke

1 Handvoll junge Fichtentriebe (oder auch junge Triebe von Tanne, Esche, Lärche, Zirbe, Latsche, Kiefer, Wacholder) • 1 Zweig Kriechender Günsel • 1 Zweig Rosmarin • 500 ml Alkohol, 80 Vol.-% • 1–2 EL Kampfer aus der Apotheke

Alle Zutaten bis auf den Kampfer zerkleinert in ein Glas geben, mit dem Alkohol aufgießen, öfters schütteln und nach 1 Monat abseihen.

Den Kampfer darin auflösen, etwas nachreifen lassen und nach 2 Wochen mit 200 ml Quellwasser verdünnen und anwenden.

Der Franzbranntwein ist durchblutungsfördernd, hilft bei Verspannungen, Muskelkater, vor und nach dem Sport oder Wandern, bei Arthrose, bei Kreislaufproblemen, brennenden Fußsohlen, Frühjahrsmüdigkeit, bei steifen Gelenken oder aber auch als Einreibung bei Erkältungen. Die Haut anschließend mit einer guten Fettsalbe pflegen.

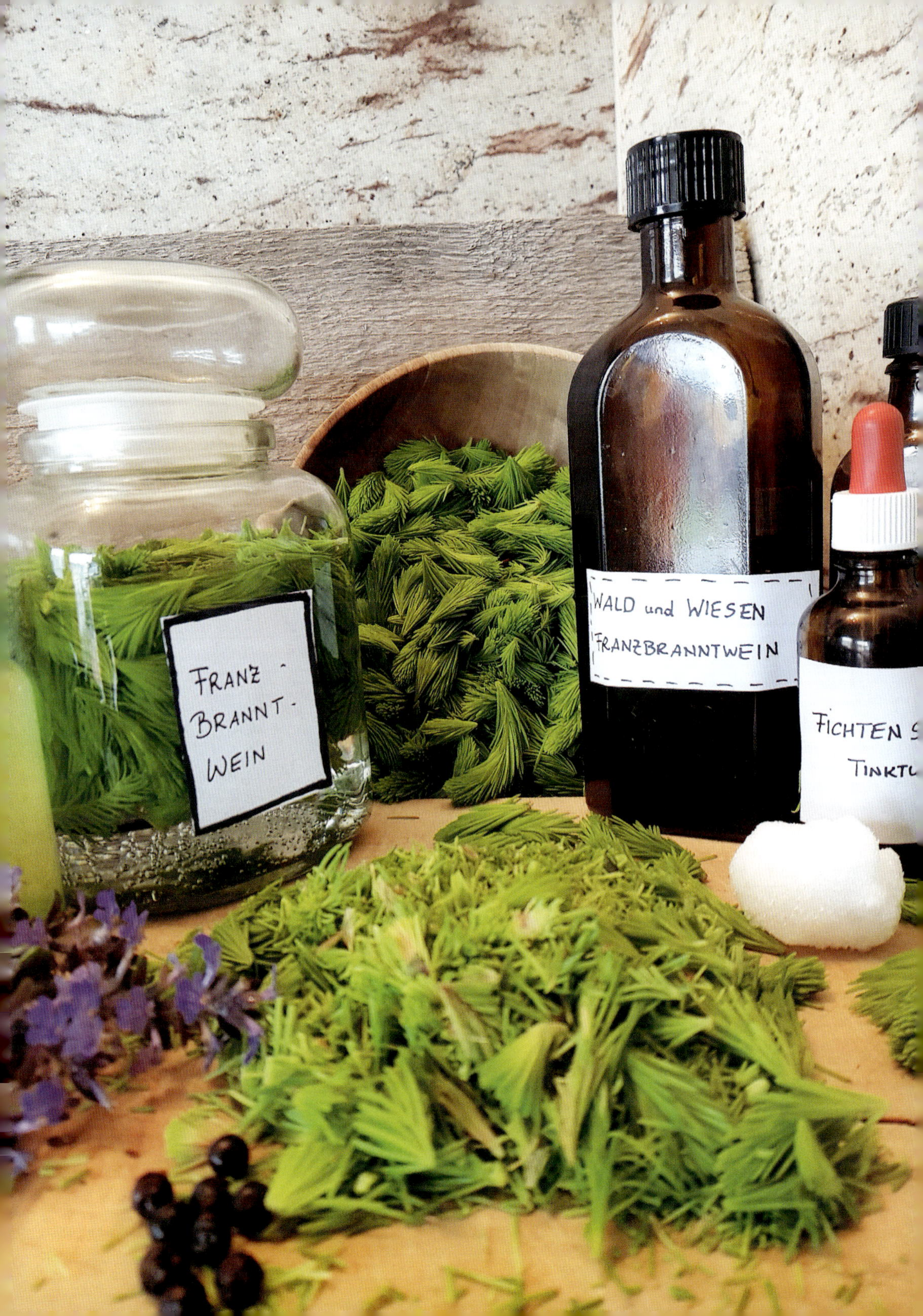

FRANZ-
BRANNT-
WEIN
WALD und WIESEN
FRANZBRANNTWEIN

Tipp

Evtl. Ingwer, Chili, Wacholderbeeren, Zimt oder Kren dazugeben, sie haben eine besonders erwärmende und durchblutungsfördernde Wirkung.

Arnika-Einreibungstinktur – Ein Hausmittel, das in keinem Haus fehlen durfte

2 EL Arnika-Zungenblüten (Achtung! Arnika steht teilweise unter Naturschutz, sie wird aber für den Gebrauch angebaut) • 200 ml Alkohol

Die Arnika-Zungenblüten fein zerkleinern (mit etwas Alkohol mörsern) und mit dem restlichen Alkohol aufgießen, in ein Schraubglas füllen, dunkel ausziehen lassen, immer wieder schütteln und nach ca. 4 Wochen filtrieren, abfüllen und beschriften.

Zur Anwendung für die Hausapotheke empfehle ich, eine kleine Sprayflasche zu verwenden. Ich befülle sie mit ⅓ Arnikatinktur und ⅔ Mineralwasser (dann brennt es beim Auftragen nicht), so ist der Arnikaspray jederzeit optimal griffbereit verfügbar. Auch bei einer Wanderung oder einer Radtour sollte er als SOS-Spray nicht fehlen.

Arnika (*Arnica montana)* zur äußerlichen Anwendung: wirkt entzündungshemmend, kreislaufanregend, blutstillend, bei akuten Schwächezuständen, bei Überanstrengungen, Traumata, wie bei Stürzen, Zerrungen, Verstauchungen, Quetschungen, Hämatomen, versteckten Blutungen – überall dort, wo Gewalt oder eine große Kraft von außen eingewirkt hat.

Äußerlich als Umschlag und Kompressen wird eine Verdünnung von 1 Teil Arnikatinktur und 3 Teilen Wasser empfohlen (alles gemeinsam in eine Schüssel geben, ein Leinentuch darin tränken und auflegen). Hilft z. B. gegen Schmerzen, Gelenksbeschwerden, Hexenschuss, Rheuma, Gicht, bei schmerzenden, müden und steifen Gliedern sowie bei Lähmungen und Kribbeln, Schleimbeutel- und Sehnenscheidenentzündungen, Venenleiden, nach Insektenstichen und bei schlecht heilenden Wunden.

Tipp

Als so genannte Trauma-Einreibung könnte man die Arnikatinktur mit einer Ringelblumen-, Kamillen- und Beinwellwurzel-Tinktur ergänzen. So kann man die Wirkung nach traumatischen Verletzungen noch besser unterstützen.

Beinwell-Einreibung

2–4 EL Beinwellwurzeln, im Herbst gegraben • 150 ml Alkohol, 40 Vol.-% • 150 ml Quellwasser

Die Beinwellwurzeln waschen (nicht schälen!), gut zerkleinern und mit Wasser und Alkohol in einem Schraubglas ansetzen und 1 Monat dunkel ausziehen lassen, währenddessen immer wieder schütteln. Anschließend abseihen und abfüllen. Für einen Schnellauszug mit dem Mixstab mixen und ca. 1 Stunde stehen lassen. Filtrieren, mit dem abgesiebten Beinwellrückstand mache ich noch gerne einen Beinwellumschlag oder ich rühre ihn mit etwas Quark zu einem Pflanzenbrei an, der dann auf die betroffene Stelle aufgelegt wird.

Die Beinwell-Einreibung kurmäßig auf Gelenke und Knochen auftragen, einreiben oder mit Leinentüchern getränkte Umschläge machen.

Nach Frakturen, Verstauchungen, Verrenkungen, Überanstrengung und Schleimbeutelentzündung hilfreich. In alten Büchern findet man Erfahrungsberichte, wo die Beinwell-Einreibung (auch Schwarz- oder Wallwurz genannt), bei Knochenbrüchen oder bei starken Bewegungseinschränkungen von Mensch und Tier äußerst erfolgreich eingesetzt wurde.

Tipp

Körperteile warm waschen, damit sich die Poren öffnen, einreiben und etwas warten, danach sollte eine Beinwellsalbe oder ein Pflegeöl aufgetragen werden, um die Austrocknung der Haut durch den Alkohol zu verhindern.

Die in der Beinwellwurzel enthaltenen Schleimstoffe lösen sich bei einem niedrigeren Alkoholgehalt besser.

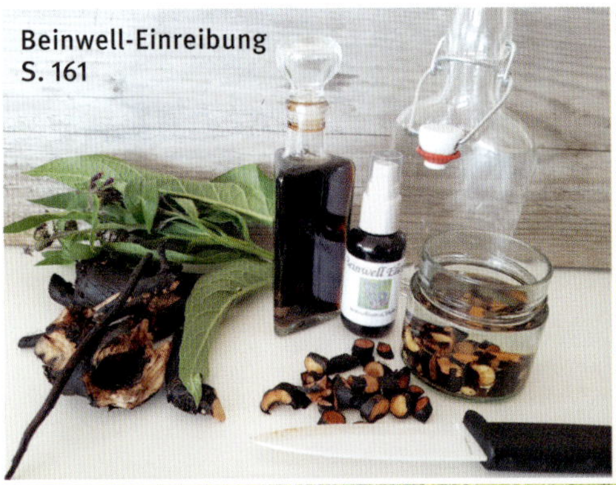

Beinwell-Einreibung
S. 161

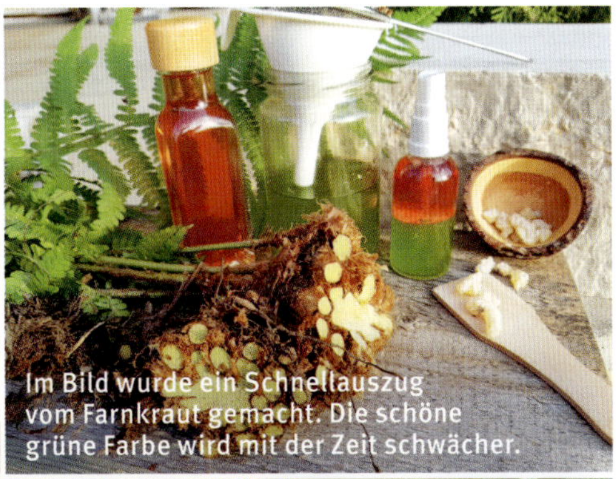

Im Bild wurde ein Schnellauszug vom Farnkraut gemacht. Die schöne grüne Farbe wird mit der Zeit schwächer.

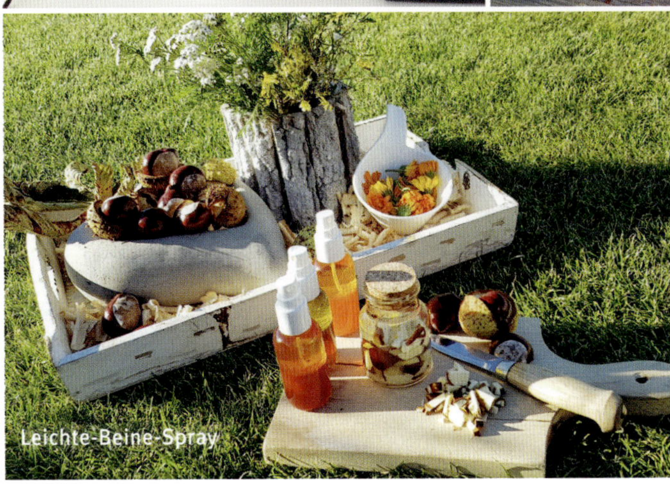

Leichte-Beine-Spray

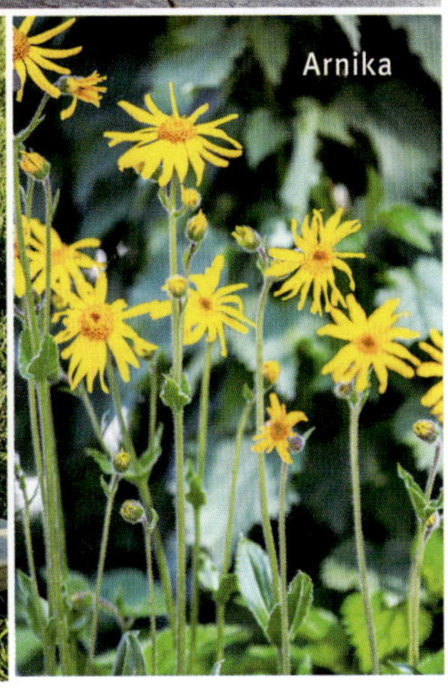

Arnika

Leichte-Beine-Spray – Venen-Einreibung

1 Teil Rosskastanie, zerkleinert (ganze Frucht) • 2 Teile Alkohol, 40 Vol.-% • optional Tinktur oder Blüte von Steinklee, Schafgarbe oder Ringelblume

Die gut zerkleinerten Kastanien mit dem Alkohol aufgießen, bei Raumtemperatur ausziehen, aber nicht in die direkte Sonne stellen und gelegentlich schütteln. Nach 1 Monat filtrieren und in eine Sprühflasche abfüllen.

Tipp

Diesen venenstärkenden Ansatz zu ⅔ in eine Sprayflasche füllen und mit ⅓ Steinkleeöl auffüllen. Durch die Zugabe des Öls wird die Wirkung verstärkt und das Austrocknen der Haut wird verhindert. Vor dem Gebrauch gut schütteln.

Die Rosskastanien-Einreibung unterstützt die Durchblutung, stärkt die Venen, ist abschwellend und entzündungshemmend und wirkt einer Ödembildung entgegen. Bei Besenreißern, Schweregefühl in den Beinen und nächtlichen Wadenkrämpfen morgens und abends einsprühen. Außerdem wirkt sie unterstützend für den Stoffwechsel der Gelenkshäute (Gicht, Knochenschmerzen, Wirbelsäulensyndrom) und unterstützt als Einreibung oder Kompressen bei Nervenentzündungen im Bereich der Handwurzel (Karpaltunnelsyndrom).

Rheuma-Einreibung

2 EL Farnkraut mit Wurzeln, zerkleinert • 1 EL Fichtenpech • 200 ml Alkohol, 80 Vol.-% 20 ml Johanniskrautöl

Den gut zerkleinerten Farn und das Fichtenpech mit dem Alkohol aufgießen, bei Raumtemperatur dunkel stellen und gelegentlich schütteln. Nach 1 Monat filtrieren, abfüllen und beschriften.

50 ml dieser Rheumatinktur mit 20 ml Wasser und dem Johanniskrautöl in eine Sprühflasche füllen und vor der äußerlichen Anwendung gut schütteln, auf die schmerzende Stelle auftragen und einreiben.

Vor dem Einreiben die betroffenen Stellen mit warmem Wasser waschen, damit sich die Hautporen öffnen und die Wirkstoffe eindringen können.

Kombination zur Schmerzstillung: zusätzlich innerlich 2-mal täglich 15–30 Tropfen Weidenrindentinktur einnehmen.

Wurmfarn (*Dryopteris filix-mas*): wirkt schmerzstillend und ist entzündungshemmend. Er wird bei Rheumatismus, Kreuzschmerzen (wenn sie von einer Verkühlung her kommen), bei Gliederreißen und Hexenschuss und zur Verbesserung der Beweglichkeit äußerlich verwendet.

Achtung!

Farnkraut wird nur äußerlich angewandt (innerlich ist er giftig)!

Den Ansatz unbedingt beschriften, damit er nicht versehentlich eingenommen wird.

Tipp

Holzfällermatratze: Früher wurde das grüne Farnkraut unter das Leintuch gelegt und darauf geschlafen. Durch die Körperwärme entfalten sich die Wirkstoffe und ziehen Entzündungen aus dem Körper. Man könnte heute dafür auch ein Farnkissen verwenden, das zusätzlich als Strahlenschutz dient.

Schuheinlage: Farn in die Schuhe gelegt, nimmt übergroße Müdigkeit.

Tipp

Von meiner Oma wird erzählt, dass bei Bandscheibenproblemen, Kreuzschmerzen und Rheuma oder aber auch bei Venenschmerzen Fußbäder und Umschläge aus der Farnkrautwurzel gemacht worden sind. Bei Kropf wurde ein Wickel aus mit Wasser verdünntem Farnwurzelessigauszug bei abnehmendem Mond aufgelegt.

Tipp Ameisengeist

Ein weiteres altes Rezept bei rheumatischen Beschwerden ist die Anwendung von Ameisengeist. Dafür ein Stofftaschentuch über einen Ameisenhaufen legen, nach einem Tag das mit Ameisensäure versetzte Tuch (direkt auf die Gelenke oder) in ein Glas mit Alkohol legen, nach 1 Woche abseihen und täglich die Gelenke damit einreiben, anschließend die Haut mit einer guten Salbe eincremen.

Problemhaut-Einreibung

1 EL Erdrauch • 1 EL Acker-Stiefmütterchen • 1 EL Walnuss (junge Blätter) • 200 ml Alkohol, 40 Vol.-%

Die Kräuter gut zerkleinern und in ein Glas geben, mit dem Alkohol aufgießen und, vor direktem Sonnenlicht geschützt, ca. 4 Wochen ausziehen lassen, abseihen, abfüllen und beschriften.

Innerliche Anwendung: Bei Bedarf als Tinktur 2-mal 15 Tropfen mit Wasser verdünnt einnehmen. Das ist ein gutes Mittel zur Blutreinigung bei Hautproblemen.

Für die äußerliche Anwendung legt man diese Einreibung öfters am Tag (1 : 1 mit Wasser verdünnt) als Kompresse (durchtränktes Leinentüchlein) auf die betroffenen Stellen auf oder gibt sie als Zusatz ins Badewasser. Die Haut anschließend mit Nachtkerzenöl oder einem Erdrauchölauszug eincremen.

Tipp

Alternativ die Tinktur in eine Salbe mit Lanolin einrühren und als Pflege verwenden.

Als Schüttellotion: zu ⅓ in eine Sprayflasche füllen, mit Käsepappeltee aufgießen, 2 EL Nachtkerzenöl hinzufügen und vor der Anwendung gut schütteln.

Als Pickelroller: in einen kleinen Roll-on einfüllen und bei Bedarf bei Akne und Hautunreinheiten auftragen.

Schöllkraut-Warzen-Einreibung

1 EL frisches Schöllkraut • ½ EL frische Thujenknospen • 100 ml Alkohol, 80 Vol.-%

Die frischen Kräuter gut zerkleinert in ein Schraubglas geben, mit Alkohol übergießen, dunkel stellen, öfters schütteln und nach 4 Wochen abseihen und in eine Pipettenflasche füllen.

Bei abnehmendem Mond 3-mal täglich direkt auf die Warze auftragen.

Schöllkraut (*Chelidonium majus*): ist in der Volksmedizin auch als Warzenkraut bekannt. Man kann im Sommer auch den puren gelben Saft des Stängels auf die Warze träufeln, im Winter verwendet man die Schöllkrauteinreibung.

Anti-Mücken-Spray

50 ml Wodka • 50 ml Lavendel- oder Walnussblättertee • je 5 Tropfen ätherisches Öl von Lavendel, Zitroneneukalyptus und Rosengeranie • 2 Gewürznelken

Alle Zutaten in eine Sprayflasche füllen, die Gewürznelken hinzufügen und fertig ist der Anti-Insektenspray.

Im Urlaub, beim Wandern, im Garten bei lästigen Insekten (Gelsen, Stechmücken, Bremsen usw.) auf die Haut bzw. auf Möbel, Kleidung oder Haare aufsprühen. Dies hält Ungeziefer, Insekten und sogar Zecken fern.

Tipp

Anti-Mücken-Öl: 200 ml Sesam- oder Kokosöl mit 1 Handvoll frischen Wallnussblättern mixen, erwärmen, abseihen und die ätherischen Öle einrühren (Achtung! Walnussblätter können dunkel färben). Zur Vorbeugung alle 3 Stunden auf die Haut auftragen.

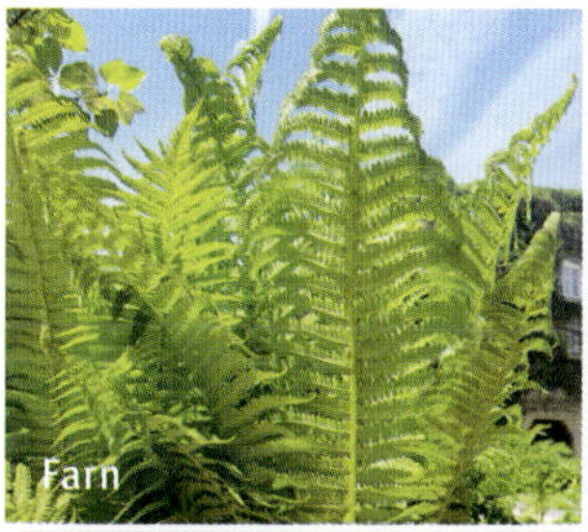
Farn

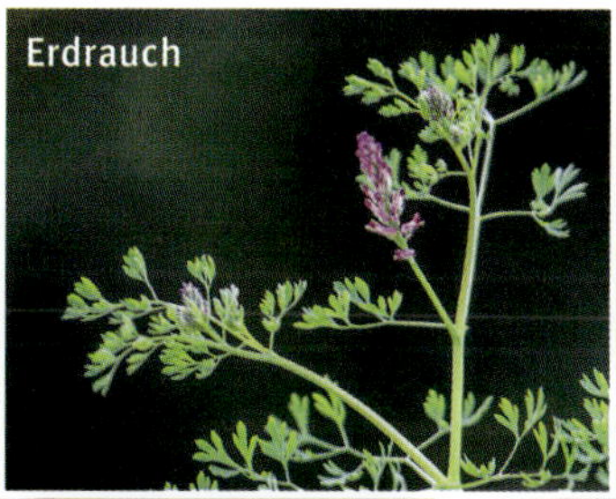
Erdrauch

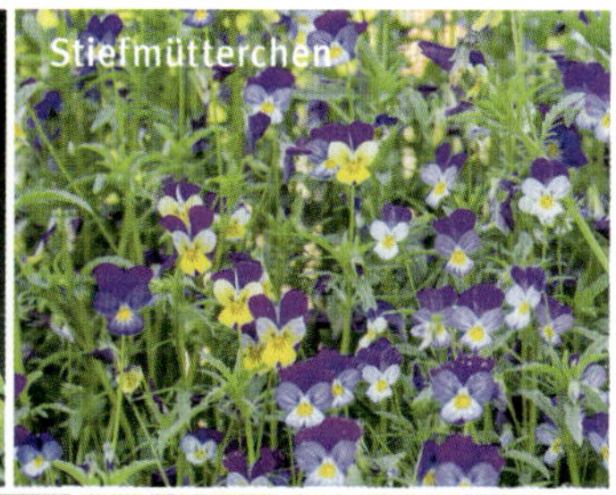
Stiefmütterchen

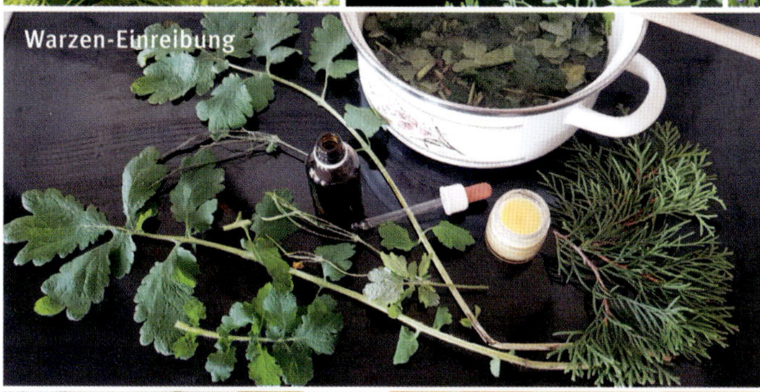
Warzen-Einreibung

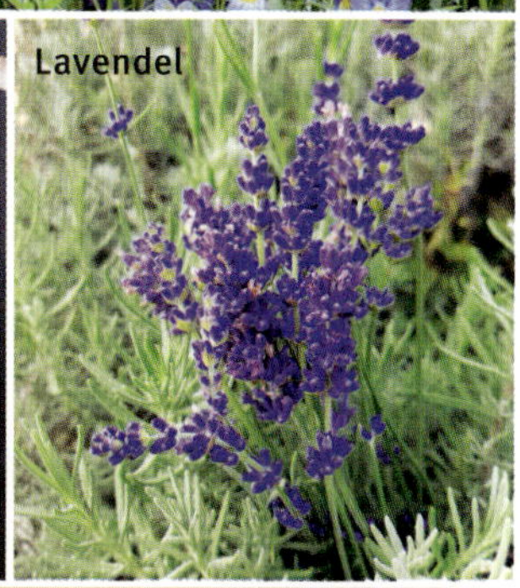
Lavendel

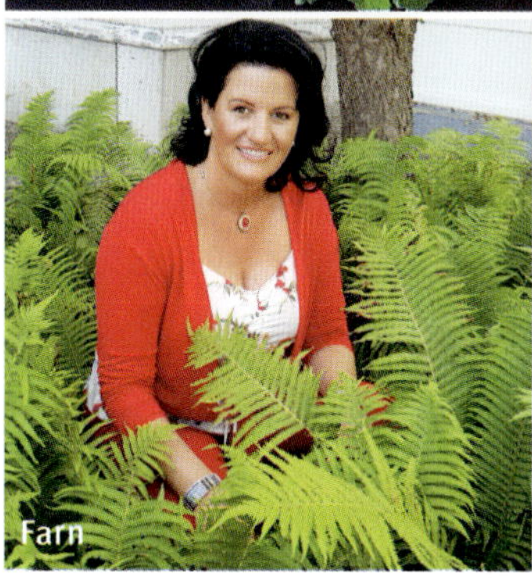
Farn

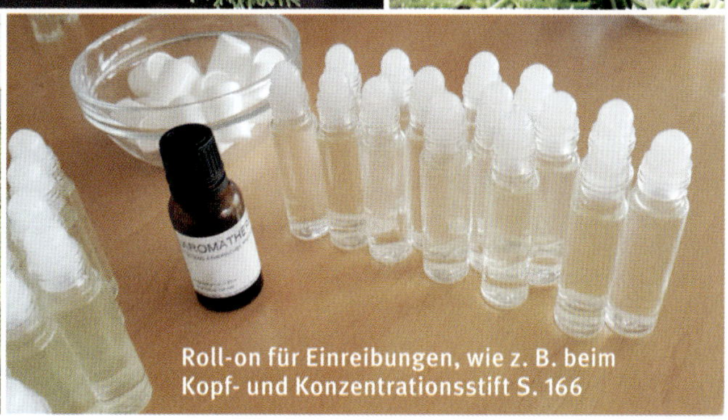
Roll-on für Einreibungen, wie z. B. beim Kopf- und Konzentrationsstift S. 166

Kopf-und-Konzentrations-Stift

10 ml Wodka oder 10 ml Rosmarin-Ölauszug • je 2 Tropfen ätherisches Öl von Pfefferminze, Rosmarin, Lavendel

Wodka oder Ölauszug in kleine Roll-on-Fläschchen (10 ml) füllen. Die ätherischen Öle hinzufügen, verschließen, beschriften und bei Bedarf anwenden.

Mit dem Roll-on kann die Einreibung punktuell aufgetragen werden, die Finger bleiben sauber und die ätherischen Öle können nicht in die Augen gelangen.

Außerdem ist dieser Stift ein kleiner Retter für unterwegs. Nicht nur bei Kopfweh, Müdigkeit und Konzentrationsmangel, sondern auch bei Schwindel, Verspannungen, Prellungen oder Zerrungen verdünnt äußerlich auf Stirn, Nacken oder die betroffene Körperregion auftragen. Er ist bei Schulkindern zur Verbesserung der Aufmerksamkeit und Konzentration sehr beliebt.

Verwendet man Wodka als Basis für den Kopf-und-Konzentrations-Stift, hat man den Vorteil, bei der Anwendung nicht ölig zu sein (damit Kopf und Haare nicht fettig wirken).
Pfefferminze (*Mentha piperita):* das im Pfefferminzöl enthaltene Menthol hat eine entkrampfende, kühlende und schmerzstillende Wirkung. Es löst Verspannungs- und Kopfschmerzen, Nervenschmerzen. Gut zur Konzentrationsstärkung für Schule, Beruf, bei langen Autofahrten und bei Kreislaufschwäche unterstützend.

Lavendel (*Lavendula angustivolia):* entspannend bei Schul-Kopfschmerz, Nervosität, seelischer Angespanntheit und Ohnmachtsgefühl. Die Blütenkraft des Lavendels ist beruhigend, schlaffördernd, desinfizierend, aber auch erfrischend, belebend und aktivierend. Er steigert die Konzentration für mehr Klarheit und harmonisiert für mehr innere Balance.

Rosmarin (*Rosmarinus officinalis):* ist anregend bei Kreislaufproblemen und Schwindel, macht wach, aktiviert bei mangelnder Konzentration, wirkt nervenstärkend bei Erschöpfung, ist außerdem krampflösend und durchblutungsfördernd.

„Frisch und Fit"-Roll-on

Mehr gute Laune mit fruchtigen ätherischen Ölen wie Mandarine, Orange und Litsea Cubea, die generell als antibakteriell gelten und aktivierend, fröhlich und stimmungsaufhellend wirken.

„Sinnliche Verführung"

Eintauchen in die orientalischen betörenden ätherischen Düfte wie Ylang-Ylang, Vanille und Jasmin. Ich verwende solche Roll-ons gerne als Naturparfüm.

Gel

Als Gel bezeichnet man eine leicht eingedickte Flüssigkeit. Wir verwenden dafür einen wässrigen Auszug, eine alkoholische Tinktur, einen Tee oder einen filtrierten Pflanzensmoothie, die mit Hilfe eines Bindemittels zu einer sämigen Flüssigkeit oder einem Gel eindicken. Damit das Gel die Haut nicht allzu sehr austrocknet, gebe ich gerne einen ganz kleinen Anteil Öl dazu, das ergibt ein angenehmes, nicht so klebriges Gefühl auf der Haut.

Der Vorteil eines Gels ist seine leichte Konsistenz. Es ist nicht zu ölig und nicht ganz flüssig. Es zieht besser und tiefer in die Haut ein als eine Salbe und hinterlässt beim Auftragen keinen Fettfilm, man kann sich sofort anziehen, ohne Flecken an der Kleidung befürchten zu müssen.

Haltbarkeit:

- Gele mit wässrigen Lösungen sind gekühlt nur wenige Tage haltbar.
- Gele mit wässrigen Lösungen und alkoholischen Tinkturen sind gekühlt gut einige Wochen bis Monate haltbar.
- Gele mit Alkohol sind mehrere Monate bis 1 Jahr haltbar.

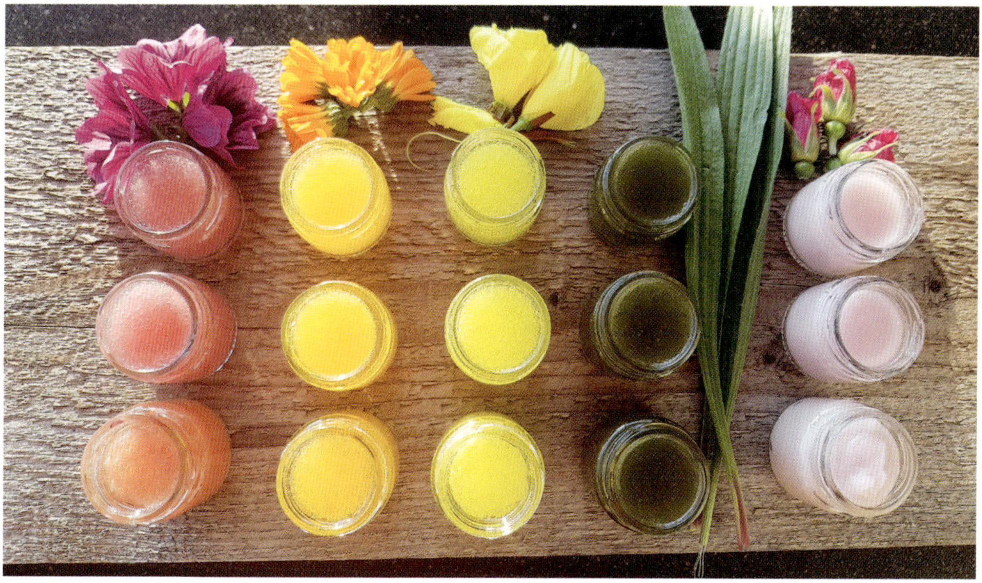

Bindemittel für Gele (je nach Verfügbarkeit)

Xanthan (aus ihrer Apotheke oder dem Kosmetik-Rohstoffhandel): es kann mit Alkohol und Wasser, kalt und warm gleichermaßen eingedickt werden und wird auch in der Lebensmittelherstellung zum Eindicken verwendet.

Guarkernmehl (Reformhaus): muss zuerst mit einer wässrigen Flüssigkeit, je nach Rezept kalt oder warm, zügig eingerührt oder geschüttelt werden, dann bei Bedarf für die Haltbarkeit ca. ¼ Menge Alkohol hinzufügen und etwas Öl beigeben, da sonst ein klebriges Gefühl auf der Haut bleibt.

Alternativ:

- Aus der Vorratskammer: Johannisbrotkernmehl, Mais- oder Kartoffelstärke, Pfeilwurzelmehl, Agar Agar, Apfelpektin ... (teilweise im Reformhaus erhältlich). Die Zubereitungshinweise des jeweiligen Gelbildners stehen auf der jeweiligen Verpackung.
- Aus dem Garten: Apfelpektin aus getrockneten grünen Äpfeln, Quittenkernen, Isländisch Moos, Kirschgummi (wasserlösliches Harz des Kirschbaumes)

Basisrezept

3 EL Pflanzen • 100 ml Mineralwasser oder gutes Quellwasser • 50–100 ml Alkohol, 40 Vol.-%, oder Tinktur (siehe Tinkturen Seite 81 ff.) • ca. ½–1 TL Gelbildner • 2 EL Öl

Pflanzen und Wasser mit einem Mixstab mixen, aufkochen lassen, abseihen, mit dem Gelbildner eindicken, Öl und Alkohol einrühren, kurz warten, dabei kann die Konsistenz etwas nachdicken.

Oder:
Pflanzen, Alkohol, Öl und Wasser mit einem Mixstab mixen, kurz stehen lassen und filtrieren. Mit dem Gelbildner eindicken, einrühren, kurz warten, dabei kann die Konsistenz etwas nachdicken. Falls erforderlich, etwas Wasser einrühren und in sterile Gläser, Pumpflaschen oder Tuben abfüllen.

Tipp

Das Aufkochen der Flüssigkeit oder ein höherer Alkoholanteil erhöht die Haltbarkeit.

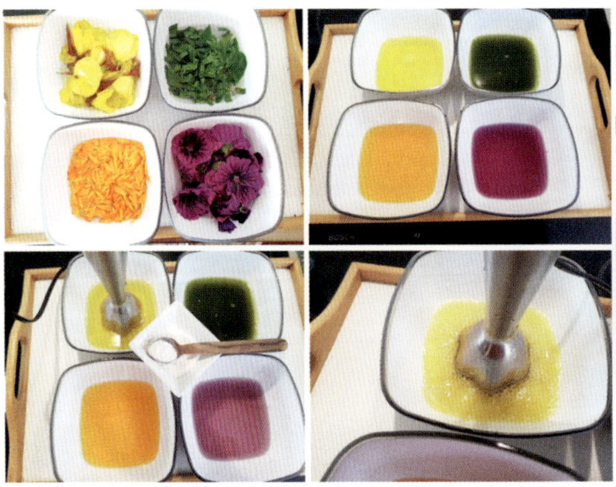

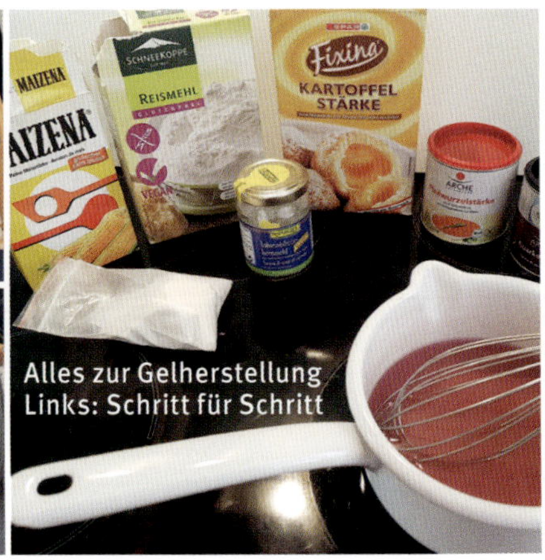

Alles zur Gelherstellung
Links: Schritt für Schritt

Juckreizstillendes Spitzwegerich-Insektenstichgel

3 EL Spitzwegerich, gut zerkleinert • 100 ml Salbeitee • 50 ml Alkohol, 40 Vol.-% oder Spitzwegerichtinktur • ca. ½-1 TL Gelbildner • 2 EL Öl

Spitzwegerich, Alkohol, Öl und Salbeitee mit einem Mixstab mixen, kurz stehen lassen und filtrieren. Mit dem Gelbildner eindicken, einrühren, kurz warten, dabei kann die Konsistenz etwas nachdicken. Falls erforderlich, etwas Wasser einrühren und in sterile Gläser oder Pumpflaschen füllen.

Das Gel wirkt entzündungshemmend, wundheilend sowie auch juckreizstillend.

Spitzwegerich (*Plantago lanceolata*): Die Blätter haben sowohl antibakterielle als auch antivirale Wirkung.

Meine Oma sagt: Der Wegerich heilt Wunden so gut, wie mit Nadel und Faden zusammengenäht.

Tipp

Besonders heilsam ist das kühlende Gel wenn noch etwas Vogelmiere und Salbei bei der Kräuterzubereitung hinzufügt werden.

Tipp

Als Wald-und-Wiesen-Pflaster bekannt, das Blatt des Spitzwegerichs mit den Fingern zerdrücken, bis der Pflanzensaft austritt, und nach Insektenstichen auf die Haut auflegen.

Malvengel

3 EL Malvenblüten oder -blätter, gut zerkleinert • 100 ml Mineralwasser oder gutes Quellwasser 50 ml Alkohol, 40 Vol.-% oder Malventinktur • ca. ½ TL Gelbildner • 4 EL Johanniskrautöl

Malven, Alkohol und Wasser mit einem Mixstab mixen, kurz stehen lassen und filtrieren. Mit dem Gelbildner eindicken, das Öl einrühren, kurz warten, dabei kann die Konsistenz etwas nachdicken. Falls erforderlich kann man nachträglich etwas Wasser einrühren und nun in sterile Gläser oder Tuben abfüllen.

Malve (*Malva sylvestris ssp. mauritiana*): Die besonderen Wirkstoffe sind die Schleimstoffe. Sie legen sich wie eine Art Schutzschild um die empfindliche Haut und Schleimhaut. Sie beruhigen, schützen, pflegen und glätten unsere empfindliche und trockene Haut, bei Hautirritationen, bei rauer und gereizter Haut sind sie reizmildernd und allgemein eine gute Pflege. Leider hält sich das schöne Violett der Malve nicht sehr lange, aber die Wirkstoffe bleiben enthalten.

Ringelblumengel

3 EL Ringelblumen, gut zerkleinert • 100 ml Mineralwasser oder gutes Quellwasser • 50 ml Alkohol, 40 Vol.-% oder Ringelblumentinktur • ca. ½ TL Gelbildner • 4 EL Traubenkernöl

Ringelblumen, Alkohol, Öl und Wasser mit einem Mixstab mixen, kurz erwärmen und filtrieren. Mit dem Gelbildner eindicken, einrühren, kurz warten, dabei kann die Konsistenz etwas nachdicken. Falls erforderlich, etwas Wasser einrühren und in sterile Gläser oder Tuben abfüllen.

Ringelblume (*Calendula officinalis*): ist die Pflanze für Entzündungen von Haut und Schleimhaut, zur Wundheilung, bei Verletzungen, gegen Geschwüre, bei Ekzemen, Quetschungen, Blutergüssen, Stichen, Schürfwunden, schlecht heilenden Wunden und Brustdrüsenentzündungen. Die Ringelblume ist einfach die Pflanze für die Hautpflege und Kosmetik, sie ist auch bei empfindlicher und zu Allergien neigender Haut gut geeignet. Da sie den Zellstoffwechsel der Haut anregt, wirkt sie als Radikalfänger der Hautalterung entgegen, aktiviert die Zellbildung und verbessert die Durchblutung. Sie ist antibakteriell, antiseptisch, antiviral, lymphflussanregend, entzündungshemmend. Das ätherische Öl und die Flavonoide hemmen das Wachstum von Bakterien, wirken antioxidativ und sind zellschützend.

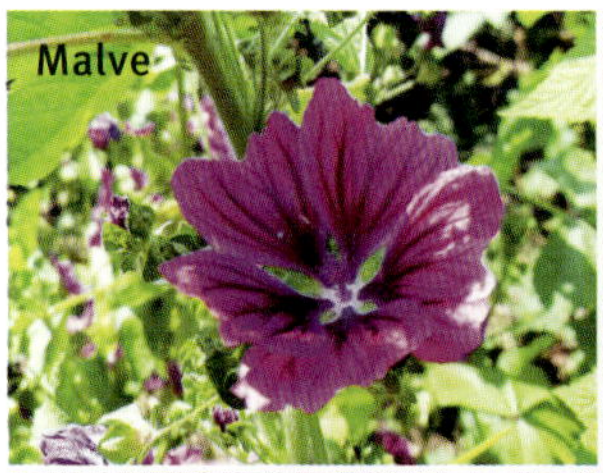

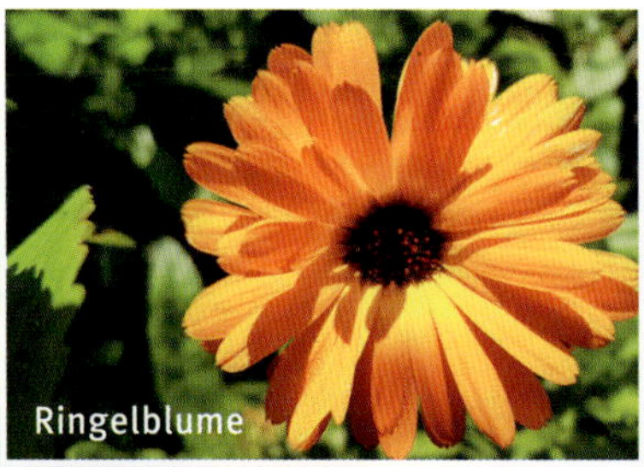

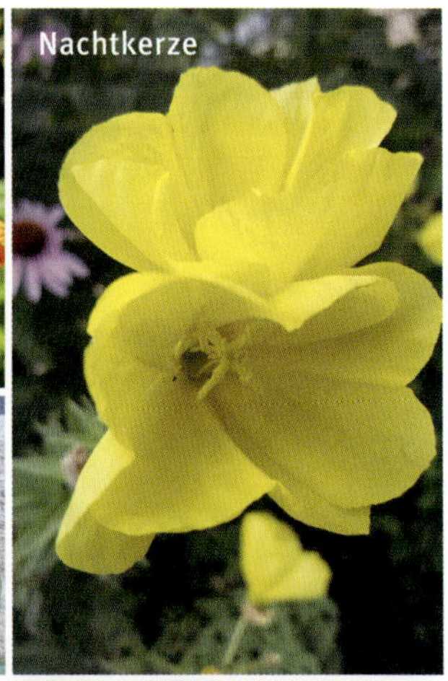

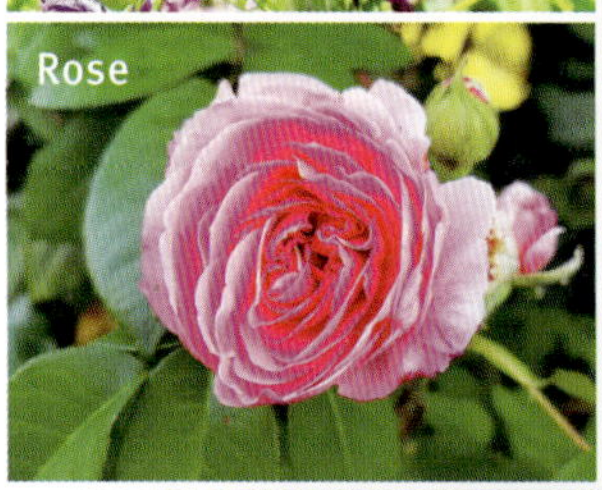

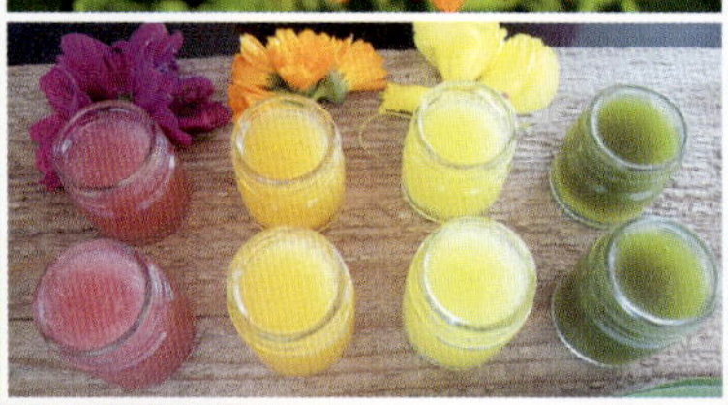

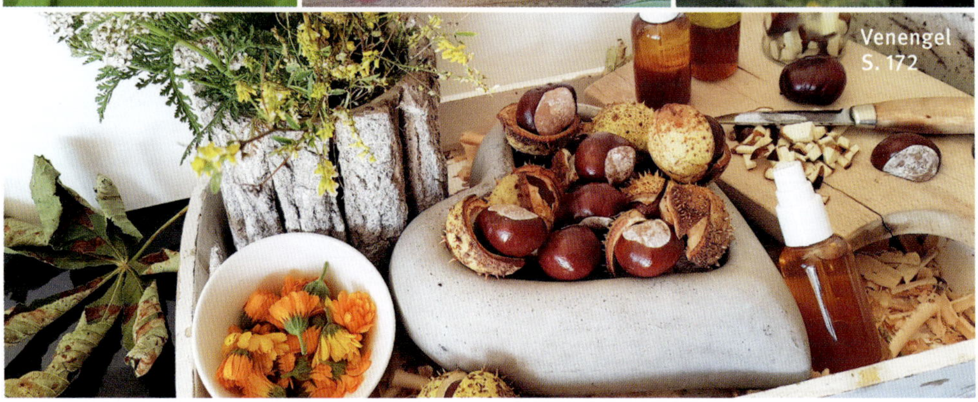

Nachtkerzengel

ca. 5 Nachtkerzenblüten, gut zerkleinert • 100 ml Mineralwasser oder gutes Quellwasser
50 ml Alkohol, 40 Vol.-% oder Nachtkerzentinktur • ca. ½ TL Gelbildner • 4 EL Nachtkerzenöl

Nachtkerze, Alkohol und Wasser mit einem Mixstab mixen, kurz stehen lassen und filtrieren. Mit dem Gelbildner eindicken, Öl einrühren, kurz warten, dabei kann die Konsistenz etwas nachdicken. Falls erforderlich, etwas Wasser einrühren und in sterile Gläser oder Tuben abfüllen.

Die **Nachtkerze** (*Oenothera biennis*): blüht ab ca. 20 Uhr auf. Mit ihrem leuchtenden Gelb und dem wunderbaren Duft kann man sich ein Super-Hautpflegefluid kreieren. Besonders gute Wirksamkeit bei überempfindlicher Haut, Neurodermitis und Schuppenflechte, wenn das Öl oder andere Zubereitungen über mehrere Wochen (innerlich und äußerlich) angewandt werden.

Rosenblütengel

4 EL Rosenblütenblätter, gut zerkleinert • 100 ml Mineralwasser
50 ml Alkohol, 80 Vol.-% oder Rosentinktur • ca. ½ TL Gelbildner • 1 kleiner Spritzer Essig
6 EL Traubenkernöl • 5 Tropfen ätherisches Rosenöl

Alle Zutaten (außer den Gelbildner) mit einem Mixstab mixen, erwärmen, kurz stehen lassen und filtrieren. Mit Gelbildner eindicken, einrühren, warten, die Konsistenz kann etwas nachdicken. Etwas ätherisches Öl zufügen und in sterile Gläser oder eine Spenderflasche abfüllen.

Die Anthocyane bzw. Farbstoffe aus den Blütenblättern werden durch die Säure gelöst. Sie wirken als Zellschutz und Radikalfänger, die Säure aktiviert den Zellstoffwechsel und klärt das Hautbild.

Rosen (*Rosa g. officinalis*): enthalten viele ätherische Öle, die diesen feinen, wunderbaren lieblichen Duft erzeugen, der unser Herz öffnet und der Seele gut tut. Ihre Inhaltsstoffe, wie Harze, Bitterstoffe und Gerbstoffe, wirken antiseptisch, antibakteriell, straffend, zusammenziehend auf die Haut und fördern die Wundheilung. Sinnbildlich ist die Rose die Blüte der Schönheit und der Liebe und wird seit Jahrhunderten für die Körperpflege verwendet.

Schmerz-Trauma-Gel

je 2 EL Beinwellwurzel, Ringelblume, Kamille, Arnika, gut zerkleinert • 50 ml Alkohol, 40 Vol.-%
oder Beinwelltinktur • 100 ml gutes Quellwasser • 1 TL Gelbildner • 2 EL Johanniskrautöl

Kräuter, Alkohol, Öl und Wasser mit einem Mixstab mixen, 1 Std. stehen lassen und filtrieren. Mit dem Gelbildner eindicken, einrühren, kurz warten, dabei kann die Konsistenz etwas nachdicken, und in sterile Gläser, Spender oder Tuben abfüllen.

Dieses Schmerz-Trauma-Gel wirkt wundheilend, schmerzstillend, entzündungshemmend, bei Prellungen, Verstauchungen, nach Stürzen, Verletzungen, bei Einschränkungen des Bewegungsapparates, bei Gelenksschmerzen, nach Knochenbrüchen sowie unterstützend bei Rheuma, Arthrose und Arthritis.

Arnikagel

2 EL Arnikazungenblüten, gut zerkleinert • 100 ml Mineralwasser oder gutes Quellwasser
50 ml Alkohol, 80 Vol.-%, oder Arnikatinktur • ca. ½–1 TL Gelbildner • 2–4 EL Öl

Arnika und Alkohol mit einem Mixstab mixen, kurz stehen lassen und filtrieren und das Wasser hinzufügen.

Mit dem Gelbildner eindicken, das Öl einrühren, kurz warten, dabei kann die Konsistenz etwas nachdicken. Falls erforderlich, etwas Wasser nacheinrühren und in sterile Gläser oder Tuben abfüllen.

Das Arnikagel hilft bei Hexenschuss, Rheuma, Schleimbeutelentzündungen, zur Wundheilung, bei blauen Flecken, Sehnen- und Sehnenscheidenentzündungen und auch bei Venenleiden.

Arnika (*Arnica montana*): hat sich äußerlich bei Verletzungen, Prellungen, Verstauchungen, Krämpfen, Rheuma, Gicht, Muskelkater, Blutergüssen, Steifigkeit der Gelenke gut bewährt. Die durchblutungsfördernden, entzündungshemmenden, abschwellenden Wirkstoffe gelangen über die Haut an die entzündeten, schmerzhaften Gelenke oder Muskeln im Körper.

Venengel

2 EL Rosskastanie, gut zerkleinert • 100 ml Mineralwasser oder gutes Quellwasser • 100 ml Alkohol, 40 Vol.-% • ca. ½–1 TL Gelbildner • 4 EL Steinkleeöl
Oder
100 ml Rosskastanien-Tinktur • 50 ml Wasser • ca. ½–1 TL Gelbildner • 50 ml Steinkleeöl

Rosskastanie, Alkohol, Öl und Wasser mit einem Mixstab mixen, mind. 1 Stunde stehen lassen und filtrieren. Mit dem Gelbildner eindicken, einrühren und in sterile Gläser, Spender oder Tuben abfüllen.

Für das Steinkleeöl Steinkleeblüten zerkleinern, antrocknen lassen, mit dem Öl mixen und anschließend filtrieren.

Rosskastanie (*Aesculus hippocastanum*): In der Volksheilkunde verwendete man die Rosskastanie als venenstärkendes Mittel, sie reduziert die Neigung zu Krampfadern, hilft bei schweren Beinen, Ödemen, Besenreißern, Venenentzündungen, Schweregefühl, Wadenkrämpfen und Schwellungen. Die Rosskastanie gehört zu den Magnesiumpflanzen.

Steinklee (*Melitlotus officinalis*): Das Cumarin und die vielen sekundären Pflanzenstoffe im Steinklee erweitern die Blutgefäße und mindern die Gefäßdurchlässigkeit, was eine Verbesserung der Durchblutung und vor allem des Bluttransportes durch die Venen bewirkt. Steinklee wirkt unterstützend bei Krampfadern, Besenreißern, bei Lymphdrüsenerkrankungen, Krämpfen in den Waden und wenn die Beine nachts gefühllos werden.

Alte Hausmittel

Wie zu Omas Zeiten: Schätze aus der Vorratskammer, nicht nur zum Essen.

Einige dieser hier angeführten Lebensmittel haben wir immer zuhause lagernd, sie sind sozusagen kleine „SOS"-Pakete aus der Vorratskammer, sie sind sehr gesund und haben einen großen Vorteil:

- Sie belasten das Geldbörserl und die Umwelt nicht.
- Sie sind heimisch und jederzeit gut erhältlich.
- Diese Hausmittel bewähren sich seit Jahrhunderten.
- Das Wissen über deren Zusatzverwendung stärkt unsere Unabhängigkeit.

Apfelessig

Apfelessig wirkt kühlend und entzündungshemmend, regt den Stoffwechsel an, ist reinigend, aufbauend, cholesterinsenkend, desinfizierend, antibakteriell und entgiftend.

Essigwickel unterstützen bei Gelenksentzündungen, Verkalkungen, bei Verstauchungen, Entzündungen, Halsweh, Kopfschmerzen, Wadenwickel bei Venenproblemen und Fieber. Eine verdünnte Essigwaschung hilft bei momentanem Hitze- und Panikgefühl sowie bei Kreislaufproblemen.

Essig, verdünnt mit Wasser (1 : 9), eignet sich als Entschlackungsdrink bei hohem Blutdruck und zu hohem Cholesterin.

Essig mit Kräutern als Wirkstoffträger ist ein Auszugs- und Transportmittel, um Wirkstoffe besser in den Organismus zu schleusen.

Essig und Honig als Oxymel – ein uraltes Heilmittel.

Essig eignet sich auch als Badezusatz oder verdünnt als Hautpflege und Gesichtstonic. Essigkompressen helfen bei Warzen und Hühneraugen, bei abnehmendem Mond aufgelegt.

Topfen (Quark)

Topfen hat eine schmerzstillende, abschwellende, entzündungshemmende, kühlende und beruhigende Wirkung.

Beim Wickel wird Topfen mit einem Schuss Olivenöl gemischt, auf ein Leinentuch gestrichen und kühl auf das Gelenk aufgelegt. Mit einem Baumwollschal befestigen, der Topfen entzieht dem Gewebe die entzündlichen Stoffe. Nach ca. 30 Minuten wird der Wickel entfernt.

Topfenwickel verwendet man auch bei Halsweh, bei Gelenksentzündungen und Schwellungen, bei Kopfweh, aber auch bei Insektenstichen, Hautrötungen und Brustentzündungen.

Bei empfindlicher Haut dient er zur Gesichtspflege als sanfte Reinigung, Make-up-Entferner oder als Gesichtsmaske. Dafür verwendet man 1 EL Topfen, 1 EL Honig und 1 EL Olivenöl, alles vermischen und auftragen, mit Wasser anschließend abwaschen. Die Haut wird dadurch erfrischt und bekommt mehr Elastizität. Der Topfen verhindert das Austrocknen, lindert Rötungen und führt Nährstoffe zu.

Als Kompresse bei müden Augen kann er auch verwendet werden.

Nach einem Sonnenbrand kann ein Umschlag mit Topfen, der mit Mich verrührt, auf ein Tuch gestrichen und vorsichtig auf die Haut gelegt wird, Linderung bringen. Nach ca. ½ Stunde abnehmen und gegebenenfalls wiederholen.

Bei Scheidenpilzinfektion (meist nach Antibiotikaeinnahme) wird ein Tampon in Joghurt oder Topfen getunkt, für ca. 1 Stunde eingeführt und bei Bedarf täglich wiederholt. Dies stellt das natürliche gesunde Bakterienmilieu wieder her.

Kartoffel

Die Kartoffel enthält wertvolle Schleimstoffe, Stärke, Vitamine, Mineralstoffe sowie Magnesium, Kalium usw.

Rohe Kartoffelscheiben als Augenkompresse (bei zu viel Sonnenlicht, Computerarbeit, beim Verblitzen nach Schweißarbeiten) auflegen. Auch bei Pickeln wird die Haut mit rohen Kartoffelscheiben als Schönheitsmittel eingerieben.

Bei Reiseübelkeit und Reisekrankheit, so sagt der Volksmund, hilft es, eine rohe Kartoffel einzustecken – dies bewirkt eine Art Erdung. Roher Kartoffelsaft mit etwas Leinöl teelöffelweise bei Magenproblemen, Sodbrennen, Übersäuerung, Bakterien und Pilze am Vormittag einnehmen – dies wirkt basisch und entzündungshemmend.

Bei Hals- und Kopfweh sollten rohe Kartoffelwickel gemacht werden.

Als Erdäpfelsalbe ist sie ein wunderbares und wirkungsvolles Mittel bei Hornhaut und Schrunden: 1 rohe Kartoffel raspeln, mit 100 ml Öl erwärmen, abseihen und mit 10 g Bienenwachs zu einer Salbe schmelzen lassen.

Bei Kreuzweh, kalten Nieren, Nierenbeckenentzündungen, Schulter- oder Rückenverspannungen oder Bauchschmerzen verwendet man Wickel mit heißen, ungeschälten Kartoffeln (mit der Schale in einem Tuch zerstampfen, einrollen und auflegen) oder aber auch als Brust- und Lungenwickel bei Husten verwenden.

Eine Kümmel-Leinsamen-Kartoffelsuppe hilft als Heilnahrung bei Magen- und Darmproblemen.

Das Kochwasser nicht wegleeren, das kann man als Blumendünger verwenden.

Im Garten beim Kartoffelpflanzen sollten Farnwedel dazwischengelegt werden. Er schützt vor dem Kartoffelkäfer, während Beinwellblätter einen guten Kaliumdünger ergeben.

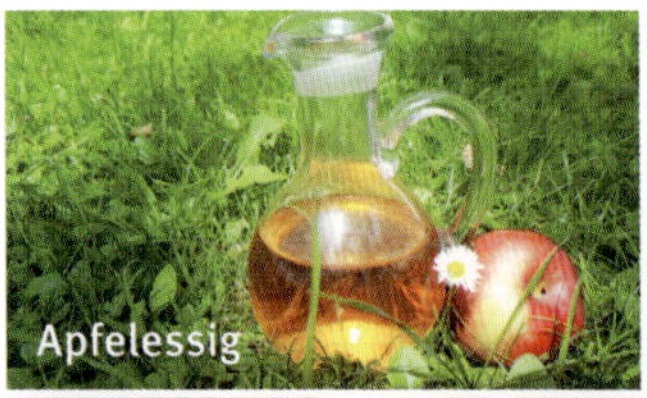

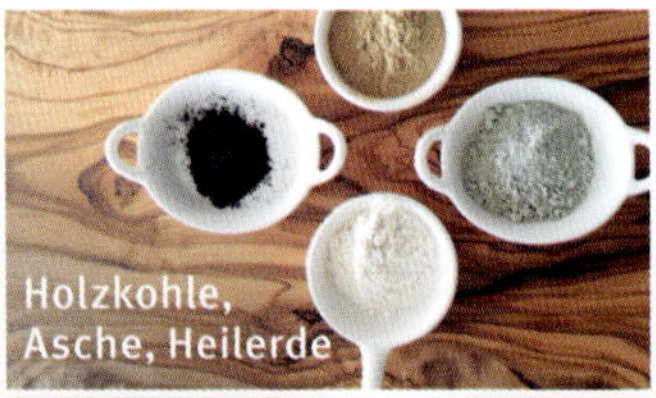

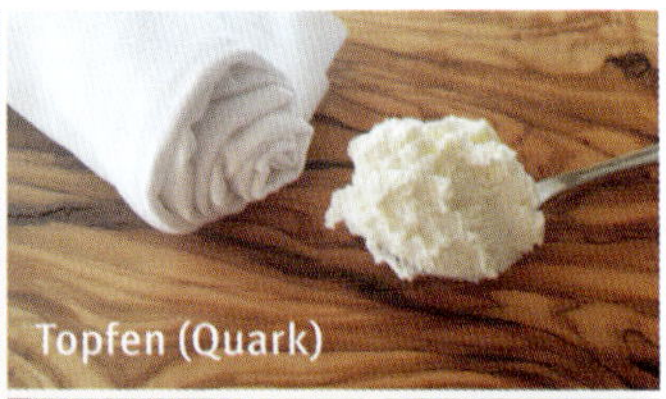

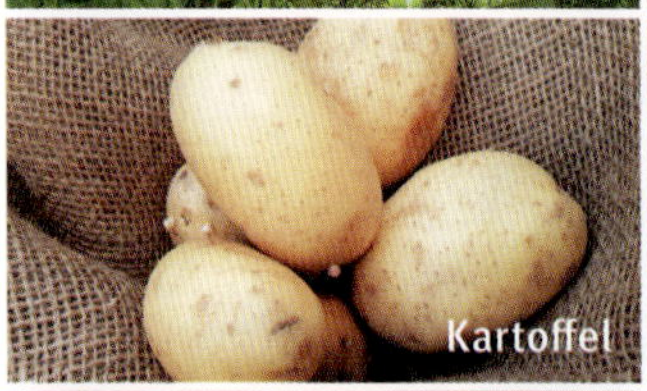

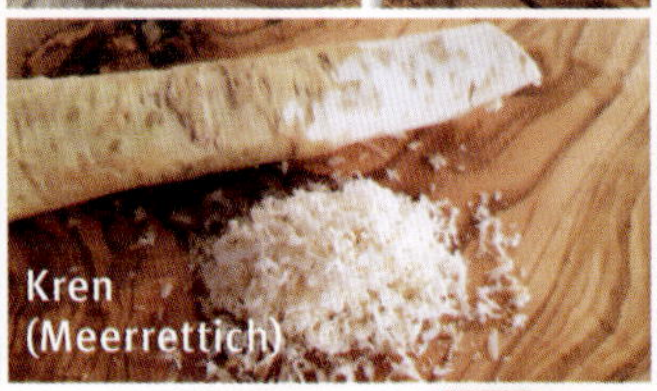

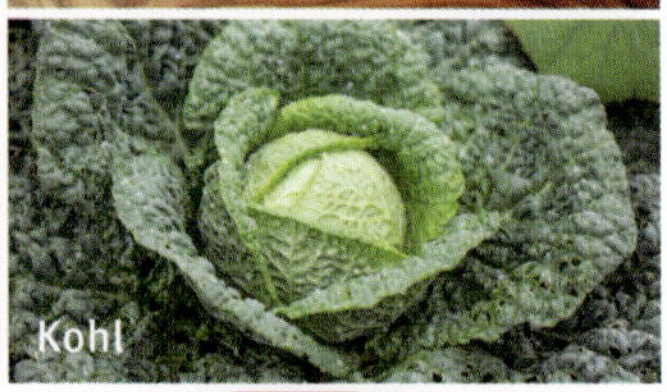

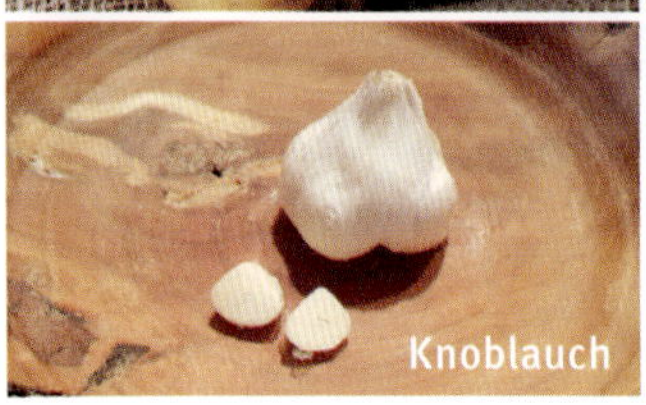

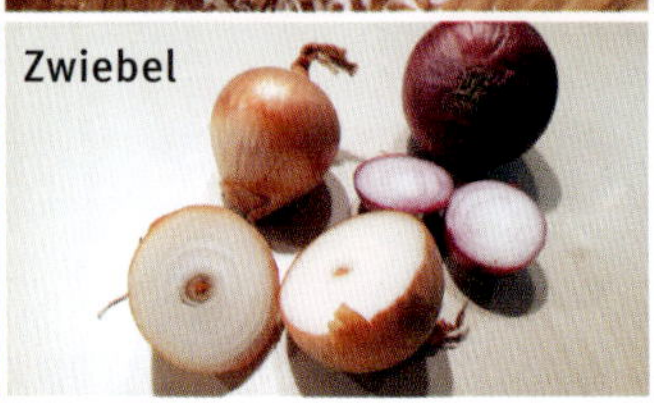

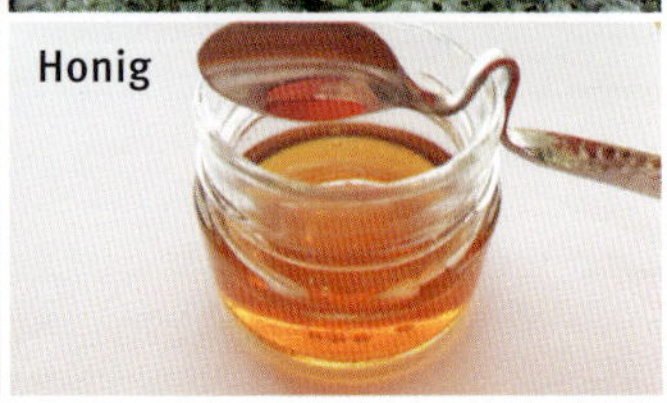

Kren

Als natürliches „Antibiotikum" oder „Bauern-Penicillin" ist die heimische Krenwurzel bekannt. Mit Honig (1 : 2) vermischt, hilft er bei Erkältungen, Husten, Verschleimung, Blasenentzündung.

Als Ableitungstherapie bei Migräne und Nebenhöhlenentzündungen Krenwickel für 2 Minuten auf den Nacken legen, anschließend mit einer Fettsalbe pflegen.

Bei Schnupfen soll man kräftig am geriebenen Kren riechen (frisch in ein kleines Glasdoserl geben).

Früher hat man sich eine Kren-Kette bei Erkältungen umgehängt, damit man die reinigenden, schleimlösenden, antibakteriellen ätherischen Öle einatmet.

Bei Ischias und Kreuzschmerzen helfen Krenwickel. Dafür den Kren in ein Tuch reiben, einschlagen und ca. 2 Minuten auflegen. Anschließend die Haut mit einer Fettsalbe pflegen.

Bei Blasenentzündung unterstützt eine Krenauflage. Den Krenwickel ca. 2 Minuten auf den Unterbauch legen, anschließend mit Johanniskrautöl einreiben und mit einer Wärmflasche warmhalten.

Kren in Essig ansetzen, verdünnt mit Wasser (1 : 10) bei Sommersprossen äußerlich verwenden.

Kren und Salz als immunstärkende Würze verreiben.

Junge frische Krenblätter verwenden, diese schmecken super aufs Butterbrot, als Aufstrich, zu Kartoffeln und in den Salat.

Kohl

Kohlauflage und Wickel helfen bei Geschwüren, Furunkeln, Gelenksproblemen, Knie- und Leibschmerzen, Schleimbeutelentzündung, Schwellungen, Schmerzen in den Armen, Händen und Beinen bei Venenproblemen, Krampfadern und Gicht.

Für Kohlwickel den Strunk beim Kohlblatt entfernen, mit einer leeren Glasflasche darüberwalzen, damit sich die Poren des Kohls öffnen, auf die betroffene Körperstelle legen, mit einem atmungsaktiven Baumwolltuch einschlagen und mittels Wollschal befestigen. Wegen der antibiotischen, krebshemmend wirkenden sekundären Pflanzenstoffe sollte man Kohl öfters in den Speiseplan einbauen in Form von Smoothies, Salaten, Gemüse usw.

Für eine Kohlpaste bei Nagelbetteiterung Kohl in Öl mörsern, mit Asche mischen und über Nacht auflegen.

Knoblauch

Knoblauch wird schon seit mehr als 5.000 Jahren als Arzneimittel verwendet.

Eine Knoblauch-Zitronenkur hilft bei Verkalkung, Durchblutungsstörungen, Cholesterin und hohem Blutdruck – als der Arterienputzer.

„Der Arterienputzer"

30 Stk. Knoblauchzehen • 5 Stk. Bio-Zitronen
1 l Wasser

Alle Zutaten zerkleinern, aufkochen, mixen, abseihen und in eine saubere Flasche füllen. Im Kühlschrank aufbewahren. Täglich 1 Stamperl davon trinken.

Knoblauchtinktur

5 Stk. Knoblauchzehen • ½ Biozitrone mit Schale • 50 ml Alkohol, 40 Vol.-%, oder Apfelessig

Alle Zutaten zerkleinern, in einem Glas für 1 Monat ansetzen, öfters schütteln und filtrieren. Täglich 10 Tropfen mit Wasser einnehmen oder z. B. in den Salat geben.

Als ein altes Mittel zur Vorbeugung von Gefäßerkrankung wie Arteriosklerose nimmt man täglich vor dem Schlafengehen ein Likörglas voll Knoblauchtonikum (Knoblauch in Rotwein angesetzt).

Er hilft als Anti-Parasitenmittel und wirkt bakterien- und pilzhemmend.

Bei Ohrenschmerzen wird eine kleine Knoblauchzehe für eine Stunde in das Ohr gegeben, bei Bedarf erneuern.

Bei Nagelpilz eine Knoblauchzehe aufschneiden und über Nacht, mit einem Pflaster befestigt, wirken lassen. Am Morgen mit Essig befeuchten.

Für die Küche frisch als Knoblauchöl oder Knoblauchsalz-Verreibung verwenden. Als antibiotische Jause schmeckt ein Butterbrot mit Knoblauch und Thymian sehr gut.

Zwiebel

Zwiebelwickel helfen bei Ohrenschmerzen, als Brust- und Lungenwickel, bei Halsentzündung. Dafür eine Zwiebel zerkleinert in ein Tuch einschlagen und auflegen.

½ Zwiebel im Wohnraum oder auf den Nachttisch legen, das hilft bei Erkältung und Schnupfen.

Eine Zwiebelhälfte auf die Haut auflegen, das lindert den Juckreiz und Schmerz nach Insekten- und Bienenstich.

Bei Warzen und Hühneraugen kann man eine halbe Zwiebel mit Salz bestreuen und bei abnehmendem Mond aufbinden.

Zwiebelsirup (Honig und Zwiebel, 1 : 1 ansetzen) wirkt schleimlösend, antibakteriell und hustenlindernd.

Honig

Honig – auch als flüssiges Gold bezeichnet – wirkt antibiotisch, antibakteriell, wundheilend, immunstärkend und vitalisierend. Er kann als natürliches „Antibiotikum" und als Wundverband verwendet werden.

Als Sauerhonig (Oxymel, siehe S. 102 ff.) verwenden, das fördert die Funktion sämtlicher Organe sowie die Verdauung.

Er lindert Schlafprobleme und unterstützt bei Nervosität und Erregungszuständen.

Als rascher Energiespender hilft er bei Kreislaufschwäche und verbessert die Konzentration.

Honig lindert Hals-, Rachen- und Atembeschwerden.

Mit Apfelessig verdünnt, erhöht er innerlich und äußerlich als Waschung die Widerstandsfähigkeit der Haut und des Körpers.

Holzkohle, Asche, Heilerde

Heilerde, Asche und Kohle – diese feinsten Pulver binden Giftstoffe, überschüssige Säuren, hemmen Keime, wirken basisch, wundheilend und reinigend.

Bei Durchfall oder Vergiftung kann man stündlich einen Löffel Kohle oder Asche in Wasser anrühren und trinken, dies saugt wie ein Schwamm Gifte, Bakterien und Schwermetalle auf und lässt sie nicht mehr los, sodass man sie ausscheidet (genügend Wasser trinken).

Eine schmerzlindernde, entzündungshemmende und durchblutungsfördernde Wirkung haben Wickel mit Heilerde, Kohle oder Tonerde. Dafür wird Wasser, Kräutertee, eine verdünnte Tinktur oder Apfelessig mit der Heilerde angerührt, diese Mischung wird auf ein angefeuchtetes Leinentuch gestrichen, auf das schmerzende Gelenk aufgetragen und mit einem Schal befestigt. Durch das Eintrocknen wird zusätzlich die Durchblutung aktiviert. Wenn die Erde vollkommen trocken ist, von der Haut abwaschen und gut eincremen.

Oder auch als Gesichtsmaske bei unreiner Haut verwenden.

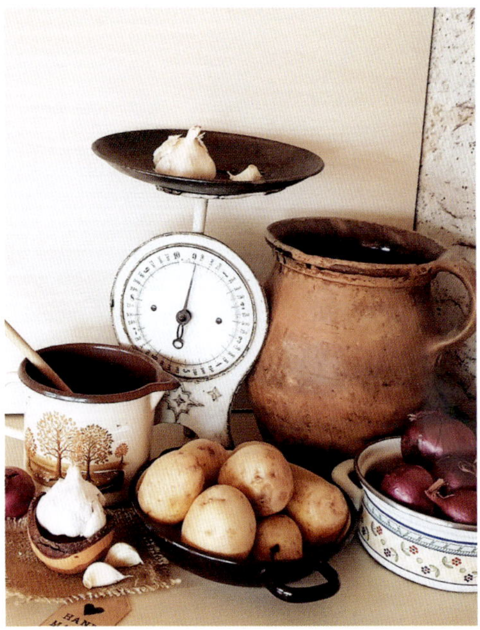

Wichtige Kräuter und Heilpflanzen

für unseren Körper von Kopf bis Fuß

Kopf

Ginkgo *Ginkgo biloba*
(Blätter im Sommer)
Ginkgoblätter verbessern die Gehirndurchblutung und sorgen dafür, dass das Blut in die feinsten Blutgefäße fließen kann. Er verbessert die Gedächtnisleistung und Konzentration, unterstützt beim Nachlassen der Aufmerksamkeit und Konzentration sowie bei Demenz und Alzheimer. Er dient zur Prophylaxe und Nachbehandlung von Schlaganfällen, außerdem zur Aktivierung der Durchblutung von Augen und Ohren, Tinnitus und bei Schwindel.

Die alten chinesischen Mönche kauen die Blätter, um auch noch im Alter geistig aktiv zu bleiben.

Anwendung: Die Tinktur daraus kann tröpfchenweise in Wasser, Oxymel, Heilessig, Pulver, Medizianalwein, Tinktur.

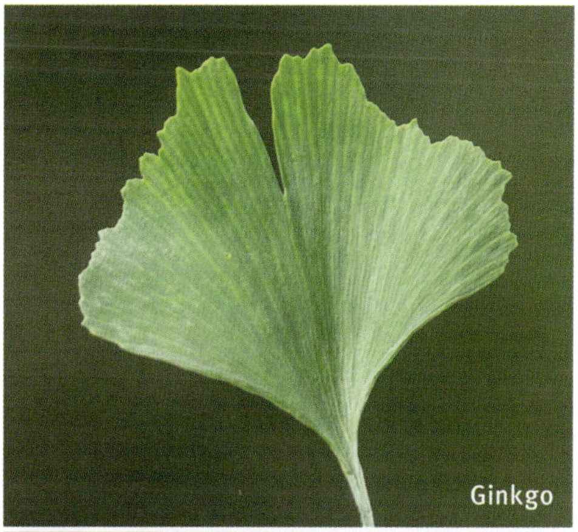
Ginkgo

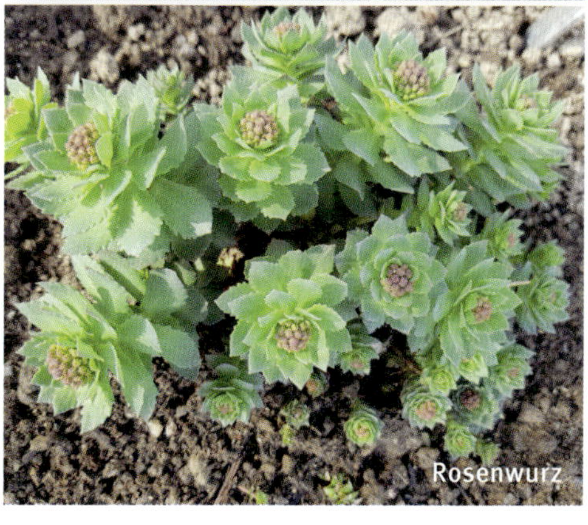
Rosenwurz

Rosenwurz *Rhodiola rosea*
(zarte Blättchen im Sommer, Wurzel in Frühjahr und Herbst)
Rosenwurzauszüge steigern nachweislich die physische Kraft und Ausdauer. Immer dann, wenn eine Schwächung oder Überforderung vorliegt, wie z. B. bei Krankheit, Alter, Leis-

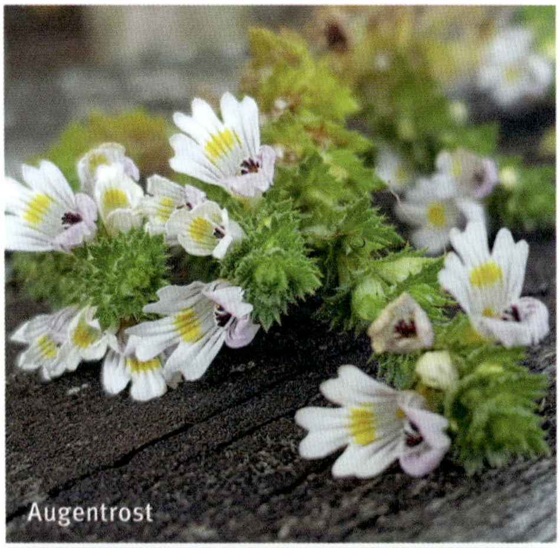
Augentrost

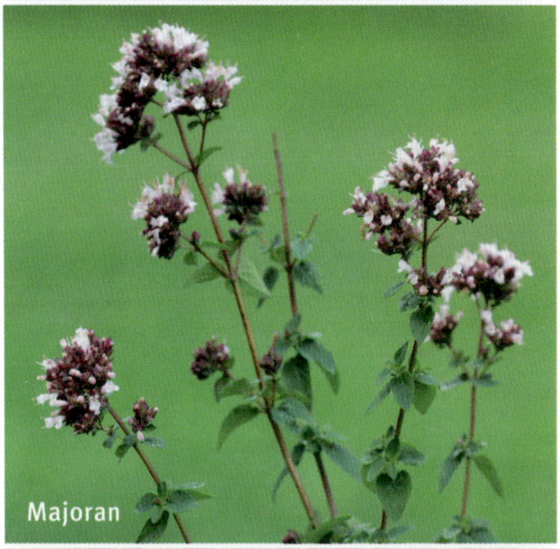
Majoran

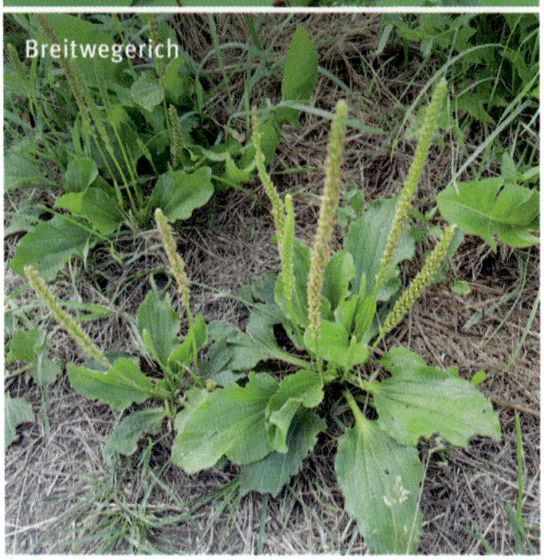
Breitwegerich

tungssport, Stress, ist die Rosenwurz ein hervorragendes Energiemittel! Sie erhöht die Fähigkeit, mit inneren und äußeren Stressfaktoren besser fertigzuwerden, und erhöht die Stresstoleranz und Merkfähigkeit.
Anwendung: Tee, Medizinalwein, Oxymel, Tinktur, Sole, Pulver, Verreibung.

Augentrost *Euphrasia officinalis*
(das ganze blühende Kraut)
Augentrosttee wird bei Augenschwäche, Bindehautentzündung, Lidrandentzündung, Gerstenkorn verwendet, eitrigen Absonderungen der Augen, Nasennebenhöhlenentzündung, Fließschnupfen und Heuschnupfen mit Augenrinnen helfen Umschläge und Kompressen mit dem Tee.

Auch eine mit Wasser verdünnte Tinktur von Augentrost kann unterstützend verwendet werden.
Anwendung: Tee, Tinktur.

Majoran *Origanum majorana*
(ganze Pflanze)
Der Majoran ist nicht nur ein verdauungsförderndes Würzkraut für die Küche, sondern auch eine schleimlösende Heilpflanze bei Husten und vor allem wirksam bei Schnupfen.

Majoran enthält Gerbstoffe, Kampfer, Thymol, ätherisches Öl usw.
Das Majoranöl wird für eine Schnupfensalbe verwendet, die auch bei Heuschnupfen und Nebenhöhlenproblemen unterstützend wirkt. Ich kombiniere ihn gerne mit Engelwurz.

In der TCM spricht man davon, dass Majoran den Schleim und die Feuchtigkeit aus dem Kopf leitet.
Anwendung: Tee, Kulinarik, Salbe, Ölauszug, Essig, Verreibung, Inhalieren

Breitwegerich *Plantago major*
(Blätter, Blüten, Samen)
Der Breitwegerich hat antibiotische Inhaltsstoffe und hilft bei Entzündungen im Körper, besonders bei Ohrenschmerzen.

Nach der Signaturenlehre sieht das Blatt einem Ohr ähnlich.

Die Anwendung unterwegs: Ein Blatt zwischen den Fingern zusammenknüllen und wie einen Wattebausch ins Ohr geben. Das ist erstens ein Schutz vor unerwartetem Wind beim Wandern und zweitens ein antibiotisch wirkendes Erste-Hilfe-Mittel bei Ohrenschmerzen. Im Winter kann man einige Tropfen der Breitwegerichtinktur auf einem Wattebausch ins Ohr geben, unterstützend kann Johanniskrautöl oder eine Pechsalbe hinter dem Ohr aufgetragen werden.

Den Breitwegerichtee verwendet man als Spülung bei Zahnschmerzen und bei Aphten im Mund.
Anwendung: frisch, Tee, Tinktur, Ölauszug, Sole

Tipp

Die Samen haben ein zartes Pilzaroma und sind heilsam für Magen und Darm.

Mutterkraut *Tanacetum parthenium*

(Blüte, Blätter im Sommer)
Sie ist die Pflanze bei Migräne und auch als Migräneprophylaxe sehr wirksam. Mutterkraut ist schmerzstillend, krampflösend, beruhigend, entzündungshemmend und hilft bei krampfhafter Migräne. Mutterkraut wird oft auch als Aspirin oder als Migränekraut bezeichnet.
Anwendung: regelmäßiger Konsum von Blättern, Tee, Sirup, Pulver, Tinktur, Essig, Oxymel, Medizinalwein, Verreibung.

Pfefferminze *Mentha piperita*

(Blätter, Blüte)
Pfefferminzblätter wirken antiseptisch, antibakteriell und pilzwidrig. Sie haben eine entkrampfende, kühlende und schmerzstillende Wirkung. Pfefferminzöl äußerlich auf Stirn und Nacken einmassiert, löst Verspannungskopfschmerzen.

Gut zur Konzentrationsstärkung für Schule, Beruf, bei langen Autofahrten und bei Kreislaufschwäche.
Anwendung: Tee, Tinktur, Verreibung, in der Küche, Sirup, frisch, Inhalation, Bad, Oxymel, Heilessig, Salbe, Ölauszug.

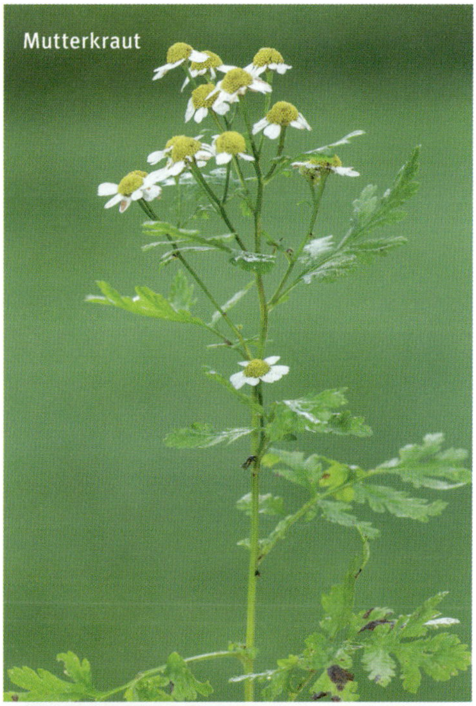
Mutterkraut

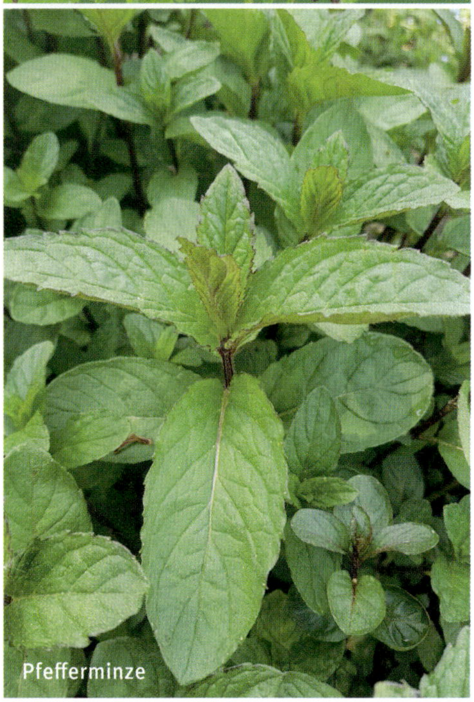
Pfefferminze

Kren, Meerrettich *Armoracia rustica*
(Wurzel in Herbst und Frühling)
Äußerlich wirken Krenauflagen als Ableitungsmittel bei Kopfweh.

Als Nackenauflage wird geriebener Kren in ein Leinentuch eingeschlagen und nur 2 Minuten aufgelegt, das hilft sehr gut bei Verspannungen, Kopfweh, Schnupfen, Nasennebenhöhlenentzündung.

Oft bringt auch nur am geriebenen Kren zu riechen, bereits eine Erleichterung bei Schnupfen.

1 EL Kren mit 2 EL Honig vermischt mehrmals täglich als Bauernpenicillin einnehmen.

Das Krenöl ist eine gute durchblutungsfördernde wärmende Einreibung bei Nackenverspannungen.
Anwendung: Heilessig, frisch, in der Küche, Ölauszug, Verreibung mit Salz.

Hals

Salbei *Salvia officinales*
(Blatt, Blüte, ganzjährig)
Regelmäßiges Gurgeln mit dem Tee begünstigt die Heilung von Hals- und Rachenentzündungen, Lippenherpes, Schluckbeschwerden und bei lockeren Zähnen. Frische Salbeiblätter zu kauen, gilt als älteste Zahnpasta der Welt, stärkt und desinfiziert das Zahnfleisch. Seine Wirkung ist keimtötend, antiviral, schleimlösend, schweißhemmend, desinfizierend, reinigend, entzündungshemmend und stärkend.
Anwendung: frisch, Tee, in der Küche, Medizinalwein, Essig, Sole, Tinktur, Oxymel, Sirup, Zuckerl, Salzverreibung, Waschung, Bäder, Salbe, Räuchern.

Bibernelle *Pimpinella saxifraga/major*
(Blätter, Wurzel)
Bibernelle soll immer schon als Schutz vor ansteckenden Krankheiten verwendet worden sein. Sie wird speziell bei Heiserkeit, Kehlkopfentzündungen, Halsweh, Bronchien, Lunge, Magen-Darm-Verschleimung empfohlen.

Bei Kehlkopfproblemen und entzündeten Stimmbändern von Sängern und Rednern ist die Bibernelle-Tinktur sehr wirksam. Sie wirkt antibakteriell als volksheilkundiges pflanzlichwirksames Antibiotikum.
Anwendung: Tee, Tinktur, Pulver, Verreibung, Essig, Oxymel, Heilwein, Sole.

Braunwurz *Scorphularia nodosa*
(Wurzel im Herbst)
Bei Entzündungen oder Schwellungen der Lymphdrüsen, bei Problemen der Halsdrüsen oder Halsgeschwüren, geschwollenen Mandeln, Ekzemen um die Nase, Mund und Ohren oder Schorf an der Kopfhaut hilft die Braunwurz. Früher war es auch ein klassisches Mittel bei Kropf. In der Regel wird der Tee oder die Tinktur der getrockneten Wurzel verwendet, für die äußerliche Anwendung kann man das frische Kraut verwenden.
Anwendung: Tinktur, Ölauszug, Medizinalwein, Umschläge, Bad, Salbe.

Eibisch *Althaea officinalis*
(Wurzel, Blätter, Blüte)
Unsere Vorfahren gebrauchten den Eibisch bei allen Lungen- und Brustverschleimungen, Husten, Katarrhen, Hustenreiz, trockenem Halskratzen und Heiserkeit als Tee. Außerdem bei Hals-, Mund- und Rachenentzündungen, seine Schleimstoffe sind wie eine Art Schutzschild vor eindringenden Viren und Bakterien und Reizungen. Man muss ein Blatt Eibisch einfach anfassen, dann spürt man seine samtweiche schützende Blattoberfläche sofort. Eibischtee mit Bibernelle-, Salbei- oder Thymiantinktur hilft bei Halsweh und Kehlkopfentzündung. Auch Honig mit getrocknetem, gemahlenem Eibischwurzelpulver teelöffelweise im Mund zergehen zu lassen, bringt Linderung. Als Tee wird er im kalten Wasser angesetzt.

Anwendung: Tinktur, Eibischzuckerl, Oxymel, Heilwein, Sirup, Verreibung, Bad, Salbe, Pulver.

Immunsystem

Kapuzinerkresse *Tropaeolum majus*

(Blätter und Blüten)
In allen Teilen der Pflanze befindet sich ein Stoff, der wie ein Antibiotikum die Vermehrung von Bakterien verhindert und den Vorteil hat, dass die natürliche Darmflora nicht zerstört wird. Das natürliche Antibiotikum wird beim Verzehr aus dem ätherischen Öl freigesetzt, über Atem und Harn wiederum ausgeschieden und entfaltet dort seine Wirksamkeit. Es ist ein pflanzlicher „Penicillin-Ersatz" und hilft bei Infektionen der Atemwege, Nebenhöhlenentzündungen, Angina, Mandelentzündungen, Bronchitis und Schnupfen. Ein gutes Heilmittel ist die Verwendung als Tinktur mit einem kleinen Anteil Meerrettich, der die Wirkung nochmals verstärken kann.
Anwendung: frisch, in der Küche, Essig, Oxymel, Tinktur, Sole, Medizinalwein, Verreibung.

Sonnenhut *Echinacea angustifolia*

(ganze Pflanze im Sommer, Wurzel im Herbst)
Der Sonnenhut (Echinacea) ist immunsystemanregend und dient zur Stärkung der Abwehrkräfte. Er kann vorbeugend verwendet werden und ist wundheilend, entzündungshemmend, hilft bei beginnenden, akuten oder chronischen Infekten, außerdem wirkt er stimulierend für das gesamte Lymphsystem und regt die Entgiftung über die Hautoberfläche an (TCM). *Echinacea* wirkt wie ein Schutzschild (wie Igelstacheln), um uns vor Angriffen von außen körperlich und psychisch zu schützen.
Anwendung: Tinktur, Salbe, frisch, Oxymel, Medizinalwein, Verreibung, Heilessig, Salbe.

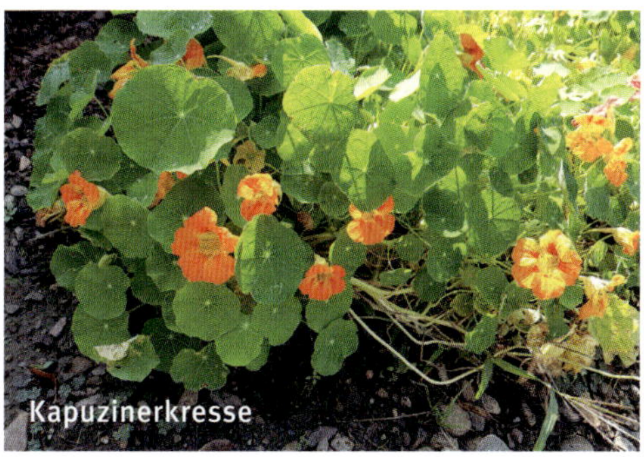
Kapuzinerkresse

Wasserdost *Eupatorium cannabium*

(Blätter und beginnende Blüte, Wurzel im Herbst)
Wasserdost wird bei Grippe und grippeähnlichen Erkrankungen sowie bei Erkältung verwendet. Der Wasserdost wirkt besonders schmerzstillend, auch wenn man erkältet ist und Gliederschmerzen oder das Gefühl hat, dass alle Knochen wehtun. Körperlich wie psychisch hat man das Gefühl der Zerschlagenheit, man kann sich kaum aufraffen, da hilft der Wasserdost mit seiner aufrichtenden, stärkenden, belebenden und kräftigenden Wirkung.

Man nennt ihn auch die heimische wilde *Echinacea*. Zur Immunstärkung und allgemeinen Stärkung nach Spitalsaufenthalten.
Anwendung: frisch, Tee, Tinktur, Oxymel, Salbe, Heilwein, Verreibung, Heilessig, Sole, Bad, Einreibung.

Holunder *Sambucus nigra*

(Rinde, Knospe, Blüte, Blätter, Beeren)
Vor dem Holunder muss man den Hut ziehen – so ein alter bekannter Spruch.

Die Knospen zwischendurch mal vom Baum geknabbert, schmecken sehr gut und sind entgiftend.

Die Blüten werden als immunstärkendes Mittel bei beginnender Erkältung und Fieber als Tee getrunken. In der Küche als Sirup oder in Backteig herausgebacken, gehören sie mindestens einmal im Jahr auf den Speiseplan.

Die dunklen Beeren sind gekocht voller Vitalstoffe, die unser Immunsystem stärken, mineralisieren und kräftigen.

Die innere Rinde (das Kambium), in Essig angesetzt, wird bei Kopfweh mit Hilfe eines Leinentüchlein aufgebunden und die frischen Blätter zur Insekten und Mückenabwehr auf der Haut eingerieben.
Anwendung: in der Küche, Tee, Oxymel, Tinktur, Sirup, Verreibung, Heilessig.

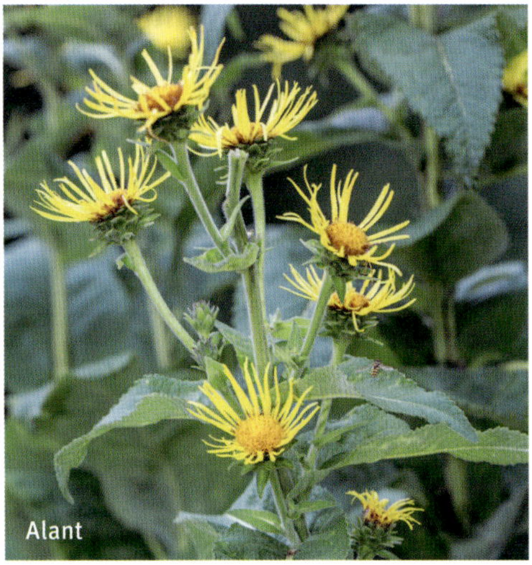
Alant

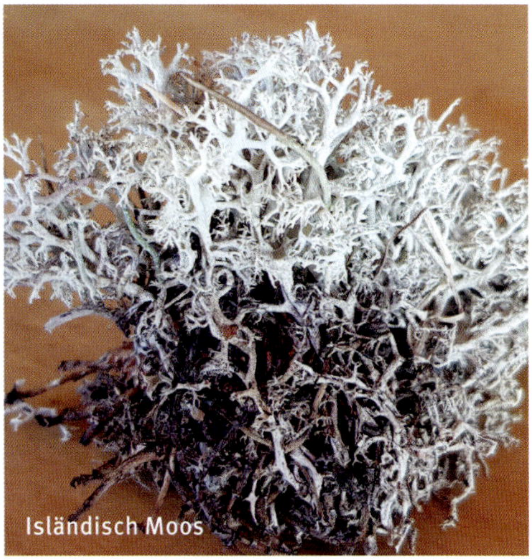
Isländisch Moos

Lunge

Alant *Inulin helenium*
(Wurzel, Blüten)
Die Wurzel wird mit kaltem Wasser angesetzt, aufgekocht und danach ca. 10 Minuten ziehen gelassen. Bei Bronchialleiden, Husten, Reizhusten, Raucherhusten, chronischem Husten, Keuchhusten. Einige Tropfen der Tinktur haben schon vielen Menschen wirkungsvoll bei ihrem Lungenleiden geholfen. Es zählt zu den Lungenregenerationsmitteln, kräftigt die Lungenmuskulatur und stabilisiert und fördert die Elastizität des Lungengewebes.
Anwendung: Tee, Tinktur, Essig, Medizinalwein, Oxymel, Verreibung, Sole, Räuchern

Fenchel *Foeniculum vulgare*
(Kraut, Samen)
Gießt man Fenchel mit heißem Wasser auf, so entfalten sich die ätherischen Öle. Sie aktivieren beim Einatmen die Flimmerhärchen der Luftwege, Sekrete und Schleim werden gelöst und können abgehustet werden.
Anwendung: Instanttee, Verreibung mit Milchzucker, Ölauszug, Salbe, Fencheldampfbad, Inhalationen, Tee, in der Küche, Gewürz, Pulver, Oxymel, Sirup.

Isländisch Moos *Cetraria islandica*
(ganze Pflanze, von unbelasteten Plätzen)
Flechten schützen vor Pilzen und Bakterien, sie haben eine desinfizierende, schleimlösende, hustenlindernde und lungenstärkende Wirkung und helfen bei der so genannten Staublunge, bei Hustenanfällen und Bronchitis.

In der TCM wird die Flechte gegen Lungenerkrankungen, TBC, Krupp, Schwächezuständen der Lunge, Nachtschweiß und bei Infektionskrankheiten verwendet. Pulverisiert kann es in Brot mitgebacken werden. Für den Hustentee wird das stark schleimstoffhaltige Kraut abends angesetzt und kann morgens lauwarm getrunken werden.
Anwendung: als Tee den Kaltansatz verwenden, Oxymel, Tinktur, Heilessig, Verreibung, Pulver, Medizinalwein, Gel, Räuchern.

Königskerze *Verbascum desinflorum*
(Blüten frühmorgens)
Seit alters her ist die Königskerze bekannt als ein sehr gutes Mittel bei Husten jeder Art. Auch bei Halskratzen oder -schmerzen, Verlust der Stimme, Kehlkopfentzündung, Hustenreiz durch trockene staubige Luft, bei keuchen-

dem und bellendem Husten. Die Königskerze ist auch für Kinder gut geeignet.
Anwendung: Tinktur, Tee, Sirup, Oxymel, Verreibung, Blütenessenz, Ölansatz, Medizinalwein, Heilessig.

Lungenkraut *Pulmonaria officinalis*

(ganze Pflanze)
Schon zu Urgroßmutters Zeiten kannte man das Lungenkraut mit seinen typischen gefleckten, leicht behaarten Blättern als das beste Lungenheilmittel. In der Signaturenlehre werden die weißen Flecken auf den Blättern als bakterielle Schleimansammlung in der Lunge gedeutet. Das Lungenkraut hat einen hohen Anteil an löslicher Kieselsäure für die Elastizität im Lungengewebe, sie reinigt, stärkt und festigt und erhöht das Lungenvolumen für besseres Atmen. Bei Atembeschwerden, Kurzatmigkeit, Mühe beim Luftholen, festsitzendem Husten, aber auch bei Verschleimung geeignet.
Anwendung: Tee, Tinktur, Pulver, Heilessig, Medizinalwein, Oxymel, Sole, Verreibung.

Spitzwegerich *Plantago lanceolota*

(Blätter)
Spitzwegerich gilt als antibiotisch, reizmildernd, entzündungshemmend, schleimlösend, bei Husten und Bronchialinfekten. Öfters eingenommen stärkt er bei Lungenschwäche, Erkrankungen und Katarrhen der Brust und Lunge sowie bei Infektionen der Atemwege. Ein weiteres Anwendungsgebiet ist bei Reizhusten und Entzündungen der Mundschleimhaut. Spitzwegerich ist besonders bei Kindern beliebt und gut zur Lungenstärkung geeignet.

Weiters kann man Spitzwegerich frisch mit Apfelsaft mixen und schluckweise über den Tag verteilt trinken oder trocknen, pulverisieren, dann mit Honig vermengen und ins Joghurt geben oder als Nährstoffpulver in die Suppe streuen.
Anwendung: frisch, in der Küche, Tee, Salbe, Tinktur, Medizinalwein, Heilessig, Oxymel, Pulver, Ölansatz, Verreibung, Sirup, Bad, Waschung, Auflage, Zuckerl, Salbe.

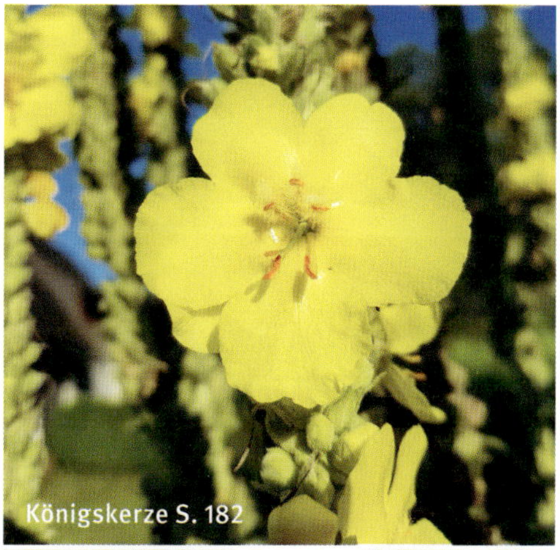
Königskerze S. 182

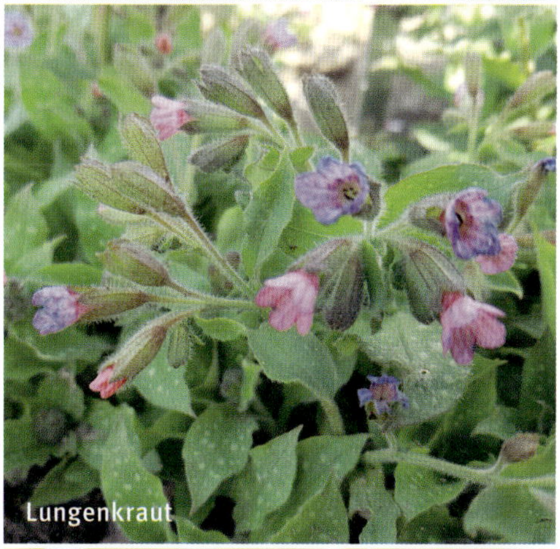
Lungenkraut

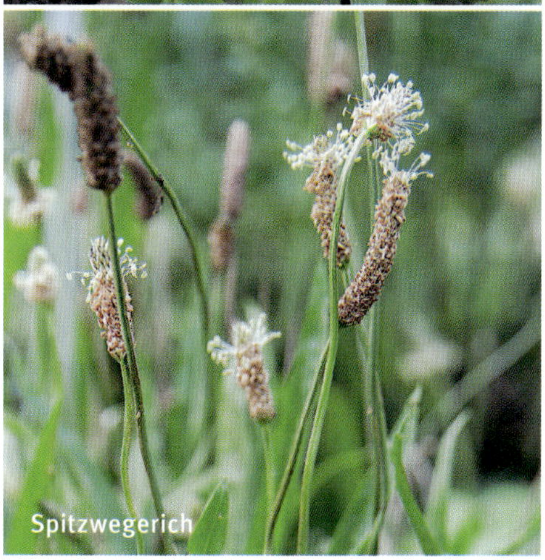
Spitzwegerich

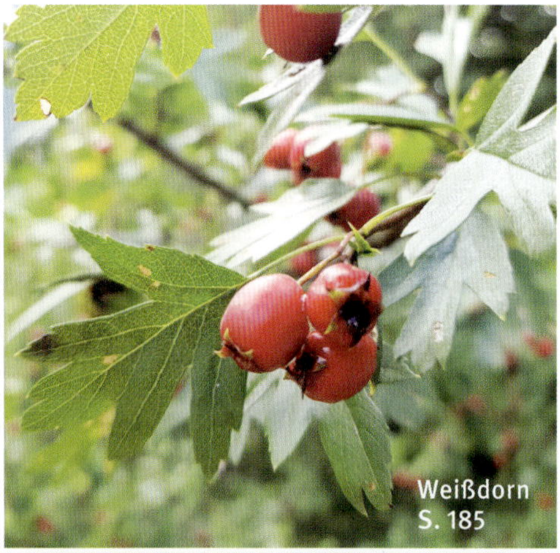

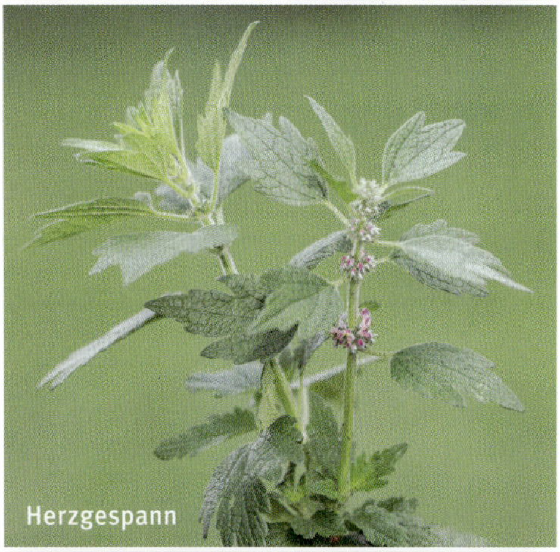

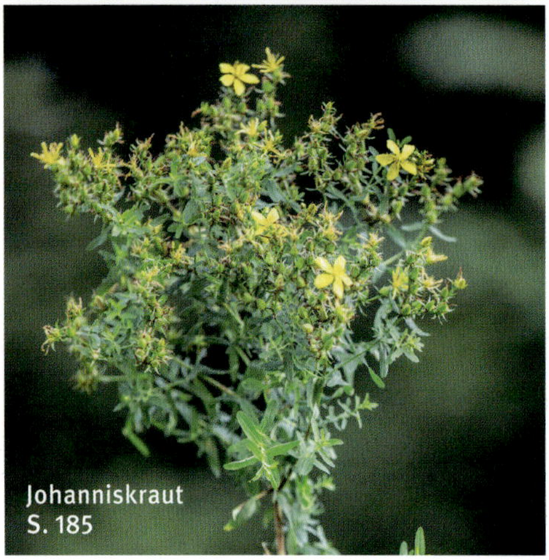

Thymian/Quendel *Thymus vulgare*
Thymus pulegoides L. (die Wildform des Gartenthymians, ganzes Kraut mit Blüte)
Quendel wird auch „natürliches Antibiotikum der armen Leute" genannt. Er ist etwas milder als Thymian und wirkt antibakteriell, krampflösend auf die Bronchien, antiseptisch, antiviral und schleimlösend. Er wird bei Bronchitis, bei Atemnot, Keuchhusten, Halsentzündungen, bei Infektionen zur Immunstärkung verwendet.
Anwendung: Tee, in der Küche, Tinktur, Oxymel, Sirup, Zuckerl, Verreibung, Sole, Heilessig, Pulver, Einreibung, Inhalation, Medizinalwein, Bad, Waschung, Ölauszug, Salbe.

Herz

Herzgespann *Leonurus cardiaca*
(blühendes Kraut)
Der Tee hat sich vor allem bei Herzbeschwerden und leichter Herzschwäche bewährt. Obwohl oft medizinisch alles in Ordnung ist, haben Menschen manchmal das unangenehme Gefühl in der Herzgegend, wie Beklemmungen, Engegefühl, Herzrasen. Auch bei höherem Blutdruck, der aber noch nicht behandelt werden muss, ist Herzgespann das richtige Mittel.

Hier kann eine Herzgespann-Tinktur, 2-mal täglich 15–25 Tropfen eingenommen, besonders gut tun. Auch eine Einreibung oder eine Waschung mit verdünntem Herzgespann-Essig ist bei Panikgefühl mit Herzrasen sehr hilfreich.
Anwendung: Tee, Tinktur, Blütenessenz, Oxymel, Sole, Heilessig, Verreibung, ins Badewasser.

Knoblauch *Allium sativum*
(Zwiebel im Herbst)
Knoblauch ist anregend und blutdrucksenkend. Der Inhaltsstoff Allicin senkt den Cholesterinspiegel und beugt so der Arteriosklerose vor, er gilt als Radikalfänger und als krebsschützend.
Anwendung: frisch, in der Küche, Tinktur, Öl, Essig, Sole, Oxymel.

Lavendel *Lavendula angustifolia*
(Blüten im Juli)
Lavendel ist beruhigend, schlaffördernd, durchblutungsfördernd, krampflösend, desinfizierend.

Bei Unruhezuständen, Herzklopfen, Nervenleiden und nach einem Schlaganfall mit Lähmungen geeignet.
Anwendung: Tee, Tinktur, Sole, Medizinalwein, Sirup, Bad, Essig.

Rosmarin *Rosmarinus officinalis*
(ganze Pflanze)
Rosmarin ist kreislaufunterstützend, krampflösend, nervenstärkend und anregend. Der Tee ist besonders, wenn man erschöpft ist, bei mangelnder Konzentration und bei schwachen Nerven empfohlen. Besonders bewährt hat er sich bei niedrigem Blutdruck, bei nervösen Herzstörungen und zur Verbesserung der Herzleistung.
Anwendung: frisch, in der Küche, Tinktur, Essig, Oxymel, Sole, Ölansatz, Wein, Salbe.

Weißdorn *Crataegus monogyna*
(Blüten, Blätter, Früchte)
Allgemein ist der Weißdorn ein herzstärkendes Mittel, er führt zu einer verbesserten Funktion des Herzmuskels und fördert die Durchblutung der Herzkranzgefäße, auch die Gefäße im ganzen Körper profitieren von ihm (die Arterien werden durchlässiger). Er wird auch gerne bei Kreislaufproblemen nach einer starken Grippe verwendet, für ältere Menschen, Sportler, gestresste Personen, bei Herzschwäche, bei zu hohem oder zu niedrigem Blutdruck.

Eine gute Weißdorntinktur wird mit den Knospen, Rinde, Blüten und Blättern im Frühjahr und den Beeren im Herbst mit Alkohol angesetzt und täglich sollten 10 Tropfen um die Mittagszeit eingenommen werden. Auch nach einer übergangenen Grippe sollte er zur Herzstärkung verwendet werden.
Anwendung: Tee, Likör, Medizinalwein, Tinktur, Heilessig, Verreibung, Oxymel, Bad.

Nervensystem

Baldrian *Valeriana officinalis*
(Wurzel)
Der Baldrian als Naturarznei empfiehlt sich für gestresste, reizbare, hyperaktive, aber auch ängstliche Personen. Auch bei Einschlafstörungen, Schlaflosigkeit, Nervosität, nervöser Anspannung und Prüfungsangst sowie bei Lampenfieber hilfreich. Die Baldriantinktur gehört in jede Hausapotheke.
Anwendung: Tinktur, Tee, Medizinalwein, Oxymel, Sole, Verreibung.

Johanniskraut *Hypericum perforatum*
(oberes Drittel des blühenden Krautes)
Johanniskraut hat von allen Heilpflanzen die stärkste Beziehung zum Licht. Ist die Sonne als Lichtquelle nicht vorhanden, kann es zu depressiven Verstimmungen, Trübsinnigkeit, Melancholie, Schlafstörungen kommen. So kann man im trüben Herbst diese Lichtenergie als Tee oder etwas Tinktur in etwas Wasser einnehmen. Man beachte, dass zu viel Johanniskraut lichtsensibel macht, d. h., man bekommt leichter einen Sonnenbrand.
Anwendung: Tee, Tinktur, Sole, Öl, Salbei, Einreibung, Oxymel.

Melisse *Melissa officialis var. citrata*
(Blätter bis Blühbeginn)
Bei Herzklopfen, Unruhe, Stress, Reizüberflutung, Schlaflosigkeit oder Einschlafschwierigkeiten, Angstzuständen, leichten Herzproblemen und Nervenschwäche wird Melisse empfohlen. Auch bei häufigen Stimmungsschwankungen. Melisse ist ganz besonders empfehlenswert für Menschen mit starkem Harmoniebedürfnis. Als Badezusatz wird sie überreizten, übernervösen Menschen empfohlen.
Anwendung: Tee, frisch, in der Küche, Oxymel, Tinktur, Heilessig, Medizinalwein, Pulver, Milchzuckerverreibung, Sole, Sirup, Salbe.

Hafer *Avena sativa*
(grünes Haferstroh, Hafer)
Grüner Hafer ist eines der besten Mittel bei geistiger, seelischer und körperlicher Erschöpfung. Auch als Heilnahrung für alle, die wieder schnell zu Kräften kommen müssen. Als wertvoller Vitamin-B-Lieferant ist der Hafer wichtig zur Erhaltung der ganzen Nervenkraft.
Anwendung: in der Küche, Tee, Tinktur, Verreibung, Heilwein, Essig, Oxymel, Sole, Auflage, Bad.

Hopfen *Humulus lupulus*
(Sprossen im Frühjahr, weibliche Zapfen im Spätsommer)
Die Hopfenzapfen, im August gesammelt, werden bei Nervosität, nervösen Erregungszuständen, Schlafstörungen, wenn man nicht abschalten kann, bei Unruhe und Reizbarkeit, Verspannungen sowie bei Bettnässen infolge von Nervosität verwendet. Durch seine östrogene Wirkung unterstützt der Hopfen auch bei Gereiztheit, Unruhe und Nervosität (während Pubertät und Wechseljahren), die durch ein hormonelles Ungleichgewicht entstehen.
Anwendung: frisch, Tinktur, Pulver, Bad, Wein, Tee.

Lavendel *Lavendula angustifolia*
(Blüte)
Lavendel fördert den Energiefluss, führt zu mehr Klarheit, für mehr innere Balance und löst aufgestaute seelische Spannungen. Auch bei mangelnder Konzentration, Kreislaufbeschwerden, hyperaktivem, aggressivem und provokantem Verhalten hilfreich. Als desinfizierende Pflanze gegen Viren und Bakterien zur Reinigung von Luft und Wohnraum hält es nicht nur Ungeziefer fern, sondern wohl auch manchen Energieräuber. Das Blau der Blüten wirkt entspannend für mehr Ruhe und Gelassenheit.
Anwendung: Tee, Tinktur, Verreibung, Heilwein, Heilessig, Waschung, Einreibung, Bad, Schlafkissen, Spray, Salbe.

Haut

Hauswurz *Sempervivum tectorum*
(Blätter)
Die Hauswurz wirkt entzündungshemmend, kühlend, wundheilend, schmerzstillend, abschwellend, feuchtigkeitsspendend, klärend, hautregenerierend, zusammenziehend, beruhigend und hautstraffend. Man nennt sie die heimische Aloe Vera und sie wird bei schlecht heilenden Wunden, Verletzungen, Insektenstichen und Verbrennungen verwendet. Bei Gesichtsflecken und Sommersprossen kann man den Hauswurzauszug verwenden, der durch das Chlorophyll die Zellerneuerung anregt.
Anwendung: frisch auflegen, Tinktur, Tee, Kompressen, Ölauszug, Salbe, Kosmetik.

Johanniskraut *Hypericum perforatum*
(oberes Drittel des blühenden Krautes)
Die wundheilende, schmerzstillende, entzündungshemmende, antibakterielle und entspannende Wirkung des Johanniskrautöles, oder auch Rotöl genannt, wird gerne bei rauer, gereizter Haut und Verbrennungen eingesetzt, weiters auch zur Narbenbehandlung, bei schmerzhafter Gürtelrose und bei Amputationsschmerzen. Es ist eine wunderbare Pflege bei trockener Haut.

Das Hyperforin, ein Hauptwirkstoff im Johanniskraut, wirkt stark entzündungshemmend und antibakteriell, allerdings auch photosensibilisierend, sodass eine Überempfindlichkeit gegenüber dem Sonnenlicht entstehen kann.
Anwendung: Tee, Tinktur, Ölauszug, Salbe.

Kamille *Matricaria recutita*
(Blüte)
Die ätherischen Öle der Kamille, Chamazulen und Bisabolol, wirken gegen Viren und Bakterien, was bei Hauterkrankungen sowie bei Erkältungen, Haut- und Schleimhautentzündungen, bei entzündlicher Akne, eitrigen Pickeln helfen kann. Kamille ist entzündungshemmend und wundheilend gleichermaßen. Sie wirkt kühlend

und wirkt auf nässende Wundränder trocknend. Man könnte Kamillentee als Tonic bei unreiner Haut versuchen.
Anwendung: Tee, Tinktur, Heilessig, Bäder, Kompressen, Sole, Inhalieren, Verrreibung, Ölauszug, Salbe, Kosmetik, Tonic, Blütenessenz.

Ringelblume *Calendula officinalis*
(Blüten)
Die Ringelblume ist die Pflanze bei Entzündungen von Haut und Schleimhaut, Geschwüren, Ekzemen, zur Wundheilung, bei Verletzungen, Schürfwunden, schlecht heilenden Wunden, Wundliegen, entzündlichen Prozessen, Verbrennungen und nach Strahlentherapie in der Krebsbehandlung.

Sie ist antibakteriell, antiseptisch, antiviral, lymphflussanregend und entzündungshemmend, antioxidativ und zellschützend.

Die Ringelblume ist die Pflanze für die Hautpflege und Kosmetik, sie ist auch bei empfindlicher und zu Allergien neigender Haut gut geeignet. Sie regt den Zellstoffwechsel der Haut an, wirkt als Radikalfänger Hautalterung entgegen.
Anwendung: frisch, in der Küche, Tee, Tinktur, Heilessig, Bäder, Kompressen, Waschungen, Ölauszug, Salbe, Verreibung.

Sanddorn *Hippophae rhamnoides*
(Knospen, Blätter, Beeren)
Mit seinen entzündungshemmenden Eigenschaften hat das Sanddornöl eine Linderung bei chronischen Hauterkrankungen, wie Schuppenflechte, Neurodermitis, Allergien, Strahlungsschäden, Geschwüren. Die Abwehr- und Schutzmechanismen der Haut werden von ihm gestärkt.

Die entzündungshemmenden, reizmildernden, antiseptischen Wirkstoffe nähren und pflegen die Haut und gelten als hervorragendes Antioxidans. Das Gewebe wird gestrafft, die Faltenbildung reduziert, Pigmentstörungen wird dadurch vorgebeugt, aber auch als Sonnenschutz, bei Sonnenallergie, als Anti-Age-Mittel vor und nach der Sonneneinstrahlung geeignet.
Anwendung: Tinktur, Oxymel, Heilessig, Ölauszug, Salbe, Gel, Kosmetik, in der Küche, frisch, Smoothie.

Schafgarbe *Alchemilla millefolium*
(Blüte, oberer Pflanzenteil)
Sie ist entzündungshemmend, mineralisierend, antiseptisch, antibakteriell, keim- und pilzhemmend, blutstillend, krampflösend. Innerlich und äußerlich angewendet kann die Schafgarbe die Wundheilung bei leichten Haut- und Schleimhautentzündungen beschleunigen.

Bei unreiner Haut macht man ein Gesichtsdampfbad oder Teekompressen. Die Schafgarbe macht macht eine schöne klare Haut, kräftigt, strafft bei fetter und unreiner Haut.
Anwendung: Tee, Bad, Gesichtswasser, Heilessig, Sole, Pulver, Tinktur, Oxymel, Ölauszug, Salbe, Wickel.

Schöllkraut *Chelidonium majus*
(gelber Saft vom Pflanzenstängel)
Schöllkraut wird im Volksmund auch Warzenkraut genannt. Bei Warzen verschiedener Form, z. B. Dellwarzen bei Kindern, Flachwarzen usw., kann man es mit dem Schöllkraut versuchen. Man tupft die Warze 2–3-mal täglich mit dem frischen goldgelben Pflanzenmilchsaft ein.

Die Anwendung soll nur bei abnehmendem Mond stattfinden (die Erfahrung hat gezeigt, dass der Erfolg dieser Anwendung davon abhängt).
Anwendung: Nur äußerlich: Tinktur, Einreibung Salbe, Ölauszug.

Vogelmiere *Stellaria media*
(ganzer oberer Teil)
Bei allen juckenden, brennenden und nässenden Hautausschlägen, Ekzemen oder anderen Problemen der Haut ist die Vogelmiere zu empfehlen. Man kann bei Neurodermitis und empfindlicher, trockener Haut die Vogelmierensalbe versuchen. Das enthaltene Chlorophyll ist das grüne Blut der Pflanze (das gewandelte Sonnenlicht), es wird zur Wundheilung verwendet und gilt als hervorragendes Anti-Age-Mittel. Chlorophyll wirkt desinfizierend, entgiftend, regenerierend, entzündungshemmend und zellerneuernd.
Anwendung: Tee, Gesichtswasser, Einreibung, Gel, Sole, Pulver, Tinktur, Oxymel, Ölauszug, Salbe.

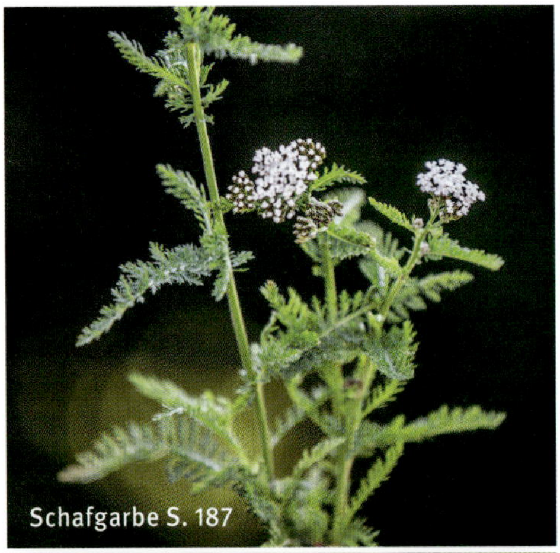

Schafgarbe S. 187

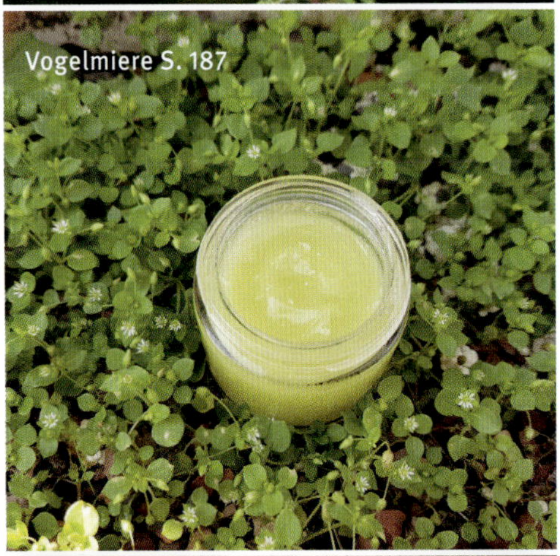

Vogelmiere S. 187

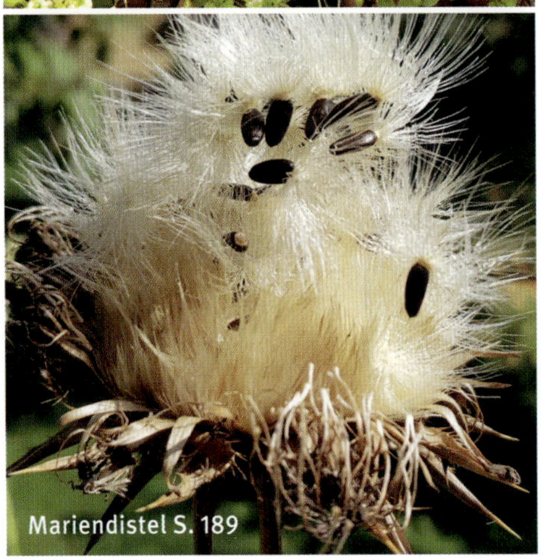

Mariendistel S. 189

Zinnkraut/Ackerschachtelhalm *Equisetum arvense*
(ganzer gesunder oberirdischer Teil)
Die im Zinnkraut (Ackerschachtelhalm) enthaltene Kieselsäure ist ein wichtiges Strukturelement für Knochen, Haare, Nägel, Knorpel, Bindegewebe, sie mineralisiert und aktiviert deren Stoffwechsel und fördert die Wundheilung. In der Kosmetik sind Anwendungen mit dem Zinnkraut bei schlaffer, unreiner Haut empfohlen sowie bei geschwollenen Augen, zur Wundheilung bei Ekzemen, bei schlecht heilenden Wunden oder als Haarspülung zur Kräftigung.

Man nennt das Zinnkraut auch pflanzliches Schüssler Salz Nr. 11 – Silizium. Die Bäder wendet man bei Nagelbettentzündungen, Geschwüren und zur Wundheilung an.

Zinnkraut innerlich und äußerlich empfiehlt sich laut Volksheilkunde begleitend zur Krebstherapie. Um die Kieselsäure zu lösen, gibt man 4 EL Zinnkraut über Nacht in 1 l kaltes Wasser und kocht es am nächsten Morgen mind. 20 Minuten, abseihen und tagsüber schluckweise trinken. Einen Esslöffel voll Zinnkrauttee verwende ich dann gleich zum Befeuchten des Gesichtes für mehr Spannkraft!
Anwendung: Tee, Tinktur, Heilessig, Heilwein, Oxymel, Verreibung, Asche, Pulver, Umschläge, Kompressen, Bäder, Kosmetik.

Leber, Galle

Artischocke *Cynara scolymus*
(frische Pflanze, Blüte, Wurzel)
Die Artischocke ist antioxidativ, leberschützend, leberstärkend, entgiftend, galleunterstützend, durchblutend, zuckersenkend, verdauungsfördernd und magenstärkend.

Artischocke wirkt auf Leber, Nieren und Galle, die Ausscheidung von Cholesterin wird gefördert und unsere gesamten Drüsen werden angeregt.
Anwendung: Tinktur, frisch, Sole, in der Küche, Frischpflanzensaft, Medizinalwein, Pulver.

Löwenzahn *Taraxum officinale*
(Blüte, Kraut ganzjährig, Wurzel im Frühling und Herbst)
Löwenzahn ist gallebildend, gallenflussfördernd, leberstärkend, stoffwechsel- und nierenanregend. Eine Löwenzahnkur im Frühjahr bringt den ganzen Organismus in Schwung. Er ist reich an Mineralstoffen, Bitterstoffen und Enzymen und wirkt aktivierend auf alle Körperfunktionen.

Eine Löwenzahnkur über mehrere Wochen ist ein Verjüngungsprogramm für Bindegewebe, Leber und Nieren. Man fühlt sich fit und die Haut strahlt. Die Wurzel mit ihren wertvollen Bitterstoffen, getrocknet und pulverisiert, ist sehr heilsam für die Bauchspeicheldrüse (vormittags etwas Blatt- und Wurzelpulver zu sich nehmen).
Anwendung: frisch, in der Küche, Tee, Pulver, Oxymel, Essig, Tinktur, Medizinalwein, Sole, Honig.

Mariendistel *Silybum marianum syn. Carduus marianus*
(junge Blätter, Samen)
Krampflösend, galleanregend, regenerierend, leberschützend, keimtötend, beruhigend und leberstärkend sind die Mariendistelsamen.

Das leberwirksame Silymarin ist besonders reich in der äußeren Samenschicht der Körner enthalten, weshalb sie auch frisch gemörsert werden sollten.

Die Inhaltsstoffe sind bei allen Leberproblemen angebracht, auch bei der Leberzirrhose, bei Fettleber, Gallestauungen, bei hellem Stuhl, Milzleiden, Stauungen in den Beinen, vor allem auch bei Krampfadern und Hämorrhoiden (was ein Zeichen von Leberschwäche ist) sehr hilfreich.
Anwendung: Tinktur, Tee, Samen, in eine Gewürzmühle füllen, Essig, Oxymel, Pulver, Verreibung.

Pfefferminze *Mentha piperita*
(Blätter und Blüten im Sommer)
Pfefferminze ist krampflösend, galleanregend, leberwirksam, blähungswidrig, wurmtreibend, schleimlösend, nervenstärkend, konzentrationsfördernd und schmerzlindernd.

Der Tee ist aber nicht zum Dauergebrauch geeignet und darf nicht während des Stillens verwendet werden, hingegen ist er aber beim Abstillen förderlich.
Anwendung: frisch, Tee, Essig, Kosmetik, Fußbad, Tinktur, Öl, Pulver, Verreibung, Oxymel.

Schafgarbe *Achillea millefolium*
(zarte junge Blätter, oberer blühender Pflanzenteil)

Schafgarbe soll wegen ihrer guten Eigenschaften in keiner Kräuterteemischung fehlen. Als Gewürz verbessert die Schafgarbe die Verdaulichkeit von fettem Essen (Steigerung der Gallenfunktion). Man könnte ein Schafgarbensalz daraus zubereiten, um die Verdauung zu unterstützen, und damit speziell fette Speisen würzen.

Eine Siesta mit einem Leberwickel zur Unterstützung der Leberfunktion: Man koche einen starken Schafgarbentee, tränkt ein Leinentuch darin, legt es auf den rechten Oberbauch, legt darüber ein trockenes Handtuch und gibt eine Wärmeflasche darauf. Jetzt eine warme Decke darüberlegen und eine ½ Std. entspannen.
Anwendung: frisch, in der Küche, Gewürz, Essig, Öl, Tinktur, Oxymel, Medizinalwein, Tee, Pulver, Bad, Kosmetik, Wickel.

Magen, Darm

Beifuß *Artemisia vulgaris*
(ganze Pflanze)
Beifußtee wirkt bei Magenstörungen, Verdauungsbeschwerden, Mundgeruch, Blähungen, Galle- und Leberbeschwerden sowie bei Kälte im Bauchbereich. Allgemein wärmt er die Körpermitte.

Er hat eine keim- und pilzhemmende Wirkung und bringt alle Verdauungsorgane zum Fließen, wodurch unsere ganze Verdauung profitiert. Die

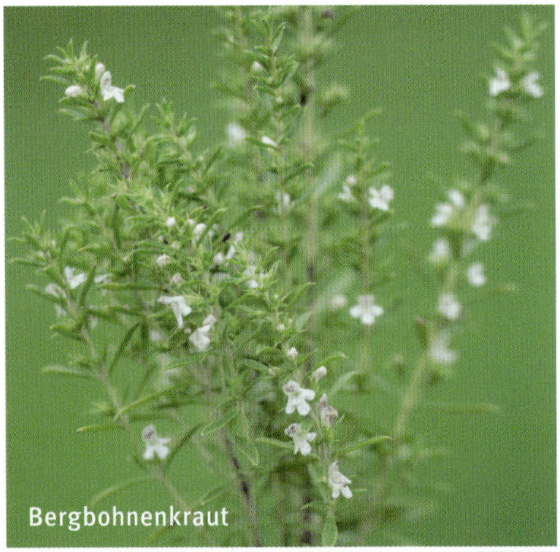
Bergbohnenkraut

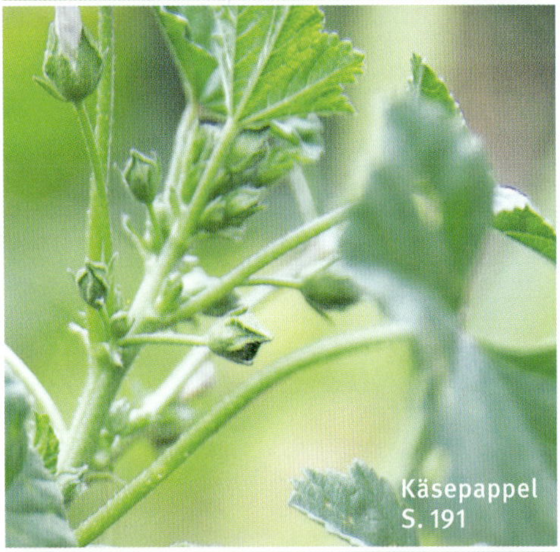
Käsepappel S. 191

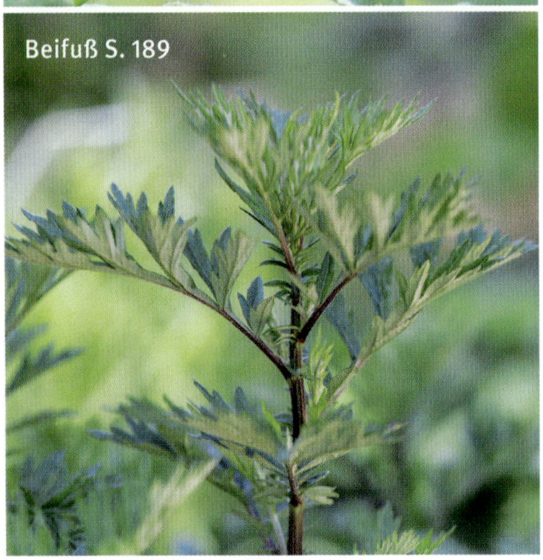
Beifuß S. 189

Beifußblätter und -samen fördern die Verbrennung von tierischen Fetten.
Anwendung: Salz, Verreibung, Tee, Würze, Pulver, Medizinalwein, Tinktur, Bad, Räuchern, in der Küche.

Bergbohnenkraut *Satureja montana*

(ganzes blühendes Kraut)
Die Wirkung des Bohnenkrautes ist magenstärkend, verdauungsfördernd, gemütsaufheiternd, blähungstreibend und entzündungshemmend.

Besonders als Beigabe zu schwer verdaulichen Bohnengerichten wurde Bohnenkraut hinzugefügt wie auch als Salz- und Pfefferersatz.

Als Tee ist das Bohnenkraut ein gutes Mittel bei Erbrechen, Magenkoliken, nervösen Magenbeschwerden und wird zur allgemeinen Stärkung empfohlen.
Anwendung: Heilwein, Tee, Oxymel, Sole, Gewürz, Pulver, Heilessig, Ölansatz.

Enzian, Gelber *Gentiana lutea*

(Wurzel)
Im Alpenraum galt der Enzianschnaps bis heute als Allheilmittel. Seine Wirkung erstreckt sich von Magenstärkung, Blutreinigung, Übersäuerung, steigert die Funktion der Bauchspeicheldrüse, ist appetitanregend, hilft bei Verdauungsschwäche, hartnäckigem Durchfall, Blähungen, bei Völlegefühl und beruhigend bei Unwohlsein vom Magen her. Er stärkt die Körpermitte.
Anwendung: Tee, Tinktur, Magenbitter, Oxymel, Pulver.

Fenchel *Foeniculum vulgare*

(Samen, Wurzel, Kraut)
Der Fencheltee ist jedem aus der Baby- und Kinderzeit bekannt. Hauptsächlich wird der Fenchel bei Darmkrämpfen, Blähungen, Verdauungsbeschwerden und zur Beruhigung des Magen-Darm-Traktes oder als verdauungsförderndes Gewürz in Brot beispielsweise eingesetzt.

Fenchel wirkt allgemein wärmend, schleimlösend und entkrampfend.
Anwendung: Tee, Ölansatz, Gewürz, Sole, Tinktur, Hustensirup, Oxymel, Salbe, Heilwein, Pulver.

Kalmus *Acorus calamus*
(Wurzel)
Bei Magenstörungen, Verdauungs- und Darmbeschwerden, Blähungen, Völlegefühl und Krämpfen hilft Kalmus. Die Wurzel wird im kalten Wasser über Nacht angesetzt und dann lauwarm getrunken.
Anwendung: Tee, Tinktur, Oxymel, Pulver, Heilwein, Räuchern, Bad.

Käsepappel oder Malve *Malva neglecta*
(ganze Pflanze)
Malva Sylvestris (das blühende Kraut mit Blüte)
Der Kaltansatz von Blüten und Blättern (am besten über Nacht ansetzen) wirkt aufgrund des Schleimstoffgehaltes reizmildernd und entzündungshemmend für die empfindlichen Schleimhäute, im Magen- und Darmbereich, bei Magen- und Zwölffingerdarmgeschwüren, Durchfall und Krämpfen.
Anwendung: Tee, Sirup, Tinktur, Salbe, Einreibung, Medizinalwein, Pulver, Michzuckerverreibung.

Kümmel *Carum carvi*
(Samen)
Kümmel gehört zu den verdauungsfördernden Pflanzen, die die Muskulatur des Magen-Darm-Traktes entkrampfen und gegen Bakterien im Darm wirken, Heilmittel und Gewürz gehen fließend ineinander über. Kümmel wird als Gewürz bei allen blähenden Kohlgerichten, verwendet.
Anwendung: in der Küche, Tee, Gewürz, Pulver, Tinktur, Oxymel, Ölauszug.

Meisterwurz *Peucedanum ostruthium*
(Blätter, Wurzel, Samen)
Diese wunderbare Alpenpflanze bewahrt vor ansteckenden Krankheiten. Meisterwurz desinfiziert Magen und Darm auch bei schlechten Bakterien, verdorbenen Lebensmitteln und dient zur Steigerung der körpereigenen Abwehr.

Die ganze Pflanze mit der Wurzel trocknen und pulverisieren oder mit Salz verreiben. Täglich übers Essen streuen.
Anwendung: Tinktur, Heilwein, Pulver, Verreibung mit Salz, Oxymel, Ölauszug, Salbe, Heilessig.

Wermut *Artemisia absinthium*
(das ganze Kraut)
Wermut wirkt anregend und wärmend auf den gesamten Organismus und ist ein wichtiges Heilkraut für Magen- und Darmbereich. Unterstützend bei Verdauungsbeschwerden, Sodbrennen, Völlegefühl, Blähungen, wirkt leber- und galleunterstützend und ist wurmwidrig.

Aufgrund des enthaltenen Thujons sollte er nicht zu hoch dosiert werden und darf in der Schwangerschaft nicht angewendet werden.
Anwendung: Tee, Heilwein, Tinktur, Oxymel, Pulver.

Frauen

Beifuß *Artemisia vulgaris*
(ganzes Kraut kurz vor der Blüte, Wurzel)
Er fördert die Menstruationsblutung, wenn diese ausbleibt, zum Beispiel nach Einnahme der Antibabypille. Hebammen gebrauchten Beifuß, um den weiblichen Schoß zu öffnen und die Geburt zu erleichtern. Beifuß regt die Keimdrüsen und die Hypophyse (Hirnanhangdrüse) an, dadurch werden viele hormonelle Funktionen im Körper aktiviert.

Auch erwärmt Beifuß die Körpermitte, wenn man häufig kalte Füße oder kalte Nieren hat. Beifußwurzeltee und -pulver wird zum Aktivieren der Organfunktionen getrunken.
Anwendung: Wein, Tee, Tinktur, Gewürz, Oxymel, Verreibung, Pulver, Fußbad, Räuchern.

Frauenmantel *Alchemilla vulgaris/ xantachlora*
(ganzes blühendes Kraut)
Der Frauenmantel kann fast alle Frauenleiden positiv beeinflussen. Er gilt als antiviral, entzündungshemmend, wundheilungsfördernd, gegen Bakterien und Pilze.

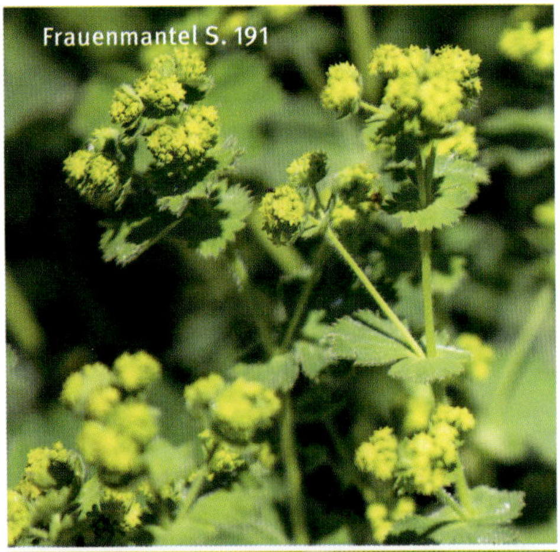
Frauenmantel S. 191

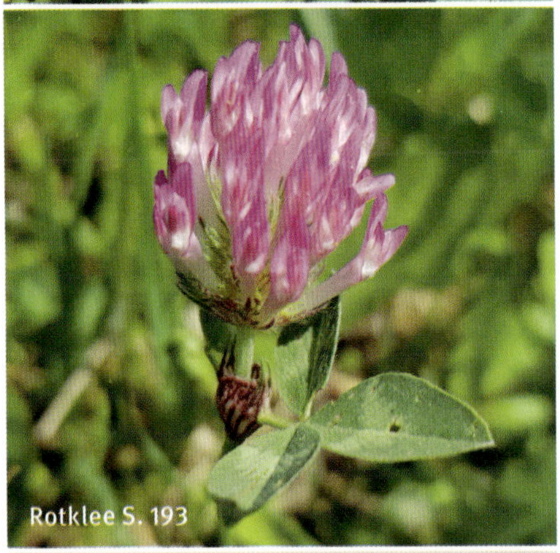
Rotklee S. 193

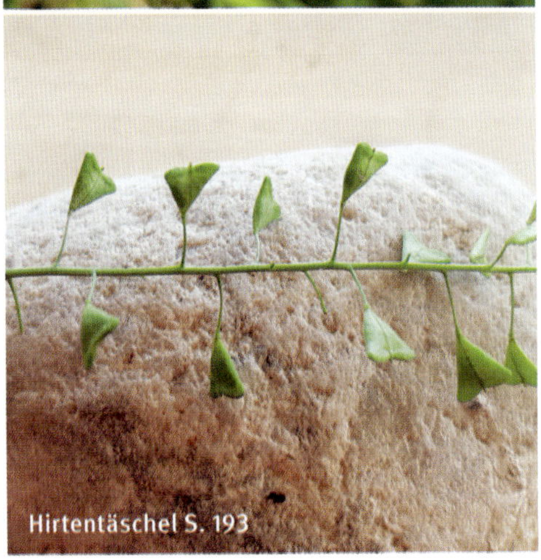
Hirtentäschel S. 193

Als Tee oder Tinktur regt der Frauenmantel den Eisprung an und fördert die Fruchtbarkeit, vorbeugend bei Regelbeschwerden und Krämpfen.

Frauenmantel hat eine mild-hormonartige Wirkung (ähnlich wie das Gelbkörperhormon), zur Stärkung des Unterleibs, bei Myomen, Eierstockentzündungen und zur Hormonregulation empfohlen.

Auch bei Blasenschwäche gilt innerlich angewandt der Frauenmantel als sehr heilsam, da er die gesamte Muskulatur festigt.
Anwendung: Tee, Tinktur, Oxymel, Medizinalwein, Sole, Milch, Verreibung, Wein, Essig, Ölansatz, Tonic.

Gänseblümchen *Bellis perennis*
(Blüte und Blatt)
Das Gänseblümchen wird „Arnika der Gebärmutter“ genannt, es fördert die Rückbildung nach der Geburt, strafft das Bindegewebe und wirkt kräftigend auf die Beckenorgane. Auch für Menschen mit einem Wundheitsgefühl im Bauchraum geeignet.
Anwendung: Tee, Tinktur, Umschlag, Blütenessenz, Oxymel, Sole, Verreibung.

Gänsefingerkraut *Potentilla anserina*
(gefiederte Blätter)
Besonders bei Regelkrämpfen ist das Gänsefingerkraut sehr zu empfehlen. Es wirkt krampflösend bei Menstuations- und Bauchkrämpfen.

Da das Gänsefingerkraut das Bindegewebe kräftigt, wird es auch als Rückbildungstee nach der Geburt empfohlen.
Anwendung: Tee, Tinktur, Medizinalwein, Oxymel, Milch, Verreibung, Pulver.

Himbeere *Rubus idaeus*
(Sprosse, Blätter)
Himbeerblätter sind bindegewebskräftigend, entzündungshemmend, blutreinigend und geburtserleichternd (auch zur Dammschnittprophylaxe). Da es den Muttermund öffnet und erweicht, sollte man erst in den letzten 3 Wochen vor Geburtstermin eine Himbeerblätterteekur machen. Dabei nur 1 Tasse pro Tag trinken, da ansonsten der Gerbstoffgehalt stopfend wirken kann.

Anwendung: Tee, Tinktur, Milch, Oxymel, Verreibung.

Hirtentäschel *Capsella bursa pastoris* L. (ganzes blühendes Kraut)
In der Volksheilkunde verwendet man das blutstillende Hirtentäschel zum Stillen von Blutungen jeglicher Art.

Bei zu starken Regelblutungen, bei Myomen, Blutungen während der Wechseljahre sowie Darmblutungen (ohne organische Ursache) wird es angewandt!

Früher nutzten es Hebammen, um die Austreibung der Nachgeburt anzuregen.
Anwendung: Tee, Tinktur, Oxymel, Milch, Medizinalwein, Heilessig, Verreibung.

Melisse *Melissa officinalis var. Citrata (Blätter, ganze Pflanze bis kurz vor der vollen Blüte)*
Unterstützt bei Menstruationsbeschwerden, bei Darm- und bei Unterleibskrämpfen, bei Gemütsschwankungen während der Monatsblutung und während der Wechseljahre. Melisse bietet gute Dienste bei Schwangerschaftserbrechen und nervösen Beschwerden während der Schwangerschaft und Verstimmungen im Wochenbett.

Sie entspannt in allen Lebenslagen und unterstützt das Frausein in allen Facetten. Melissenpulver in Honig, Joghurt oder anderen Speisen ist sehr zu empfehlen.
Anwendung: Tee, frisch, Tinktur, Pulver, Verreibung, Sole, Oxymel, Milch, Ölauszug.

Rotklee *Trifolium pratense*
(Blüte)
Blühender Rotklee enthält hormonartig wirkende Inhaltsstoffe, die besonders in den Wechseljahren zur Unterstützung empfehlenswert sind. Eine längere Einnahme von Rotklee unterstützt positiv Beschwerden, wie Osteoporose, Knochenabbau und Scheidentrockenheit (in den Wechseljahren) sowie Hitzewallungen, Schlafprobleme und depressive Stimmungen.
Anwendung: Salbe, Gel, frisch, Tee, Tinktur, Verreibung, Oxymel, Essig, Sole, Medizinalwein.

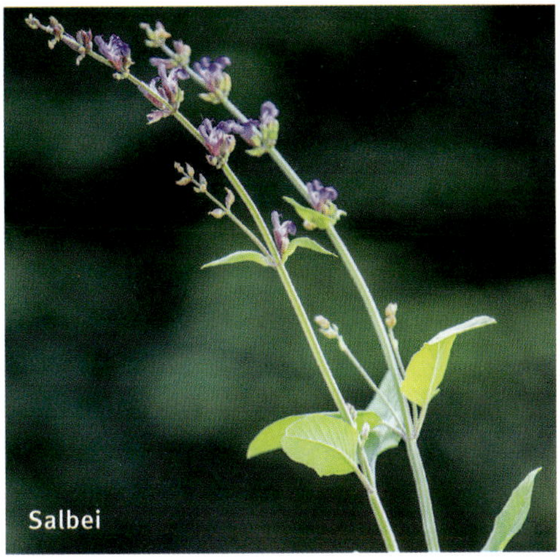
Salbei

Salbei *Salvia officinalis*
(Blatt, Blüte)
Salbei gilt als schweiß- und milchbildungshemmend, antibakteriell, pilz-, und entzündungshemmend.

Wenn man während der Wechseljahre stark schwitzt oder unter Nachtschweiß leidet, reduziert Salbei die Schweißsekretion. Wichtig ist, dass Salbeitee nicht zu stark eingekocht und kalt oder lauwarm getrunken wird.
Anwendung: Tee, Tinktur, Salbe, Spülung, Heilessig, Medizinalwein, Oxymel.

Schafgarbe *Achillea millefolium*
(Blätter, Blüten)
Zur Vorbeugung von Frauenbeschwerden sollte immer wieder Schafgarbentee getrunken werden. Bei Neigung zu starker oder krampfhaften Regelblutungen, insbesondere in der Pubertät oder in den Wechseljahren, hat sich die Schafgarbe immer wieder bewährt.

Sie stärkt den Unterleib, insbesondere die Funktion der Eierstöcke.

Auch als krampflösende Sitzbäder hat man sie immer wieder empfohlen sowie auch bei Blasenentzündung.

Insbesondere enthalten die duftenden Blüten ein ätherisches Öl, das eine Vielzahl an Bakterien und Pilzen bekämpft und im Wachstum hemmt. Daher sollte man Schafgarbe bei allen Unterleibsproblemen, wie Zysten, Myomen, Eierstockentzündungen, möglichst häufig verwenden.

Eine weise alte Frau sagte einmal: es würde Frauen viel Leid erspart bleiben, wenn sie öfters zu Schafgarbe greifen würden!

Anwendung: Tee, Bäder, Tinktur, Sirup, Oxymel, Verreibung, Essig, Pulver, Medizinalwein, Kosmetik.

Storchenschnabel *Geranium robertianum*

(ganzes blühendes Kraut)

Wegen seiner empfängnisfördernden Wirksamkeit bekam der Storchenschnabel, den Beinamen Kindsmacherpflanze.

Man hat das Pflänzchen auch ins Tierfutter gemischt, was sich auch äußert positiv auf die Fruchtbarkeit auswirkte.

Weiters hilft es bei Brustentzündung und bei Lymphstau wirken Umschläge mit Storchschnabelauszügen. Er ist abschwellend, antibakteriell, antiviral (bei Virusinfektionen und Fieberblasen), wundheilend, aber auch eine krebsfeindliche Wirkung wird ihm nachgesagt.

Anwendung: Tee, Tinktur, Bad, Medizinalwein, Umschläge, Salbe, Oxymel, Sole.

Taubnessel *Lamium album*

(Blüten)

Der Einsatz der weißen Taubnessel ist hauptsächlich bei weißem Ausfluss und chronisch entzündlichen Prozessen der Schleimhaut im Genitalbereich und der Blase angesagt.

In der Volksmedizin wurde die Wahl der Taubnesselart entsprechend der Farbe des Ausflusses angepasst: gelb, rot oder weiß. Sie ist eine gute Heilpflanze bei Reizungen des Harntrakts, besonders bei Reizblase, Harndrang oder Harnverhalten.

Anwendung: Tee, Tinktur, Wein, Bäder, Verreibung.

Männer

Bärenklau *Heracleum sphondylium*

(junge Blätter, Wurzel)

Ein wahrer Mineralstoffspender, unsere „Bärentatze", voller Power, die Blätter liefern Magnesium, Vitamin C, Eisen, Kalium, Calcium usw. Er wird auch als europäischer Ginseng bezeichnet. Die Wurzel, frisch oder getrocknet vermahlen, zählt zu den stärksten heimischen Energiemitteln und es wird ihr eine verjüngende, aufbauende, kraftspendende und aphrodisierende Wirkung zugeschrieben.

Anwendung: frisch, in der Küche, Wein, Essig, Sole, Medizinalwein, Heilessig, Oxymel, Verreibung, Pulver.

Basilikum *Ocimum basilicum*

(ganzes Kraut)

In südlichen Regionen wird dem Basilikum eine liebes- und luststeigernde Wirkung nachgesagt. Es steigert die Lust an ehelichen Werken.

Basilikumöl ist ein Genuss für den Salat.

Eine schmerzstillende Tinktur wird aus den Blättern hergestellt.

Anwendung: frisch, in der Küche, Öl, Essig, Wein, Verreibung, Tinktur.

Brennnessel *Urtica dioica*

(Samen, Blatt, Wurzel)

Aus dieser stark eisenhaltigen Pflanze können wir ein wunderbares, stärkendes Energiemittel und Nahrungsergänzungspulver zaubern. Eine derart samenreiche Pflanze mehrt natürlich auch die Samen des Mannes und regt die Keimdrüsentätigkeit sowie die Spermienbildung an. Positive Nebenwirkung: Die Haare werden kräftig und glänzend.

Auch zur Regulation des Hormonhaushalts von Männern in den Wechseljahren und jungen Burschen in der Pubertät anwendbar, denn sie steigert den Testosteronspiegel.

Die Brennnesselwurzel stärkt allgemein Beschwerden bei Harnlassen und Blasenbeschwerden und wird außerdem bei gutartigen Prostatatumoren verwendet.

Anwendung: Tee, Tinktur, Wein, Essig, Pulver, Verreibung, Oxymel, in der Küche.

Kürbis *Curcurbita pepo*
(Kerne)
Der gesundheitlich wertvollste Teil der Frucht ist der Kern. Die getrockneten Samen sind bei Prostataleiden ein sehr bekanntes Mittel sowie bei verschiedenen Blasenleiden, besonders bei einer Reizblase.

Der Kürbis selbst zählt zu den wärmenden Lebensmitteln und ist Heilnahrung für den gereizten Darm. Die enthaltenen Phytosterine bewirken ein Absenken des Cholesterinspiegels und sollen die Entstehung von Darmkrebs hemmen.
Anwendung: in der Küche, Kerne, Öl, Verreibung.

Liebstöckel *Levisticum officinale*
(Wurzel vor der Blüte im Frühjahr, Blätter, Samen)
Der eigentümliche Duft des „Luststockes" sind hormonartig wirkende Sexuallockstoffe der Pflanzen (Pheromone).

Der Luststock entstaut und löst Verspannungen im Unterleib, bringt alles ins Fließen, regt die Keimdrüsentätigkeit an und erwärmt den Unterleib.
Anwendung: Gewürz, frisch, Tinktur, Likör, Sole, Oxymel, Medizinalwein, Tee, Verreibung.

Majoran *Origanum majorana*
(ganzes Kraut)
Majoran hat eine stark potenzmindernde Wirkung. Er ist dadurch ein gutes Mittel bei übermäßig starkem sexuellem Verlangen, wenn sich die Gedanken nur mehr darum drehen (ebenso wird das vom Mönchspfeffer und den Hopfenblüten gesagt). Auch in der Homöopathie wird Origanum bei Sexualstörungen eingesetzt.
Anwendung: frisch, Gewürz, Tinktur, Heilessig, Medizinalwein, Oxymel, Verreibung.

Meisterwurz *Peucedanum osthrutium*
(Wurzel, Blätter, Samen)
Als Gebirgspflanze, die gegen Kälte und Sturm gefeit ist, signalisiert uns die Meisterwurz ihre Wirkeigenschaften zur Verbesserung der körperlichen und psychischen Abwehrfunktionen. Die

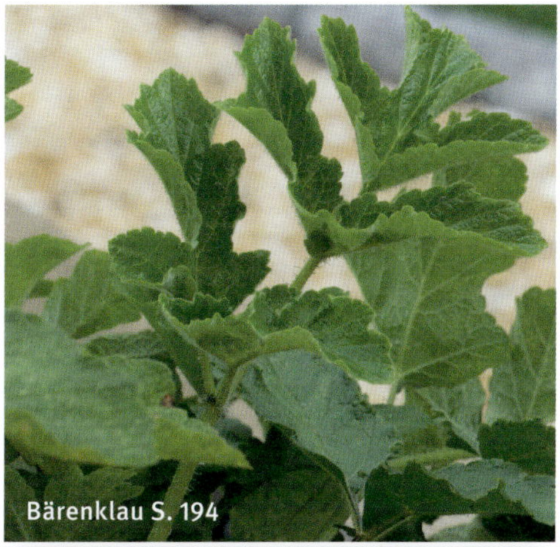
Bärenklau S. 194

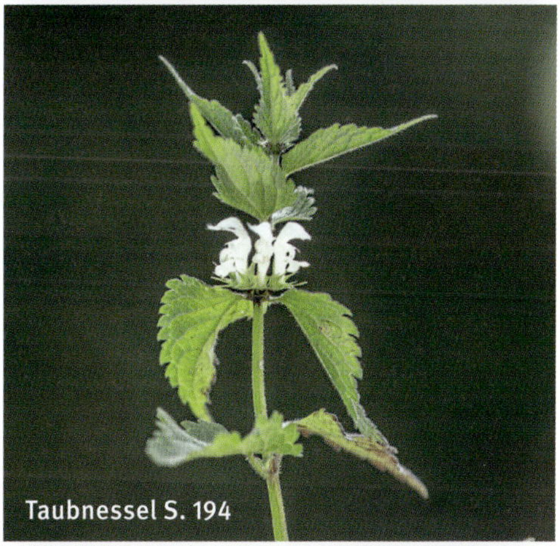
Taubnessel S. 194

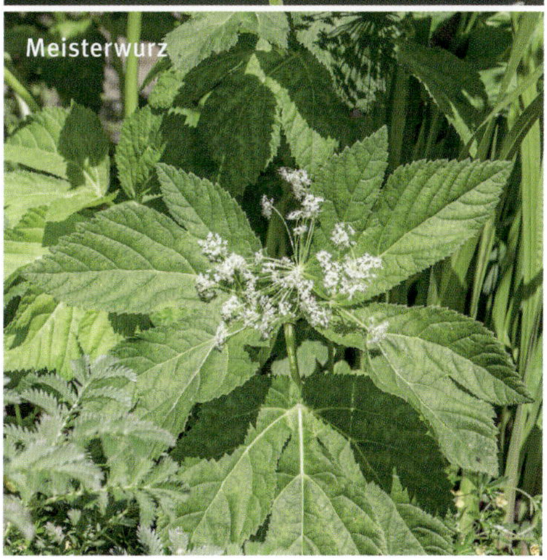
Meisterwurz

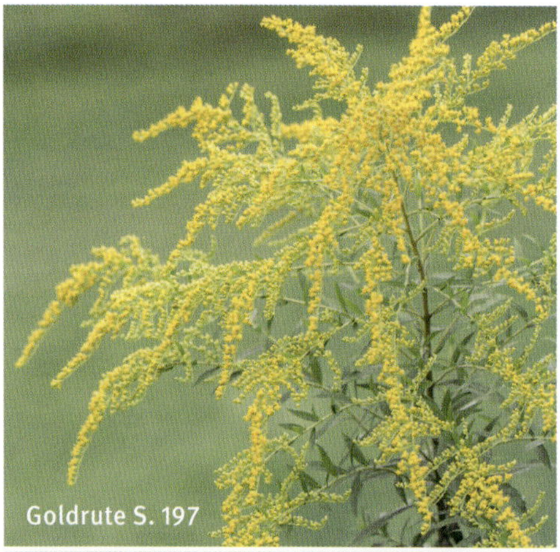
Goldrute S. 197

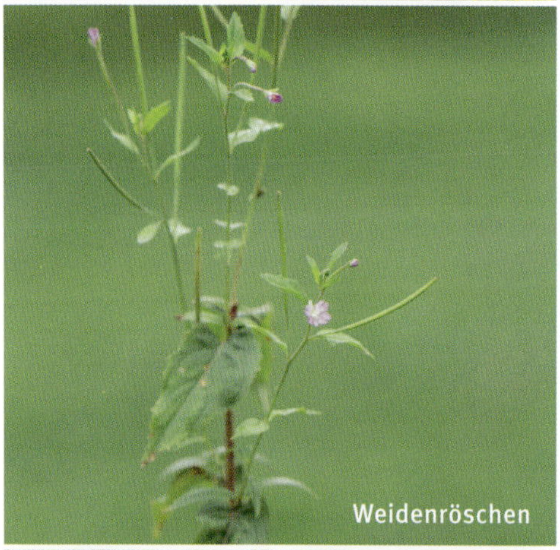
Weidenröschen

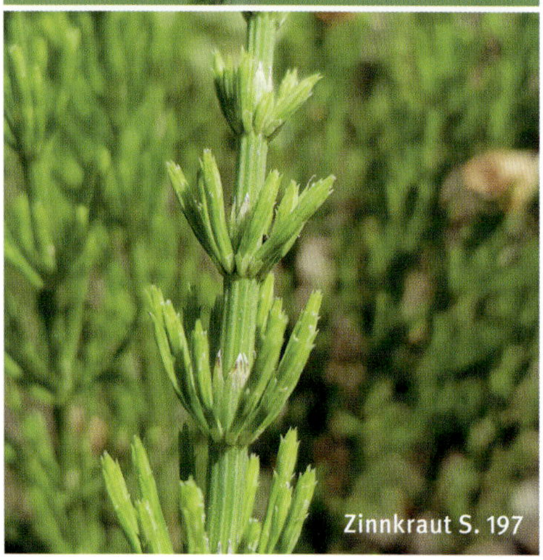
Zinnkraut S. 197

Meisterwurz als spezielle Männerpflanze stärkt die innere Kraft und Ausdauer, sie gilt als starkes Energie- und Kräftigungsmittel der Alpen.
Anwendung: Gewürz, Tee, Medizinalwein, Oxymel, Sole, Tinktur, Likör, Verreibung, Pulver, Küche, Essig, Ölansatz.

Rosmarin *Rosmarinus officinalis*
(ganze Pflanze)
Kreislaufanregend, geisterfrischend, fruchtbarkeitssteigernd, mild aphrodisierend sowie durchblutungsfördernd ist der Rosmarin.

Man sagt, dass er mit Chili, in Rotwein gekocht, die Libido anregt.
Anwendung: in der Küche, Tee, Tinktur, Wein, Oxymel, Salbe, Räuchern, Essig.

Weidenröschen, kleinblütiges *Epilobium parviflorum*
(ganzes blühendes Kraut)
Seit Maria Treben wird das kleinblütige Weidenröschen mit gutem Erfolg für Blase und Prostata verwendet und ist eine gute vorbeugende Unterstützung. Die rückbildende Wirkung auf vergrößerte Vorsteherdrüsen beim Mann wurde in Amerika entdeckt und dort bei Harnträufeln und Harnverhalten verwendet. Die jungen frischen Triebe schmecken sehr gut als Wildgemüse.
Anwendung: frisch, Tinktur, Tee, Sole, Verreibung, Oxymel, Medizinalwein, Heilessig.

Nieren, Blase

Birke *Betula pendula*
(Knospen, junge Blätter, Birkenwasser)
Birkenblättertee ist ein gutes harntreibendes Mittel, er hilft bei Wassersucht, Gicht und rheumatischen Beschwerden, Nierensteinen und Nierengrieß. Er fördert den Stoffwechsel, regt die Nieren sanft an und fördert somit die Entgiftungsfunktion.

Birkenblättertee ist auch zur Durchspülung der ableitenden Harnwege bei bakterieller Blasenentzündung geeignet, sodass sich weniger Keime im Harntrakt festsetzen.

Anwendung: Tee, Tinktur, Badezusatz, Birkenwasser, Sole, Verreibung, Heilessig, Medizinalwein.

Brennnessel *Urtica dioica*

(Blätter, Wurzel, Samen)
Der hohe Gehalt an Mineralstoffen, wie Eisen, Kieselsäure, Kalium, Magnesium, regt die Nierentätigkeit kräftig an, es kommt zur vermehrten Harn- und Harnsäureausscheidung.

Eine Brennnesselkur im Frühjahr bringt die Lebensgeister so richtig auf Trab, indem sie alle Körperfunktionen ankurbelt, sie regt sämtliche Organfunktionen an (Leber, Magen, Bauchspeicheldrüse, Darm, Milz, Nieren und Blase).

Zur Vorbeugung bei Nieren- oder Blasenproblemen, aber auch für Gicht- und Rheumapatienten heilsam, da die Brennnessel die Harnsäure aus dem Körper treibt.
Anwendung: Tee, frisch, Heilessig, in der Küche, Salzverreibung, Pulver, Sole, Oxymel, Medizinalwein, Tinktur.

Goldrute *Solidago virgaurea*

(ganzer Blütenteil, wenn Blütenrispe beginnt, sich zu öffnen)
Die Goldrute ist die beste aller Nierenpflanzen. Als Blasentee, bei Harnwegsentzündung, bei Blasen- und Nierensteinen wird die Durchspülung angeregt. Die darin enthaltenen Saponine verhindern sogar, dass sich neue bilden.

Auch bei Nierenkolik, Nierenentzündung und Nierenbeckenentzündung wird Goldrutentinktur oder der Tee empfohlen.

Ebenso bei Wasseransammlungen in den Beinen und im Körper geeignet oder wenn Giftstoffe schnellstmöglich ausgeschieden werden sollen, wenn jemand viele Medikamente nehmen muss.
Anwendung: Tee, Tinktur, Salz- oder Milchzuckerverreibung, Sole, Wein, Essig.

Gundelrebe *Glechoma hederacea*

(ganze Pflanze)
In der Volksheilkunde sagt man, die Gundelrebe hilft bei allen langwierigen Stoffwechselkrankheiten, Eiterungen wie auch bei Harnsäure, bei Blasenleiden und als Nierenmittel. Gundelrebe ist eine Pflanze, die gut erdet, auch die Nierenenergie stärkt und die zur Schwermetallausleitung und Entgiftung verwendet wird.
Anwendung: in Milch gekocht, Medizinalwein, Tee, frisch, Sirup, Tinktur, Essig, Oxymel, Salbe, Verreibung.

Kapuzinerkresse *Tropaeolum majus*

(Blätter, Blüten, Samen)
Kapuzinerkresse ist ein pflanzliches „Antibiotikum", das die Vermehrung von Bakterien, Viren und Pilzen verhindert.

Es wird als Heilnahrung bei Entzündungen der Harnwege und Niere eingesetzt.
Anwendung: frisch, in der Küche, Heilessig, Tinktur, Oxymel, Ölauszug, Salzverreibung, Michzuckerverreibung.

Preiselbeere *Vaccinium vitis -idaea*

(Blätter und Früchte)
Preiselbeeren haben eine antibakterielle und antiseptische Eigenschaft, daher bei Harnwegsinfekten Preiselbeerwasser trinken.

Durch das Trinken von Preiselbeerblättertee (das darin enthaltene Arbutin, die Gerbstoffe, Flavonoide usw.) werden Bakterien, die sich nun nicht mehr an der Blaseninnenwänden festsetzen können, unschädlich gemacht. Die Blätter werden als Tee über Nacht kalt angesetzt.

Bei Entzündungen der Blase, Harnröhre und Nieren geeignet.

Besonders wirksam sind junge Blattaustriebe.
Anwendung: Tee, Tinktur, in der Küche, Sole, Oxymel, Sirup, Preiselbeerwasser, Pulver, Verreibung.

Zinnkraut *Equisetum arvense*

(junge gesunde Pflanze)
Mit dem Zinnkraut haben wir eine starke Kieselsäurepflanze, die das ganze Blasen- und Nierengewebe stärkt.

Als Tee wird es bei Blasenentzündung und bei Nierenbeckenentzündung empfohlen.

Als Sitz-Dampfbad eine Schüssel mit heißem Zinnkrauttee ins WC stellen, für 10 Minuten daraufsetzen und mit einer Decke einhüllen. Dabei immer wieder versuchen, Wasser zu lassen, damit sich der Blasenmuskel öffnet und die heilenden Dämpfe eindringen können.

Anwendung: Tee, Bad, Tinktur, Verreibung, Medizinalwein, Asche.

Knochen, Bewegungsapparat

Arnika *Arnica montana*

(Blütenblätter). **Achtung: Geschützte Pflanze!** Arnika hat sich äußerlich bei Verletzungen, Prellungen, Verstauchungen, Krämpfen, Rheuma, Gicht, Muskelkater, Blutergüssen und bei Steifigkeit der Gelenke gut bewährt. Die durchblutungsfördernden, entzündungshemmenden, abschwellenden Wirkstoffe gelangen über die Haut an die schmerzhaften Gelenke oder Muskeln im Körper.
Anwendung: äußerlich als Tinktur, Salbe, Öl.

Beinwell *Symphytum officinale*

(junge Blätter, Wurzel im Frühling oder Herbst) Das im Beinwell enthaltene Alantoin wirkt wundheilend. In Wirkstoffkombination mit der enthaltenen Kieselsäure regt das Allantoin die Bildung von Kallus an, das heißt, es beschleunigt das Zusammenwachsen von Knochen bei Frakturen.

Bei Gicht, Rheuma, Prellungen, Zerrungen, Verstauchungen, Sehnenscheidenentzündung, Schleimbeutelentzündung, Hallux und sonstigen Muskel- und Knochenverletzungen.

Die Wirkstoffe sorgen dafür, dass sich Blutergüsse schneller auflösen. Zubereitungen aus der Wurzel fördern außer der Gewebeneubildung auch noch den Knochenaufbau.
Anwendung: Tinktur, Öl, Oxymel, Sole, Medizinalwein, Einreibung, Pflanzenbrei, Pulver.

Brennnessel *Urtica dioica*

(Blätter, Samen, Wurzel)
Weil Brennnesseln Harnsäure austreiben, sind sie heilsam für Gicht- und Rheumakranke.

Zur Durchblutungsförderung ist ein wöchentliches Vollbad angebracht.

Die Brennnessel, samt Wurzel, legt sich mit den Schlacken im Körper an, ebenso mit den Giftstoffen, die sich in den Muskeln, in den Gelenken und im Blut befinden. In früheren Zeiten schlug man die frische Nessel 1–2-mal pro Woche auf die betroffenen Stellen, zum Beispiel bei Ischias, Knieproblemen, Fersensporn und Durchblutungsstörung an den Händen.
Anwendung: Tee, Tinktur, Pulver, Verreibung, Essig, Oxymel.

Fichte *Picea abies*

(junge Triebe, Harz)
Allgemein wirken Nadelbäume in der Knospenmedizin und Baumheilkunde für den Bewegungsapparat und bei Erkältungen, sind entzündungshemmend bei Schmerzen und chronischem Rheumatismus der großen Gelenke, wie Hüfte, Knie, Rückenwirbel. Als Einreibung zur besseren Durchblutung für Muskeln und Gelenke und wird als Wald-Franzbranntwein angewandt.

Das Fichtenharz wird (wie Weihrauch) für Einreibungen, Tinkturen und für Salben als stark entzündungshemmendes und schmerzstillendes Mittel verwendet.
Anwendung: Tinktur, Einreibung, Bad, Oxymel, Sole, Asche, Öl, Pflanzenbrei, Pulver, Salbe.

Giersch *Aegopodium podagraria*

(Blätter)
Giersch zählt zu den beliebtesten, reinigenden Kräutern, bereits im Mittelalter wurde der Giersch als Heilmittel gegen Gicht und Rheuma verwendet. Daher stammt auch der lateinische Name *Podagra* = Gicht. Vor allem bei Beschwerden im Fußbereich war er beliebt. Der Tee aus dem Kraut kann ein gutes Mittel gegen Gichtknoten, Rheuma, Ischias und bei schlecht heilenden Wunden sein.
Anwendung: frisch, in der Küche, Tee, Auflage, Essig, Öl, Pulver, Wein, Tinktur, Oxymel, Sole, Bad, Umschläge.

Günsel, Kriechender *Ajugga reptans*
(ganze blühende Pflanze)
Es wird ihm eine narkotische, schmerzstillende Wirkung (Hapagosid, Ajugalactone, Rosmarinsäure) nachgesagt. Heute wie früher verwendet man Günsel deshalb in Salben, gegen Schmerzen, Quetschungen oder Prellungen.

Der Tee hilft auch als schmerzstillende Tinktur und Einreibung.
Anwendung: Einreibung, Tee, Oxymel, Tinktur, Salbe.

Mädesüß *Filipendula ulmaria*
(beginnende Blüte, Blätter, Wurzel)
Mädesüß wird bei Ischias, Gelenksrheumatismus und den daraus resultierenden Schmerzen 2-mal täglich eingenommen.

Vor allem die Blüten enthalten eine größere Menge an Salycilsäureverbindungen und Gerbstoffen. Sie dienen als milde Beruhigungs- und Schmerzmittel bei Gliederschmerzen.
Anwendung: Tee, Tinktur, Bäder, Medizinalwein, Pulver, Oxymel, Essig, Sirup, Milchzuckervereibung, Sole.

Rosmarin *Rosmarinus officinalis*
(ganze Pflanze)
Die beliebte mediterrane Gewürzpflanze ist nicht nur herrlich aromatisch, sondern auch eine ausgesprochen gute wärmende, aktivierende, durchblutungsfördernde Pflanze, wenn sich Muskeln und Gelenke verkrampfen.

Rosmarin hilft bei Muskel- und Gliederschmerzen, bei Verspannungen, bei kalten Füßen, wärmt und dient der Durchblutungsanregung.
Anwendung: frisch, in der Küche, Essig, Öl, Tinktur, Bad, Kosmetik, Salbe, Einreibung, Oxymel, Sole.

Salomonsiegel *Polygonatum odoratum* oder *P. multiflorum*
(Wurzel)
Sehnen und Bänder werden durch die Anwendung mit dem Salomonsiegel unterstützt, elastisch und geschmeidiger. Bei kleinen Verletzungen der Sehnen oder Muskeleinrissen, blauen

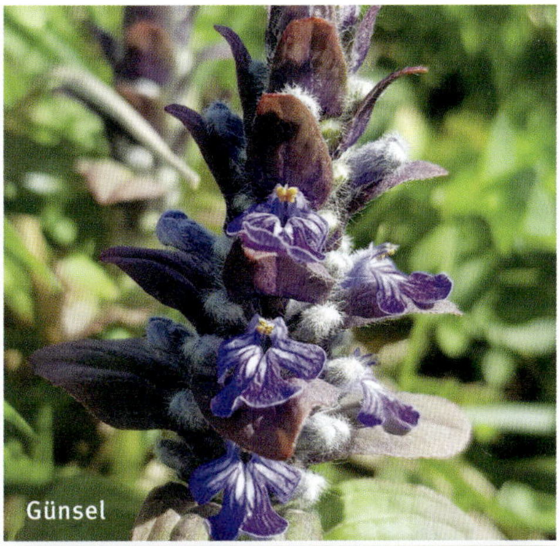
Günsel

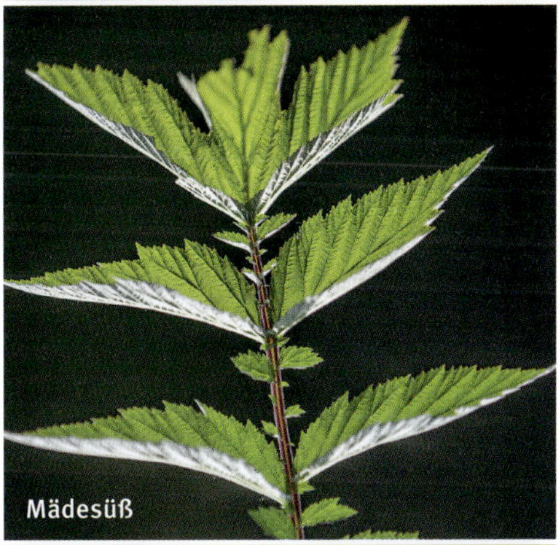
Mädesüß

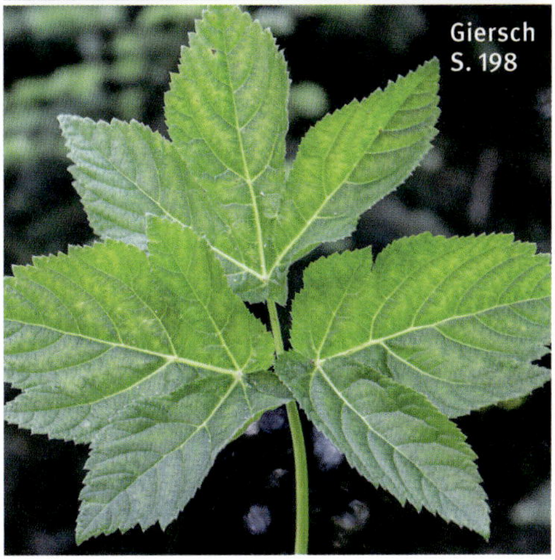
Giersch S. 198

Flecken, Verletzungen der Achillessehne usw. Signatur: Die längliche weiße Wurzel ähnelt einer Sehne und sie wirkt stark entzündungshemmend und schmerzstillend.
Anwendung: Salbe, Gel, Einreibung, Tinktur.

Wurmfarn *Dryopteris filix -mas*

(Blätter im Juli)
Der Wurmfarn wirkt entzündungshemmend, krampflösend und schmerzstillend.

Das Farnkraut wird äußerlich angewandt, bei Gicht, Rheuma, Glieder- und Kreuzschmerzen. Man legt die frischen Wedel einfach ins Wasser und lässt sie ausziehen. Ein Fußbad einmal wöchentlich oder eine verdünnte Tinktur aus der Farnkrautwurzel als Umschlag kann bei fast allen Schmerzzuständen lokal aufgetragen werden und helfen.

Immer nur äußerlich anwenden, da er innerlich eingenommen giftig ist!
Anwendung: äußerlich als Bad, Fußbad, Oxymel, Sole, Tinktur, Einreibung, Essig.

Zinnkraut/Ackerschachtelhalm *Equisetum arvense*

(ganzes Kraut)
Das Zinnkraut entspricht der Signatur unserer Wirbelsäule.

Eine starke Abkochung löst die enthaltene Kieselsäure Silizium und stärkt unseren ganzen Körper, Bindegewebe, Haut, Haare, Nägel und den ganzen Knochenaufbau.

Getrocknet, zu einem feinen Pulver gemahlen und ins Essen gestreut, stärkt es unser Bindegewebe und Knochengerüst. Menschen mit Bandscheiben- und Ischiasleiden sollten ein Zinnkrautsitzbad (das Wasser geht bis kurz über die Nieren) als Erleichterung probieren.
Anwendung: Tee, Bäder, Kosmetik, Pulver, Verreibung, Tinktur, Asche, Sole, Balsam.

Venen, Beine, Füße, Lymphe

Breitwegerich *Plantago major*

(Blätter, Blüte)
Breitwegerich steht als Notfallshelfer am Wegesrand! Bei Blasen an den Füßen während einer Wanderung ist der Breitwegerich immer zur Stelle. Wenn man eine Reibstelle oder eine Blase hat, ein Blatt zwischen Haut und Schuh oder Socke legen und so befestigen. Breitwegerich bei brennenden Fußsohlen in den Schuh legen oder als Pflanzenbrei bei Insektenstichen auflegen.

Er besitzt antibiotische und wundheilende Inhaltsstoffe.
Anwendung: Salbe, Öl, frisch, Tinktur, Öl, Verreibung.

Labkraut *Galium verum*

(Blüte zu Anfang der Blütezeit im Sommer)
Die Aufgabe des Lymphsystems ist es, Gifte und Abfallstoffe aus dem Körper zu transportieren. Labkraut unterstützt die Ausscheidung dieser Gifte. Bei Lymphstau und geschwollenen Knöcheln ist Labkrauttee ein gutes Mittel und stärkt allgemein das Lymphsystem.
Anwendung: Tee, Kosmetik, Bäder, Umschläge, Verreibung, Pulver, Oxymel, Sole, Tinktur, Salbe, Gel.

Rosskastanie *Aesculus hippocastanum*

(Knospen, Blüten, Blätter, Früchte)
In der Volksheilkunde verwendet man die Rosskastanie als venenstärkendes Mittel. Die Mischung der Wirkstoffe, wie Saponine und dem Aescin, reduziert die Neigung zu Krampfadern, sie wird auch bei schweren Beinen, Ödemen, Besenreißern, Wadenkrämpfen, venösen Stauungsödemen, Venenentzündungen, Schweregefühl und Schwellungen empfohlen.

Als wunderbare Veneneinreibung kann man eine Jahrestinktur von Knospe, Rinde, Blüte, Blatt und Frucht ansetzen und mit dieser morgens und abends die Beine einreiben.
Anwendung: Tinktur, Sole, Ölauszug, Gel, Einreibung, Salbe, Waschmittel.

Schwarzpappel *Populus nigra*
(Knospen, Blätter, Rinde)
Die Schwarzpappelöl als ältestes Wundheilungsöl ist ein wunderbarer Helfer bei Venenproblemen, Muskelentzündungen, Verbrennungen, Gelenksschmerzen, Hüftschmerzen und bei Rheuma oder Gicht.

Als ausgezeichnetes Venenmittel bekannt, bei Krampfadern und zur Entlastung der Venen. Die Pappel stärkt die Gefäßwände und verhindert das Verhärten der Arterien.
Anwendung: Tinktur, Ölauszug, Salbe, Sole, Verreiben, Oxymel, Medizinalwein, Umschläge.

Steinklee *Melitlotus officinalis*
(oberer Teil des blühenden Krautes)
Das Cumarin und die vielen sekundären Pflanzenstoffe im Steinklee erweitern die Blutgefäße, was eine Verbesserung der Durchblutung und des Bluttransportes durch die Venen bewirkt.

Deshalb ist Steinklee wunderbar bei Krampfadern, wenn Thrombosen befürchtet werden, wenn die Beine nachts gefühllos werden oder bei Kribbeln und Krämpfen in den Waden. Die Teeanwendung unterstützt außerdem bei Lymphdrüsenerkrankungen und wirkt blutverdünnend.

Als Salbe unterstützt der Steinklee bei Verspannungen, Karpaltunnelsyndrom, Krampfadern, Hämorrhoiden, Venenstau und bei einem schwachen Bindegewebe.
Anwendung: Salbe, Tee, Bad, Tinktur, Kräuterkissen, Gel, Oxymel, Einreibung, Umschlag, Ölauszug, Salbe.

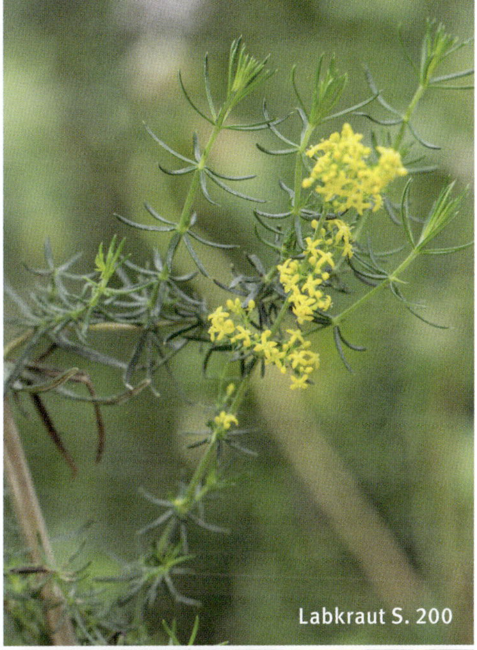
Labkraut S. 200

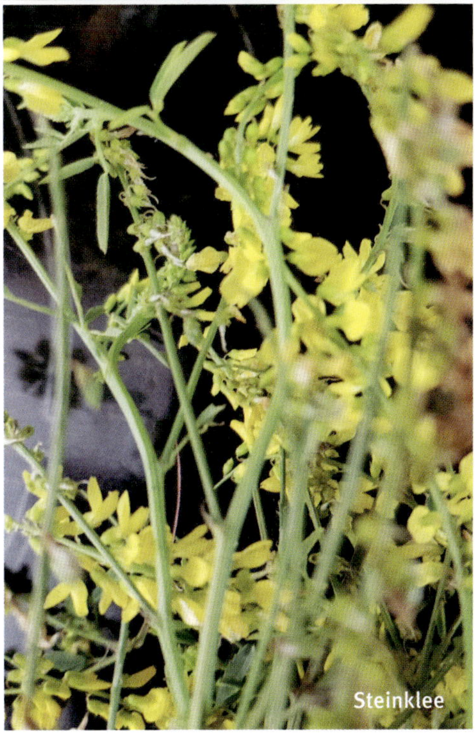
Steinklee

Die Organ-Uhr

Unsere natürliche Organ-Uhr besagt den biologischen Rhythmus, den unser Körper und unsere Organe gemäß der Chinesischen Medizin und Meridianzeit haben.

- Zu welcher Zeit sind unsere Organe am aktivsten?
- Spüre ich während dieser Zeit vermehrte Müdigkeit, Unruhe oder ein Unwohlsein?
- Werde ich in der Nacht immer um dieselbe Uhrzeit wach, unruhig oder aktiv?

Dann könnte es bedeuten, dass dieses Organ in dieser Zeit seine aktive Hochphase hat und unsere Unterstützung benötigt, um gut arbeiten zu können und wieder in Balance zu kommen.

Wir müssen aber nicht um 1 Uhr früh aufstehen, um z. B. einen Lebertee oder einen Leberwickel zu machen, wir können das genauso gut 12 Stunden später machen. Da befindet sich die Tiefphase des jeweiligen Organs, also zwischen 13 und 15 Uhr können wir unsere Heilmittel für die Leber z. B. ebenfalls anwenden.

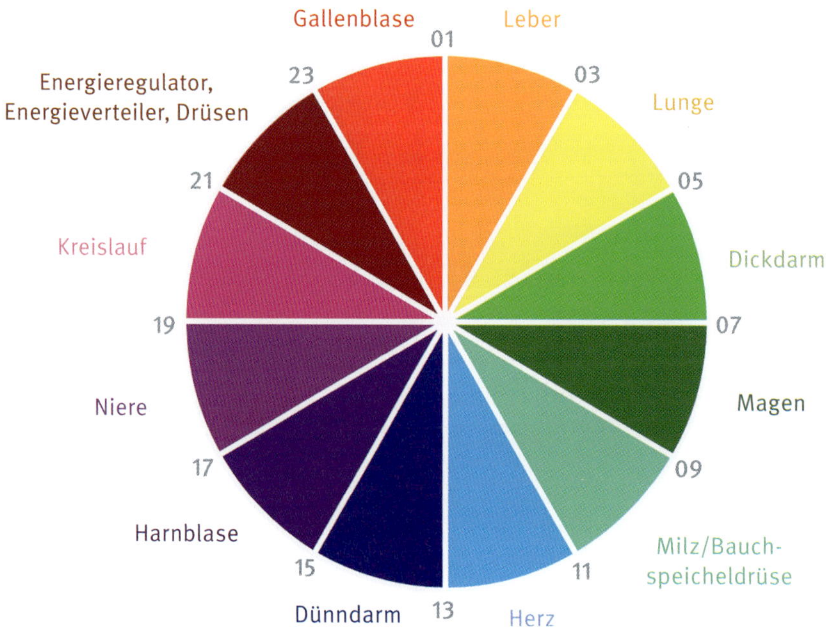

Top 10 Wichtiges, kurz zusammengefasst

Grundbedarf für die Herstellung der Hausapotheke

- Alkohol
- Bienenwachs
- Essig und Honig
- Topfen für Wickel
- Kohle oder Asche
- Lärchen- oder Fichtenharz
- Mörser, Messer
- Öl oder Fett
- Salz oder Zucker
- Wärmflasche

Die wichtigsten Kräuter für die Hausapotheke

- Arnika
- Beinwell
- Fenchel
- Kamille
- Kapuzinerkresse
- Mädesüß
- Melisse
- Johanniskraut
- Ringelblume
- Salbei
- Thymian

Die wichtigsten Helfer am Wegesrand

- Beifuß
- Birke
- Brennnessel
- Frauenmantel
- Gundelrebe
- Holunder
- Linde
- Löwenzahn
- Schafgarbe
- Wegerich

Wichtiges aus der Vorratskammer

- Alkohol
- Essig
- Honig
- Kartoffel
- Knoblauch
- Kohl
- Öl
- Salz
- Topfen
- Wasser
- Zwiebel

Pflanzlich-antibiotisch wirkende Pflanzen

- Brunnenkresse
- Kapuzinerkresse
- Knoblauch
- Meerrettich
- Pappelknospen
- Rettich
- Salbei
- Schafgarbe
- Thymian
- Wacholder
- Zwiebel

Natürliche Schmerzmittel

- Arnika
- Basilikum
- Fichtenharz
- Hanf
- Johannisbeerknospen
- Kriechender Günsel
- Mädesüß
- Mutterkraut
- Wasserdost
- Weidenrinde
- Weihrauch

Natürliche Energiemittel

- Brennnesselsamen
- Bärenklauwurzel
- Löwenzahnwurzel
- Meisterwurzwurzel
- Rosenwurzwurzel
- Sonnenlicht

Natürliche Entzündungshemmer

- Blutwurzwurzel
- Eichenrinde
- Kamille
- Kohlblatt
- Mädesüß
- Pappelknospen
- Salbei
- Walnussblätter
- Wegerich

Natürliche Wundheiler

- Arnika
- Beinwell
- Blutwurz
- Gundelrebe
- Hauswurz
- Johanniskraut
- Kamille
- Ringelblume
- Schafgarbe

Natürliche Bitterstoffe für eine bessere Verdauung

- Artischocke
- Beifuß
- Engelwurz
- Enzian
- Löwenzahn
- Meisterwurz
- Schafgarbe
- Tausendgüldenkraut
- Wermut

Natürliche Immunstärkung

- Echinacea (Roter Sonnenhut)
- Hagebutte
- Holunderblüte, -beeren
- Ingwer und Kren
- Lindenblüte
- Pappelknospen
- Sanddorn
- Vitamin C
- Wasserdost
- Zistrose

Natürliche Mineralstoffe

Die natürlichen bioverfügbaren Mineralstoffe in Kräutern sind für uns Menschen sehr wichtig. Sie nähren uns, sind aufbauend, blutbildend, anregend. Unsere Zellen werden aktiviert, als Schutz vor Krankheiten schützen, stärken und unterstützen sie alle unsere Lebensvorgänge. und helfen dabei, Giftstoffe auszuscheiden.

- Eisen (Blutbildung, Sauerstoffversorgung im Blut): Brennnessel, Schafgarbe, Melisse, Spitzwegerich, Nussbaumblätter, Frauenmantel, Vogelmiere, Malve, Rote Beete und ihre Blätter, Schwarze Holunderbeeren, Brunnenkresse.
- Calcium (Aufbau der Knochen und Zähne, wichtig für die Herztätigkeit): Birke, Löwenzahn, Spitzwegerich, Isländisch Moos, Eichenrinde, Wacholder, Eierschalenpulver, Vogelmiere, Weißdorn, Brennnessel, Schafgarbe, Bärenklau, Gänsefuß, Kohl, Petersilie.
- Kalium (Wasser- und Salzhaushalt, Nerven, Muskeln und Beweglichkeit): Brennnessel, Schafgarbe, Melisse, Holunder, Kamille, Zinnkraut, Vogelmiere, Labkraut, Johannisbeerblätter, Löwenzahn, Gänseblümchen, Gänsefuß, Malve.
- Phosphor (bei allen Nervenleiden, für das Gedächtnis, gegen Ängste, wirkt kräftigend): Birkenblätter, Hirtentäschel, Ringelblume, Malve, Gänsefuß, Schafgarbe, Brennnessel, Bärenklau, Löwenzahn, Rote-Rüben-Blätter.
- Kieselsäure (Bindegewebe, Knochen, Haut- und Haar-Festigungsmittel, bei chronischen Leiden): Brennnessel, Vogelknöterich, Zinnkraut, Lungenkraut, Schafgarbe, Spitzwegerich, Frauenmantel.
- Magnesium (Festigung der Zähne, für die Muskelfunktion, gegen Schmerzen und Krämpfe): Gänsefingerkraut, Schafgarbe, Salbei, Bohnenkraut, Majoran, Zinnkraut, Löwenzahn, Kamille, Huflattich, Mädesüß, Weidenrinde, Weidenröschen, Bärenklau, Kürbiskerne, Brennnessel, Gänsefuß.
- Natrium (bei zu viel Harnsäure im Blut, gegen Sodbrennen, für die Fettaufspaltung): Brennnessel, Birke, Zinnkraut, Schafgarbe, Storchenschnabel, Birkenblätter, Löwenzahn, Brombeerblätter, Rote-Beete-Blätter.
- Schwefel (bei Leber- und Gallenproblemen, gut für die Haut, bei Geschwüren): Rettich, Brunnenkresse, Kapuzinerkresse, Brennnessel, Fichte, Kalmus, Erdrauch, Kamille, Kohl.
- Jod (unverzichtbar für die Entwicklung des Nervensystems und die Funktion der Schilddrüse): Brunnenkresse, Isländisch Moos.
- Provitamin A, Beta-Carotin (wichtig für Augen, Haut und Schleimhäute): Rotklee, Gänsefuß, Malve, Brennnessel, Giersch, Taubnessel, Weidenröschen, Vogelmiere, Bärenklau, Karotte, Preiselbeere, Ringelblume, Kürbis, Sanddorn, Brunnenkresse.
- Vitamin B (Nervensystem): Knospen, Beinwellblätter, Bio-Hefe, Sanddorn.
- Vitamin C: (immunsystemstärkend): Hagebutte, Sanddorn, Johannisbeere, Holunderbeere, Vogelbeere, Petersilie, Vogelmiere, Giersch, Brunnenkresse, Brennnessel.
- Vitamin K (Blutgefäße, Knochenbildung): Petersilie, Rote-Rüben-Blätter, Brokkoli, Kohl, Kresse, Löwenzahn, Brennnessel, Spinat.
- Vitamin D (Bildung von Serotonin, Knochen, Muskeln): Viel Sonnenlicht und Aufenthalt im Freien, Steinpilze, Avocado.

Tue deinem Körper etwas Gutes, damit deine Seele und dein Geist Lust haben, darin zu wohnen.

Die Kräuter liefern unseren Körperzellen wichtige Schutz-, Aufbau- und Nährstoffe, um gesund und fit bis ins hohe Alter zu bleiben.

Der Kräutergarten –

alle Kräuter kennenlernen

Einst eine Vision, ein Gedanke ... heute Wirklichkeit. Schon seit Langem hatte ich den Wunsch, einen ganz besonderen Kräutergarten zu gestalten. Er sollte einfach und übersichtlich sein, viele heimische Pflanzen beheimaten und einen besonderen Aufbau haben.

Nun habe ich diesen wunderbaren Ort, einen Garten der Sinne, gefunden, um diesen Traum Wirklichkeit werden zu lassen.

Meine Idee war es, den Garten in Form eines Menschen anzulegen – einen Kräutermenschen sozusagen.

Er befindet sich im Herzen der Steiermark im Murtal.

Mitten im Garten der Fachschule für Land und Ernährungswirtschaft Großlobming/Steiermark.

www.kraftkraut.at

Ich hoffe, vielen, vielen Besuchern eine Freude, Wertschätzung und auch Inspirationen im Umgang mit den Schätzen unserer Mutter Erde machen zu können. Damit der nächste Spaziergang im Grünen auch bei Ihnen zum Erlebnis wird.

Dann sind meine Vision und meine Mission erfüllt!

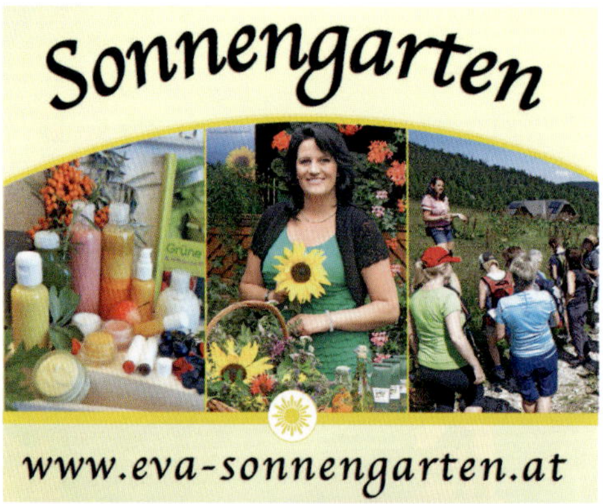

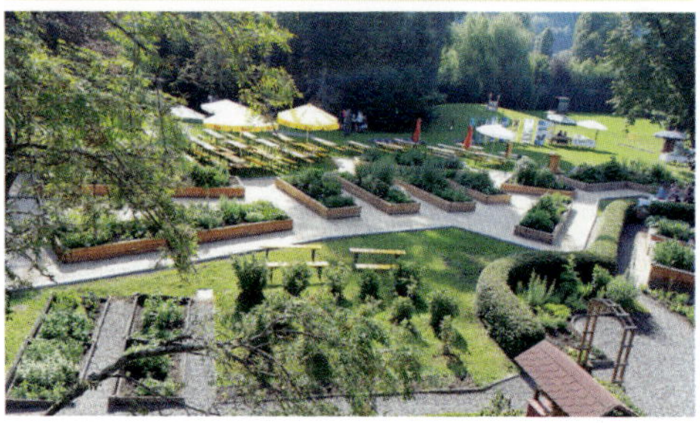

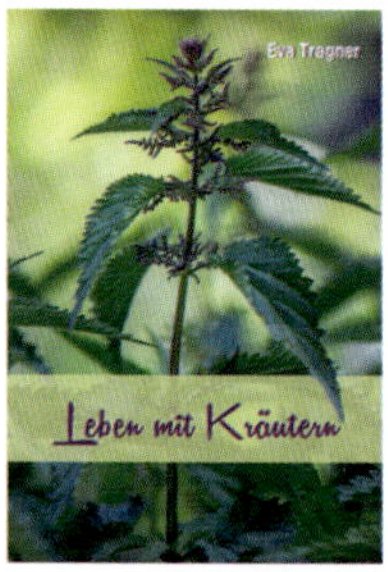

Leben mit Kräutern

ISBN 978-3-200-06384-6

Eva Tragners Buch „Leben mit Kräutern“ ist im Eigenverlag erschienen, umfasst 192 Seiten wertvolles Kräuterwissen und ist als „Kräutermensch“ von Kopf bis Fuß praktisch in Farbkapitel aufgeteilt. Die Autorin beschreibt heimische Kräuter, die für die einzelnen Körperbereiche wirken, sowie deren Anwendungen und Zubereitungen fürs tägliche Leben.

Quellen, Lektüren, Nachschlagewerke & Lehrbücher

Beliveau, Prof. Dr. med. Richard/ Gingras Dr. med., Denis Lassel, M.: Kräutergold, Oberbayrische Druckerei 1940

Bichsel, Dr. med. Barbara/Brönnimann, Dr. med. Julia: Gemmotherapie, Ulmer Verlag 2016

Buchart, Karin: Die 13 Plagen in den Alpen, Rupertus Verlag 2006

Bühring, Ursel: Alles über Heilpflanzen, Ulmer Verlag 2011

Bühring, Ursel: Heilpflanzenrezepte, Ulmer Verlag 2014

Fischer-Rizzi, Susanne: Medizin der Erde, AT Verlag 2011

Hager, Irene/Hönigsschmid, Alice/ Schönweger, Astrid: Die Kraft der Kräuter nutzen, Löwenzahn 2016

Hirsch, Siegried: Frühjahrskur mit heimischen Kräutern, Freya Verlag 2018

Hirsch, Siegrid/Grünberger, Felix: Die Kräuter in meinem Garten, Freya Verlag 2016

Hirsch, Siegrid: Kräuter Rezeptbuch, Freya Verlag 2014

Hochgruber, Gottfried: Heilkräuter, die Apotheke der Natur, Longo Verlag 2018

Hungerbühler, Kurt: Heilung der Organe, Freya Verlag 2015

Huchzermayer, Ute Frieling (Chefredakteurin): Natur Rezepte, LV Publikumsmedien GmbH & Co. KG 2018

Kalbermatten, Roger: Wesen und Signatur der Heilpflanzen, AT Verlag 2011

Kalbermatten, Roger/Kalbermatten, Hildegard: Pflanzliche Urtinkturen, AT Verlag 2011

Krebszellen mögen keine Himbeeren, Kösel Verlag 2005

Madejsky, Margret: Lexikon der Frauenkräuter, AT Verlag 2012,

Messeque, Maurice: Von Menschen und Pflanzen, Molden 1972

Madejsky, Magret/Olaf Rippe Heilmittel der Sonne: AT Verlag 2013

Nedoma, Gabriela: Grüne Kosmetik, Freya Verlag 2014

Nedoma, Gabriela: Knospen und die lebendigen Kräfte der Bäume, Freya Verlag 2014

Nedoma, Gabriela: Vergessene Heiltinkturen, Servus Verlag 2017

Schlifni, Ignaz: Schlag nach über Heilpflanzen, Ennstaler 2006

Schlifni, Ignaz: Schlag nach über Hausmittel, Ennstaler 2008

Siewert, Aruna M.: Pflanzliche Antibiotika, Gräfe und Unzer Verlag 2013

Sollmann, Christian: Pflanzliche Urtinkturen und homöopathische Heilmittel selbst herstellen, At Verlag 2014

Storl, Wolf Dieter: Mit Pflanzen verbunden, Heyne Verlag 2009

Tragner, Eva: Kräuterkalender „Xund durchs Jahr", Eigenverlag 2019

Tragner, Eva: Leben mit Kräutern, Eigenverlag 2019

Treben, Maria: Gesundheit aus der Apotheke Gottes, Ennstaler 2005

Vonarburg, Bruno: Energetisierte Heilpflanzen, AT Verlag 2010

Wormer, Dr. med. Eberhard: Omas großes Buch der Hausmittel, Weltbild

SEMINARUNTERLAGEN

Nedoma, Gabriela: Kursunterlagen Knospen, LFI Seminar

Nedoma, Gabriela: Lehrinhalt, LFI Zert. Grüne Kosmetikpädagogik

Nedoma, Gabriela: Vergessene Heiltinkturen, LFI Seminar

Pfandl, Adelheid: Kursunterlagen Lehrinhalt FNL – Ausbildung Dipl. Kräuterexperte

Lehrinhalt Kräuterpädagogik Vitalakademie

Volksweisheiten und weitergegebene Informationen, aus mir unbekannten Quellen.

Danksagung

Vielen Dank an Euch, meine lieben Wegbegleiter, die mich bei der Entstehung dieses Buches unterstützt haben – vor allem meinem lieben Mann, meinen wunderbaren Kindern, meiner Familie und Freunden.

Ein großer Dank geht an meine vielen Lehrmeister, von denen ich viel Pflanzenwissen erfahren durfte, die mein Samenkorn der Kräuterliebe nährten und mich auf meinen Weg führten.

An den Verein FNL „Freunde naturgemäßer Lebensweise", das LFI- Steiermark, an Gabriela Nedoma, für den besonders liebevollen und dankbaren Zugang zur Natur und den Kräutern. Vor allem an die Fachschule für Land- und Ernährungswirtschaft FSLE-Großlobming für die tolle Umsetzung des Kräutergartenprojektes.

Danke an meine Kolleginnen und Kollegen und treuen Teilnehmerinnen und Teilnehmer meiner Kurse und Workshops sowie für Eure Freundschaft, den Austausch und die vielen Anregungen.

Danke an den Leopold Stocker Verlag, speziell an Fr. Mag. Pekarz, für die tolle Umsetzung dieses Buches.

Ich bin dankbar für mein Leben, meine Gabe, Intuitionen und Lebenserfahrungen, die mich zu meinem Leben mit Kräutern führten.

Ich glaube und vertraue auf die Zukunft!

Die Natur „heilt, nährt und pflegt" uns!

In Liebe, Eva